新编民间偏方大全

偏方虽小疗效大　药到病除护健康

蔡向红　轩宇鹏 ◎ 编著

【珍藏版】

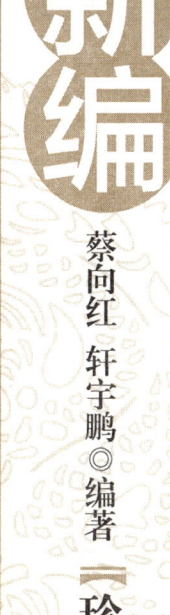

陕西出版传媒集团
陕西科学技术出版社

图书在版编目（CIP）数据

新编民间偏方大全/蔡向红，轩宇鹏编著．—2版．—西安：陕西科学技术出版社，2014.11

ISBN 978-7-5369-6287-3

Ⅰ．①新… Ⅱ．①蔡…②轩… Ⅲ．①土方—汇编 Ⅳ．①R289.2

中国版本图书馆CIP数据核字（2014）第238710号

新编民间偏方大全

出 版 者	陕西出版传媒集团　陕西科学技术出版社
	西安北大街131号　邮编　710003
	电话（029）87211894　传真（029）87218236
	http：//www.snstp.com
发 行 者	陕西出版传媒集团　陕西科学技术出版社
	电话（029）87212206　87260001
印　　刷	北京建泰印刷有限公司
规　　格	710mm×1000mm　16开本
印　　张	28
字　　数	430千字
版　　次	2010年3月第1版
	2015年1月第2版
	2015年1月第1次印刷
书　　号	ISBN 978-7-5369-6287-3
定　　价	29.80元

版权所有　翻印必究

前言

在中医学漫长的发展岁月中，利用中草药治病可谓历史悠久，历代医家经过反复摸索，反复实践，积累了与疾病作斗争的丰富经验，创造了难以计数的有效验方。一般将这些验方按来源的不同分为名方、秘方和偏方三个种类。名方主要是出自于名医之手或名著之中，经临床应用效果显著的方剂；秘方则为某些医家秘而不传的方剂，因种种原因最后流传于世并且效果显著的验方；而所谓的偏方，一般即单方，指那些组方简单，药味不多，易于就地取材，常在民间流传，并且对某一种疾病有独特疗效的方剂。

祖国传统医学是一个巨大的宝库，各家单偏验方如颗颗璀璨的珍珠，散落在各种学术著作和文献资料中。为了使这些丰富的临床经验和单偏验方受惠于民，我们本着科学而又严谨的态度，广泛整理和发掘临床各种单偏验方，博采众长，从这些方子里面精心筛选，不揣简陋，最终汇集成这本《新编民间偏方大全》。

本书共分十二章，即呼吸系统疾病、消化系统疾病、循环系统疾病、泌尿系统疾病、内分泌与新陈代谢疾病、神经和运动系统疾病、外科疾病、妇科疾病、儿科疾病、皮肤科疾病、五官科疾病、肿瘤科疾病。书中主要以内科疾病为主，共介绍临床各科100多种常见病、多发病和部分疑难病证的2000多首单方验方。所选录之方，都是常用之方，屡试屡验，且疗效显著。

前　言

我们编写这本《新编民间偏方大全》的初衷是为读者提供一些最简单、最省钱的祛病方法，书中所取用的中草药和食材都是我们日常生活中比较常见的。希望读者在茶余饭后，只需花费很少的时间，轻轻松松地就把一些病给治好了。

由于编者水平有限，书中难免会有疏漏之处，望广大读者能提出意见和建议，以便再版修正。

编者

目 录 CONTENTS

第一章　呼吸系统疾病

一、感　冒 ……………………………………………… 001
二、支气管炎 …………………………………………… 006
三、哮　喘 ……………………………………………… 012
四、咳　嗽 ……………………………………………… 022
五、肺　炎 ……………………………………………… 030
六、肺结核 ……………………………………………… 036
七、肺气肿 ……………………………………………… 042

第二章　消化系统疾病

一、消化不良 …………………………………………… 047
二、胃　疼 ……………………………………………… 051
三、胃　炎 ……………………………………………… 056
四、胃下垂 ……………………………………………… 066
五、胃、十二指肠溃疡 ………………………………… 069
六、便　秘 ……………………………………………… 074
七、痢　疾 ……………………………………………… 077

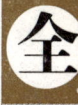

第三章　循环系统疾病

一、低血压 ……………………………… *083*
二、高血压 ……………………………… *085*
三、冠心病 ……………………………… *091*
四、心绞痛 ……………………………… *094*
五、动脉硬化 …………………………… *098*

第四章　泌尿系统疾病

一、急性肾炎 …………………………… *101*
二、慢性肾炎 …………………………… *103*
三、肾结石 ……………………………… *111*
四、肾病综合征 ………………………… *113*
五、膀胱炎 ……………………………… *116*
六、阳　痿 ……………………………… *119*
七、早　泄 ……………………………… *126*
八、遗　精 ……………………………… *131*

第五章　内分泌与新陈代谢疾病

一、肝　炎 ……………………………… *137*
二、肝硬化 ……………………………… *143*
三、急性胆囊炎 ………………………… *147*
四、慢性胆囊炎 ………………………… *150*
五、糖尿病 ……………………………… *153*
六、肥胖症 ……………………………… *161*

目 录

第六章 神经和运动系统疾病

一、失　眠 … 165
二、眩　晕 … 168
三、神经衰弱 … 172
四、头　痛 … 176
五、中　风 … 181
六、癫　痫 … 189
七、风湿性关节炎 … 194
八、类风湿性关节炎 … 198

第七章 外科疾病

一、烧烫伤 … 203
二、疥　疮 … 209
三、疔　疮 … 212
四、慢性阑尾炎 … 215
五、痔　疮 … 220
六、脱　肛 … 225
七、肛　裂 … 230
八、疝　气 … 232

第八章 妇科疾病

一、月经不调 … 237
二、痛　经 … 241

三、闭　经 ……………………………………………… 247
四、阴道炎 ……………………………………………… 250
五、盆腔炎 ……………………………………………… 254
六、子宫颈炎 …………………………………………… 257
七、子宫脱垂 …………………………………………… 259
八、白带增多症 ………………………………………… 263
九、宫颈糜烂 …………………………………………… 268
十、女子不孕 …………………………………………… 270
十一、缺　乳 …………………………………………… 274
十二、回　乳 …………………………………………… 279
十三、产后恶露 ………………………………………… 281

第九章　儿科疾病

一、小儿感冒发热 ……………………………………… 285
二、小儿咳嗽 …………………………………………… 289
三、小儿厌食 …………………………………………… 292
四、消化不良 …………………………………………… 295
五、小儿痢疾 …………………………………………… 299
六、小儿腹泻 …………………………………………… 302
七、小儿鹅口疮 ………………………………………… 306
八、小儿流涎症 ………………………………………… 308
九、小儿佝偻病 ………………………………………… 310
十、小儿惊厥 …………………………………………… 314
十一、小儿遗尿 ………………………………………… 319
十二、儿童多动症 ……………………………………… 322
十三、新生儿黄疸 ……………………………………… 324

目 录

第十章 皮肤科疾病

一、痤 疮 …………………………………… 327
二、湿 疹 …………………………………… 331
三、带状疱疹 ………………………………… 335
四、癣 ……………………………………… 339
五、白癜风 …………………………………… 347
六、雀 斑 …………………………………… 350
七、脱 发 …………………………………… 353
八、鸡 眼 …………………………………… 357
九、梅 毒 …………………………………… 360
十、尖锐湿疣 ………………………………… 362

第十一章 五官科疾病

一、耳 鸣 …………………………………… 365
二、耳 聋 …………………………………… 367
三、老年性白内障 …………………………… 370
四、青光眼 …………………………………… 371
五、沙 眼 …………………………………… 374
六、鼻 炎 …………………………………… 377
七、咽喉炎 …………………………………… 380
八、口 臭 …………………………………… 383
九、口 疮 …………………………………… 384
十、牙周病 …………………………………… 389
十一、牙 痛 ………………………………… 392

第十二章 肿瘤科疾病

一、肺　癌	397
二、食道癌	400
三、胃　癌	404
四、肠　癌	409
五、肝　癌	413
六、鼻咽癌	419
七、乳腺癌	422
八、宫颈癌	426
九、膀胱癌	428
十、白血病	431

第一章 呼吸系统疾病

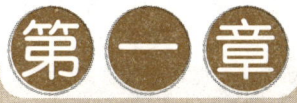
一、感冒

感冒是最常见的上呼吸道感染疾患，民间俗称"伤风"，是由于受风、受寒后，呼吸道局部抵抗力下降而感染病毒或细菌所致。常见表现有头痛、鼻塞、流涕、喷嚏、流泪、恶寒、发热、周身不适或伴有轻微咳嗽等。症状严重，且在一个时期内广泛流行者，称为"流感"。本病四季皆可发病，但以冬、春两季多见。中医认为，感冒是因人体正气不足，感受外邪引起的以鼻塞流涕、恶寒发热、咳嗽头痛、四肢酸痛为主要症状的疾病。感冒一般病程为5～10天，预后良好。但也不尽然，如年老体弱或先天不足者，往往容易患病，且反复发作，缠绵难愈，需精心调养。儿童患者若失治或误治，则易并发扁桃腺炎、鼻窦炎、中耳炎、气管炎乃至肾炎。

方1 米醋预防流感

【方　剂】米醋不拘量。
【用　法】米醋加水适量，文火慢熬，在室内烧熏约1小时。
【功　效】消毒杀菌。有预防流行性感冒、脑膜炎、胆囊炎之功效。

方2 葱白大蒜汤预防流感

【方　剂】葱白500克，大蒜250克。

【用　法】葱白洗净，大蒜去皮，切碎，加水 2 千克煎汤。每日服 3 次，每次 1 茶杯。

【功　效】解毒杀菌，透表通阳。可预防流行性感冒。

方 3　红糖乌梅汤治感冒发热

【方　剂】乌梅 4 个，红糖 100 克。

【用　法】加水共煮浓汤。分 2 次服。

【功　效】解表散寒，发汗退热。治感冒，症见发热、畏寒等。

方 4　核桃葱姜茶治感冒发热

【方　剂】核桃仁、葱白、生姜各 25 克，茶叶 15 克。

【用　法】将核桃仁、葱白、生姜共捣烂，与茶叶一同放入砂锅内，加水 1 碗半煎煮。去渣一次服下，盖棉被卧床，注意避风。

【功　效】解表散寒，发汗退热。治感冒发热，头痛无汗。

方 5　葱姜豆豉治伤风感冒

【方　剂】葱白 5 根，姜 1 片，淡豆豉 20 克。

【用　法】用砂锅加水 1 碗煎煮。趁热顿服，然后卧床盖被发汗，注意避风寒。

【功　效】解热透表，解毒通阳。用于感冒初起，症见鼻塞、头痛、畏寒、无汗等。

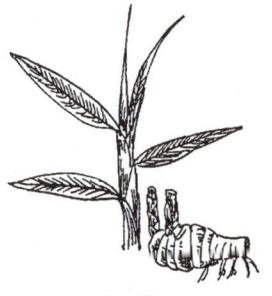

生姜

方 6　大白萝卜汁治感冒头痛

【方　剂】大白萝卜。

【用　法】将大白萝卜洗净，捣烂取汁。滴入鼻内，治各种头痛；饮用，治中风。

【功　效】治感冒头痛、火热头痛、中暑头痛及中风头痛等。

方 7 大蒜捣汁治流感

【方　剂】大蒜6克，食盐少许。

【用　法】捣烂，温开水冲服。每日1～2次，连服数日。

【功　效】用治流感。

注 阴虚火旺者忌服。

方 8 大蒜汁塞鼻孔预防流感

【方　剂】大蒜适量。

【用　法】捣汁。棉球蘸汁，塞入鼻孔。

【功　效】预防流感。

方 9 苦瓜瓤治流感

【方　剂】苦瓜数个。

【用　法】取瓤熟服。

【功　效】治流感。

方 10 竹叶柴胡汤治流感

【方　剂】竹叶柴胡15克。

【用　法】用根或全草入药，水煎服，每日3次，每日1剂。

【功　效】治感冒、流感。散寒解表，泻肝火，退热效果好。

方 11 草鱼汤治伤风鼻塞

【方　剂】草鱼（青鱼）肉150克，生姜片25克，米酒100克。

【用　法】用半碗水煮沸后，放入鱼肉片、姜片及米酒共炖约30分钟，加盐调味。趁热食用，食后卧床盖被取微汗。每日2次。注意避风寒。

【功　效】解表散寒，疏风止痛。用治感冒，症见畏寒发冷、头痛体倦、鼻塞不通等。

方 12 干白菜根汤治感冒

【方　剂】干白菜根1块，红糖50克，姜3片。
【用　法】加水共煎汤。日服3次。
【功　效】清热利尿，解表。治风寒感冒。

方 13 口含生大蒜治感冒

【方　剂】生大蒜1瓣（去皮）。
【用　法】将蒜瓣含于口中，生津则咽下，直至大蒜无味时吐掉，连续3瓣即可奏效。
【功　效】辛温解表，解毒杀菌。用于感冒初起，症见鼻流清涕、风寒咳嗽等。

方 14 银花山楂汤治风热感冒

【方　剂】银花30克，山楂10克，蜂蜜250克。
【用　法】将银花与山楂放入砂锅内，加水置旺火上烧沸，约3～5分钟后，将药液滤入碗内。再加水煎熬一次后滤出药液。将两次药液合并，放入蜂蜜搅匀。服用时温热，可随时饮用。
【功　效】清热解毒，散风止痛。治风热感冒，症见发热头痛、口渴等。

方 15 西瓜番茄汁治夏季感冒

【方　剂】西瓜、番茄各适量。
【用　法】西瓜取瓤，去子，用纱布绞挤汁液。番茄先用沸水烫，剥去皮，去子，也用纱布绞挤汁液。二汁合并，代茶饮用。
【功　效】清热解毒，祛暑化湿。治夏季感冒，症见发热、口渴、烦躁、小便赤热、食欲不佳、消化不良等。

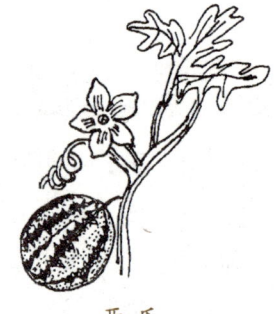
西瓜

方 16　葱豉黄酒汤解表和中

【方　剂】全葱 30 克,淡豆豉 20 克,黄酒 50 克。

【用　法】先将豆豉放入砂锅内加水 1 小碗,煮 10 余分钟,再把洗净切段的葱(带须)放入,继续煮 5 分钟。然后加黄酒,立即出锅。趁热顿饮,注意避风寒。

【功　效】解表祛风,发散风寒,温中降逆。治风寒感冒,症见发热、头痛、虚烦、无汗、呕吐、泄泻等。

方 17　酒煮荔枝肉治气虚感冒

【方　剂】荔枝肉 30 克,黄酒适量。

【用　法】用酒煮荔枝肉。趁热顿服。

【功　效】通神益气,消散滞气。治气虚感冒。

方 18　马鞭草治流感、感冒

【方　剂】鲜马鞭草、青蒿各 30 克,羌活 15 克。

【用　法】水煎浓汁 2 小杯。分 2 次服,连服 2~3 天。如咽痛加桔梗 15 克。

【功　效】用治流感、感冒。

方 19　柏树果治感冒头痛

【方　剂】柏树果 2~3 枚。

【用　法】捣烂和酒服。

【功　效】用治感冒头痛。

方 20　麻豆汤治流感

【方　剂】绿豆 30 克,麻黄 9 克。

【用　法】将绿豆与麻黄用水淘洗一下,放入锅内加水烧开,撇去浮沫,改用小火煮至绿豆开花,饮汁。

【功　效】治流感。

方 21 苏叶生姜汤治风寒感冒

【方　剂】生姜5片,苏叶30克。
【用　法】水煎服。
【功　效】用治风寒感冒。

方 22 杨树白皮汤治流感

【方　剂】白杨树内白皮200克。
【用　法】水煎服。每天当茶饮。
【功　效】用治流感。

方 23 问荆桂枝汤治流感

【方　剂】问荆6克,桂枝3克,杏仁4.5克,甘草3克。
【用　法】水煎服。
【功　效】用治流行性感冒。

方 24 大蒜捣烂敷脐孔、足心治流感

【方　剂】大蒜适量。
【用　法】捣烂。敷脐孔和足心涌泉穴。
【功　效】用治流感。

二、支气管炎

支气管炎症分为急性和慢性两种。急性支气管炎常以伤风着凉、疲乏劳累、烟酒过量、上呼吸道感染为常见诱发因素。患病后主要症状为频繁而刺激性干咳、胸骨后疼痛、恶寒发热、鼻塞头痛、肢体酸楚、咽痛,1~2天后咳出黏液性痰,早晚咳嗽为主,痰液转浓,量增多,偶带血丝、神倦、乏力、

食欲减退等。好发于冬春季，患者以成人为多见。此病中医学属咳嗽、喘症、饮症、痰症范畴，本病病位虽在呼吸道，但其病变实质在肺、脾、肾三脏，若风寒燥热之邪由口鼻或皮毛而入，肺气被束，失于宣降；或嗜食烟酒、辛辣助火之品，灼津成痰，阻塞气道，使肺气上逆，即可发生急支；阴虚痰重咳喘形成慢支。治该病一般在急性发作期，重点治肺，祛痰，止咳，平喘，并区别寒热偏胜，予以温肺或清肺，病缓时应着重扶正培本，健脾益肾为主；虚中挟实者，当标本并治。

慢性支气管炎简称慢支，是常见病、多发病，系由急性支气管炎未及时治疗，经反复感染，长期刺激，如吸烟，吸入粉尘，病毒、细菌感染，机体过敏，气候变化，大气污染等诱发导致而形成。主要症状为反复性慢性咳嗽、咳痰、伴有气喘等。如连续数年而未排除肺心病疾患的病人，容易并发阻塞性肺气肿和肺源性心脏病，严重的还会影响劳动、生活，甚至危及生命。发病期可从3个月至数年不等。50岁以上患病率约为10%～24%，高寒地区尤多见。

中医认为，有风寒、风热、燥火、七情伤感，脾虚不运，湿痰侵肺，阴虚火灼，肺失宣降，气逆于上而咳喘咳痰，形成慢性支气管炎。

方 1 南瓜蒸五味子治慢性支气管炎

【方　剂】桃南瓜1个，五味子3克，冰糖适量。

【用　法】挖去种子，装入五味子、冰糖。蒸半小时，取出五味子。每日服1个。

【功　效】用治慢性支气管炎。

方 2 鸡蛋五味子治慢性支气管炎

【方　剂】五味子250克，生鸡蛋7个，温水适量。

【用　法】将五味子和生鸡蛋同时放入温水盆内（以水面没过鸡蛋为宜）泡7～10天，待蛋皮软化后，取出鸡蛋，用滤出的药水把鸡蛋煮熟。去皮吃蛋。成人睡前1次服完，小儿酌减，7天服1次，3次为1疗程。一般2～3个疗程即可痊愈。

【功　效】用治慢性支气管炎。

第一章 呼吸系统疾病

方 3 山百部茅根汤治慢性支气管炎

【方 剂】山百部、木贼草、陈皮、麦冬、枇杷叶各6克,白茅根30克。

【用 法】水煎服。每日1剂。

【功 效】用治慢性支气管炎。

方 4 玉兰露治慢性支气管炎

【方 剂】玉兰叶、花、蕾共500克。

【用 法】将玉兰叶、花、蕾加水1000毫升,经2次蒸馏,取回蒸馏液250毫升。浓度为1∶4即玉兰露。每日服1次,每次20毫升。

【功 效】用治慢性支气管炎。

方 5 北瓜饴糖治老年慢性支气管炎

【方 剂】北瓜(桃南瓜)1个,等量饴糖(麦芽糖)。

【用 法】将北瓜切碎加等量饴糖。略加水放陶器中,煮至极烂,去渣,将汁再煮。浓缩后再加生姜汁。约500毫升瓜汁中加姜汁60毫升。每次服1匙(约15克),1日2~3次,开水冲服。

【功 效】用治老年慢性支气管炎。

方 6 鱼腥草奶浆草治急性支气管炎

【方 剂】鱼腥草30克,奶浆草(又名三十六针)、薄荷各6克,东风橘15克。

【用 法】水煎服。每日1剂,日服2次。

【功 效】用治急性支气管炎。

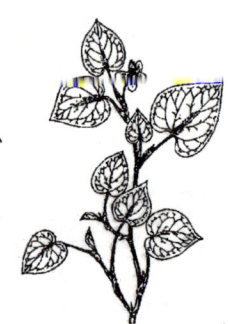

鱼腥草

方 7 蚌花叶汤治慢性支气管炎

【方 剂】蚌花叶(即剑麻叶)15克,木蝴蝶3克。

【用 法】水煎服。

【功 效】用治慢性支气管炎。

方 8 鸭跖草忍冬汤治急性支气管炎

【方　剂】鸭跖草、忍冬藤、山菊花、地胆头各15克。
【用　法】水煎服。每日1剂，日服2次。
【功　效】用治急性支气管炎。

方 9 山大刀根汤治急性支气管炎

【方　剂】鲜大罗伞根（又名山大刀）30克。
【用　法】水煎服。每日1剂，日服2次。
【功　效】用治急性支气管炎。

方 10 桔梗黄芩汤治急性支气管炎

【方　剂】桔梗3克，黄芩、紫菀各5克，忍冬藤6克，甘草1.5克。
【用　法】水煎服。每日1剂，日服2次。
【功　效】用治急性支气管炎。

方 11 酸浆果皮汤治急性支气管炎

【方　剂】酸浆果皮（又名灯笼草果）5~7个，陈皮9克，冰糖30克。
【用　法】水煎代茶饮。
【功　效】用治急性支气管炎。

方 12 紫苏天冬汤治急性支气管炎

【方　剂】紫苏叶6克，天门冬、陈皮各9克，枇杷叶、桑白皮各15克。
【用　法】水煎服。每日1剂，日服2次。
【功　效】用治急性支气管炎。

方 13 闻蒜泥味治慢性气管炎

【方　剂】大蒜瓣（去皮）适量。

【用　法】将大蒜瓣捣成糊状装入一个塑料瓶内。每天早晨散步途中，打开瓶盖，把瓶口对准鼻孔，尽量吸嗅大蒜辛辣味，等辛辣味淡后再换新的。

【功　效】用治慢性气管炎。

方14 冰糖炖向日葵花治慢性支气管炎咳喘

【方　剂】向日葵花2朵，冰糖适量。

【用　法】先将向日葵去子，再加冰糖炖服。

【功　效】用治慢性支气管炎引起的咳喘。

方15 鸦葱地龙丸治慢性支气管炎

【方　剂】还阳参（即鸦葱）1000克，地龙90克，红枣、黑豆各500克。

【用　法】参、枣用砂锅煮烂；地龙研粉；黑豆用童便浸透，晒干研粉。上药和匀，炼蜜为丸。早、晚各服6克。用红糖水送服。

【功　效】用治慢性支气管炎。

方16 霜丝瓜藤汤治气管炎

【方　剂】霜丝瓜藤150克。

【用　法】将丝瓜藤加水1碗煎服。每日1次，10日为1疗程，连服2个疗程。

【功　效】用治气管炎。

方17 川贝冬花白及粉治气管炎

【方　剂】川贝母、款冬花、白及各15克，细辛6克。

【用　法】共研细末。饭后服，每次2克。如病情重，可去白及加杏仁15克，冰糖30克。

【功　效】用治气管炎久咳肺损。

方 18　花生衣汤治慢性支气管炎

【方　剂】花生仁红衣 60 克，糖适量。
【用　法】加水文火煎约 10 小时，滤去衣，加糖。分 2 次服。
【功　效】用治慢性支气管炎。

方 19　干姜苏叶汤治慢性支气管炎

【方　剂】干苏叶 90 克，干姜 10 克。
【用　法】水煎服。每日早、晚各服 100 毫升，10 天为 1 疗程。间隔 3 天再服第 2 疗程。
【功　效】用治慢性支气管炎。有效率可达 80%。

方 20　三子汤治老年慢性支气管炎

【方　剂】炒苏子、炒萝卜子各 9 克，白芥子 15 克。
【用　法】上药共捣末，以绢袋包之，水煎服。每服半碗，每日 2 次。甚效。
【功　效】治老年慢性支气管炎。

方 21　秋梨膏治慢性气管炎

【方　剂】鸭梨 20 个，鲜藕 1000 克，生姜 300 克。
【用　法】熬汁后加冰糖 400 克，浓缩成膏，早、晚分服。
【功　效】治慢性支气管炎。

方 22　八宝粥治慢性气管炎

【方　剂】白扁豆、莲肉、杏仁、百合、桂圆、沙参、贝母、枇杷叶各 15 克。
【用　法】加水煮汁，药汁加粳米 80 克熬粥，早、晚分服。
【功　效】治慢性支气管炎。

方23 蜂蜜鸡蛋治支气管炎

【方　剂】蜂蜜40克，鸡蛋1个。

【用　法】先将蜂蜜用锅微炒，然后加水少许，待沸后打入鸡蛋。每日早、晚空腹各服1次，吃蛋饮汤。

【功　效】补虚润肺。治慢性支气管炎。

方24 灵芝参合汤治支气管炎

【方　剂】灵芝、百合各15克，南沙参、北沙参各10克。

【用　法】水煎服。

【功　效】养阴清肺。用治慢性支气管炎。

三、哮　喘

哮喘二字虽连称，但疾病不同，哮是喉中有痰，喘则胁肩呼吸急促，与哮各异。普通的哮证多兼有喘，而喘者有不兼哮者，故种类多，大都是因气管狭窄，肺部弹力不够与时间性痉挛，或黏膜肿胀及分泌障碍呼吸而成。

其症状就是气急。上气不接下气，不仅呼吸困难，且带喘声，喉中吓吓作响，胸喉之间，顽痰瘀积梗塞，有的兼有咳嗽。患者面色苍白，甚至发青发紫，眼球突出，冷汗淋漓，坐卧不宁，睡眠不安，有的因呼吸困难而言语不便。

此症致病原因大致分为两种。一为心病性气喘，是因心脏有病而起；另一种是支气管性气喘，这纯粹是支气管本身所引起的毛病。

中医将哮喘分为虚实两大类，又将实证分为寒热两类。寒类表现为咳痰清稀不多，痰呈白色泡沫状，胸闷气窒，口不渴喜热饮，舌苔白滑，脉多浮紧，或兼恶寒，发热等；热类表现为痰黄稠厚，难以咳出，身热而红，口渴喜饮，舌质红，苔黄腻，脉滑数，有的兼有发热等症状。虚证多为肺虚或肾虚。肺虚则呼吸少气，言语音低，咳嗽声轻，咳痰无力，在气候变化或特殊气味刺激时诱发；肾虚则元气摄纳无权，呼吸气短，动辄易喘等。

发病时，应当先除邪治标，寒证用温化宣肺，热证用清热肃肺，佐以化痰、止咳、平喘之药；病久兼虚，当标本兼治。未发作时，应当用益气、健脾、补肾等法扶正培本。

方 1 萝卜汁治急性气管炎

【方　剂】鲜白萝卜500克。

【用　法】将萝卜洗净带皮切碎，绞取汁。内服。

【功　效】化痰热，散瘀血，消积滞。用治急性气管炎咳喘，连服5～7天见效。

方 2 人参核桃汤治气喘

【方　剂】人参、核桃仁各6克。

【用　法】水煎。饮用，每日2～3次。

【功　效】补肾温肺。用治肺肾功能不足而致气喘、久嗽等。

方 3 甜杏仁梨治咳喘症

【方　剂】甜杏仁9克，梨1个。

【用　法】将鸭梨洗净挖一小洞，纳入杏仁，封口，加少许水煮熟。吃梨饮汤，每日1次。

【功　效】润肺止咳。用治慢性气管炎咳喘，肺虚久咳、干咳无痰等症。

方 4 丝瓜花蜜饮清肺平喘

【方　剂】丝瓜花10克，蜂蜜15克。

【用　法】将丝瓜花洗净，放入杯内，加开水冲泡。盖上盖浸泡10分钟，倒入蜂蜜搅匀即成。每日饮3次。

【功　效】清热止咳，消痰下气。治肺热咳嗽、喘急气促等。

方 5 夹竹桃叶治哮喘

【方 剂】夹竹桃叶2片,糯米60克。

【用 法】同煮,加适量糖。服食,但不宜多服。

【功 效】用治支气管哮喘。

注 夹竹桃有毒,其用量不得超过2片。

方 6 鸡蛋白治慢性支气管哮喘

【方 剂】鸡蛋1~2个,白胡椒7~10粒,白酒(60°)50克。

【用 法】将鸡蛋去黄留清,白胡椒碾成粉末,二者搅匀放在陶瓷杯内隔水加热至30℃左右,然后倒入白酒,用火点燃,再用筷子搅拌,待鸡蛋清变成白色时,趁热一次服下。1日1次。

【功 效】连服45天可根治支气管哮喘。

方 7 鸡蛋油治支气管哮喘

【方 剂】鸡蛋数枚。

【用 法】将鸡蛋煮熟,取蛋黄,压成粉状,入勺内煎熬,即出蛋黄油。鸡蛋黄油装入胶囊,日服3次,每次2丸。此方对心脏性气喘和心悸病均有效。

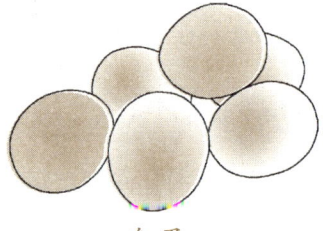

鸡蛋

【功 效】用治支气管哮喘。

方 8 敷麝香蒜泥止咳平喘

【方 剂】麝香1~1.5克,紫皮蒜10~15头(所用头数随患者年龄及蒜头大小而定)。

【用 法】麝香研成细末。蒜去皮捣为烂泥,农历五月初五(即端午节)中午近12时,患者俯卧,用肥皂水、盐水清洁局部皮肤。中午12时整,将麝香末均匀撒在第7颈椎棘突到第12胸椎棘突的区域内,继将蒜泥覆于麝香上,60~70分钟后将麝香及蒜泥取下,清洗局部,以消毒硼酸软膏涂上,再敷一塑料薄膜，并以胶布固定。大部分患者做1次哮喘即减轻，有的不再发作。为巩固疗效，可连续贴治3年。

【功 效】补益散结，止咳平喘。治陈久性哮喘。

方9 仙人掌治支气管哮喘

【方 剂】仙人掌（去皮针）30克，蜂蜜适量。

【用 法】熬服。每日1剂，消喘为止。

【功 效】用治支气管哮喘，此方还可抑制肿瘤。

方10 白茅根桑白皮汤治哮喘

【方 剂】白茅根、桑白皮各1握。

【用 法】水煎饭后服。

【功 效】用治支气管哮喘。

方11 麻黄前胡汤治哮喘

【方 剂】麻黄、石膏、前胡各9克。

【用 法】水煎服。每日3次。

【功 效】用治哮喘，症见呼吸喘促、头痛发热、咯吐黄痰、痰稠胶黏，伴有哮鸣声。

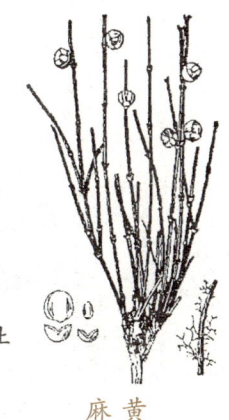

麻黄

方12 紫金桔连汤治哮喘

【方 剂】紫菀、金银花、桔梗、连翘、鱼腥草各20克，浙贝母、前胡、杏仁、半夏各10克。

【用 法】水煎服。

【功 效】治感冒所致的哮喘。

方13 射干麻黄汤治哮喘

【方 剂】射干、半夏各5克，麻黄、细辛、生姜、紫菀、冬花各10克，五味子、杏仁、茯苓、甘草各15克。

【用　　法】水煎服。

【功　　效】治哮喘，温肺散寒，化饮平喘。

方⑭ 三子养亲汤治痰平喘

【方　　剂】苏子、炒莱菔子、茯苓各10克，半夏、白芥子各5克，陈皮20克，甘草15克。

【用　　法】水煎服。

【功　　效】燥湿化痰，降逆平喘。

方⑮ 补肺汤治哮喘

【方　　剂】人参、甘草各10克，黄芪5克，五味子、桑白皮各15克，熟地12克，紫苑20克。

【用　　法】水煎服。

【功　　效】补肺，定喘，降气。

方⑯ 丝瓜藤液治多年喘嗽

【方　　剂】丝瓜藤液。

【用　　法】秋后在离地不高处，剪断丝瓜藤，套上一个瓶子，苓断处有汁液流出，瓶满再换，滴尽为止。每日饮用数次，每次1小杯。

【功　　效】清热解毒，止咳平喘，祛痰。用治急、慢性支气管炎、痰喘、肺脓肿、支气管扩张等，有卓效。

注 取鲜嫩丝瓜捣烂绞汁，生饮半杯，常服亦有疗效。

方⑰ 倭瓜五味子治咳嗽痰喘

【方　　剂】老倭瓜（即北瓜）1个约1500克，五味子3克，冰糖60克。

【用　　法】将老倭瓜洗净，挖空去子，装入五味子和冰糖，放入锅内蒸熟，然后取出五味子不用。每日吃1个，数次可见功效，久服除根。

第一章 呼吸系统疾病

【功 效】温中止咳,平喘化痰。用治咳嗽痰喘。

注 改用冬瓜子25克,捣烂加红糖冲服,每日2次,久服亦有效。

方18 猪板油麦糖蜜膏治哮喘

【方 剂】猪板油、麦芽糖、蜂蜜各120克。

【用 法】将上述3味共熬成膏,每日服数次,每次1汤匙,口中含化,数日后喘嗽即止。常服,病可除根。忌食生冷及辛辣刺激性食物。

【功 效】润肺平喘。用治咳嗽痰喘。

方19 清炖猪心治支气管炎

【方 剂】猪心1个,盐少许。

【用 法】锅内加水炖,开锅后用文火炖熟。食肉饮汤,日服2次。

【功 效】补虚养血。用治支气管炎、惊悸、失眠、自汗。

方20 栝楼散治支气管哮喘

【方 剂】栝楼2枚,明矾1块,萝卜1个。

【用 法】将明矾纳入栝楼内烧煅存性,研末,萝卜煮烂。蘸药末服食,以萝卜汤送服。

【功 效】用治支气管哮喘。

方21 卷柏马鞭草治支气管哮喘

【方 剂】卷柏、马鞭草各15克。

【用 法】水煎服。

【功 效】用治支气管哮喘。

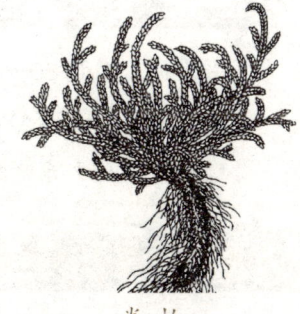

卷柏

方22 萝卜子、杏仁治哮喘

【方 剂】萝卜子、杏仁各20克。

【用 法】先将萝卜子炒热,同时去掉杏仁的皮尖,然后用水1碗半,煎成半碗服。

【功　效】治哮喘，症见痰多、气急、气短等。

方23 海鳔硝治哮喘

【方　剂】海鳔硝（墨鱼骨），焙干研末。

【用　法】每次15克，用红糖拌吃，早、晚各服1次。

【功　效】治哮喘，症见痰多气急、气短等。

方24 核桃肉治久患哮喘

【方　剂】核桃肉、苦杏仁、生姜各50克，细米糖100克。

【用　法】将苦杏仁去皮尖，共捣烂加蜂蜜和成丸，每丸重5克，临睡前服，每次服2粒。

【功　效】治久患哮喘，身体较弱者。

方25 黄母鸡治久患哮喘

【方　剂】黄母鸡1只，咖喱粉（或芥子末代）25克。

【用　法】将鸡去毛脏切块，同咖喱粉炖熟吃。

【功　效】治久患哮喘，身体较弱者。

方26 鸡蛋治久患哮喘

【方　剂】鸡蛋20个。

【用　法】放入尿缸中浸4天，取出漂净，每天蒸1个去壳吃。

【功　效】治久患哮喘，身体较弱者。

方27 杏仁治老年哮喘

【方　剂】甜杏仁、苦杏仁各25克，冰糖50克。

【用　法】水1碗半煮成大半碗，加入冰糖煮溶，1次服。

【功　效】治老年哮喘。

方28 豆腐治咸哮

【方　剂】豆腐1块,食糖、生萝卜汁各适量。
【用　法】合煮,1日服3次。
【功　效】治咸哮,痰火吼哮。

方29 地瓜治哮喘

【方　剂】地瓜1个,饴糖适量。
【用　法】水煮烂,再煮去渣,浓汁浓缩后加生姜汁,日服1匙(25克),每日2~3次,开水冲服。
【功　效】治哮喘等。

方30 鸡苦胆治百日咳

【方　剂】鸡苦胆2~4个。
【用　法】取胆汁烘干,白糖拌和,日服2次,5天为1疗程。
【功　效】兼治百日咳引起之哮喘诸证。

方31 鹌鹑蛋治支气管哮喘

【方　剂】鹌鹑蛋3个。
【用　法】将蛋打破搅匀,沸水冲沏。连用1年可愈。
【功　效】补益气血。用治支气管炎、哮喘、肺结核等。

方32 小米羊胎粥补肾止咳喘

【方　剂】小米50克,羊胎1只。
【用　法】先煮羊胎至半熟,后入小米熬成粥。粥肉同食,每日用2次。
【功　效】补肾益气,止咳纳气。用治腰膝无力,久咳气喘,动则喘甚。

方 ③ 南瓜姜麦芽汁治哮喘

【方　剂】南瓜5个，鲜姜汁60克，麦芽1500克。

【用　法】将南瓜去子，切块，入锅内加水煮极烂为粥，用纱布绞取汁，再将汁煮剩一半，放入姜汁、麦芽，以文火熬成膏。每晚服150克，严重患者早、晚服用。

【功　效】平喘。用于多年哮喘，入冬哮喘加重者。

方 ㉞ 黑木耳桃杏仁贴脚心治哮喘

【方　剂】桃仁、杏仁、巴豆、白胡椒各7粒，黑木耳3片，红米3克，红皮鸡蛋1个。

【用　法】将前6味药共研细末，和以鸡蛋清。男左女右贴脚心，连续15小时。

【功　效】用治哮喘。3剂可愈。

注 服药期间忌烟、酒、辣、房事，妇女经期忌用。

方 ㉟ 黄花鱼胆治支气管哮喘

【方　剂】黄花鱼（大黄鱼）胆1个（约6~9克），虎耳草15克，山楂根、茶树根各30克，大枣5枚。

【用　法】将大黄鱼胆捣烂，与4味中药一并放入砂锅，煎煮，取汁去渣。每日1剂，分2次服。

【功　效】清热解毒，平喘化痰。治疗支气管哮喘及高脂血症。

方 ㊱ 海马当归治哮喘

【方　剂】海马（干品）3克，当归6克。

【用　法】海马、当归同入砂锅，加水煎煮，取汁去渣，复煎1次，2次煎液混合。分2次服，每日1剂。

【功　效】温肾壮阳，止咳平喘。治疗哮喘。

方37 文蛤粉治哮喘

【方　剂】文蛤粉15克，青黛3克，黄芩4克，地龙5克。

【用　法】上4味共研细末。每次3克，每日3次，温开水冲服。

【功　效】清热利湿，化痰散结。治疗哮喘和慢性支气管炎。

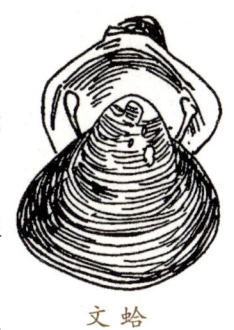

文蛤

方38 冬青子治哮喘

【方　剂】冬青子（即女贞子）20枚。

【用　法】研细末。猪肉汤送服，日服3次。如无果时，可用茎叶3克研末，用无盐肉汤送服，或水煎服。

【功　效】用治寒性哮喘和过敏性哮喘。

方39 白矾贝母蜜丸治咳喘

【方　剂】白矾15克，贝母50克，蜂蜜适量。

【用　法】将上2药物共研末，用蜜调制成丸，每丸10克重。每日2次，每服1丸，白开水送服。

【功　效】用治咳喘。

方40 鲫鱼干治喘咳

【方　剂】鲫鱼干3条。

【用　法】将鲫鱼去肠杂，放瓦上焙干，研末。每服5克，每日2次，白酒送下。

【功　效】用治喘咳。

四、咳 嗽

咳嗽是呼吸系统最常见的疾病之一,其有声为咳,有痰为嗽,既有声又有痰者称为咳嗽。它是一种保护性反射动作,有把呼吸道过多的分泌物或异物随着气流排出体外的作用。发病多见于老人和幼儿,尤以冬、春季节为最多。以咳嗽为主要临床症状的疾病,多见于现代医学的呼吸道感染、急慢性支气管炎、肺炎、肺结核、百日咳、支气管扩张等病。

中医将咳嗽立为一种病种,并分成外感咳嗽与内伤咳嗽两大类。由风寒燥热等外邪侵犯肺系引起的咳嗽,为外感咳嗽。外感咳嗽有寒热之分,其特征是:发病急,病程短,常常并发感冒。因脏腑功能失调,内邪伤肺,致肺失肃降,引发咳嗽,为内伤咳嗽。内伤咳嗽的特征是:病情缓,病程长,因五脏功能失常引起。

方 1 花生枣蜜汤止咳化痰

【方　剂】花生米、大枣、蜂蜜各30克。

【用　法】用水共煎极烂。饮汤,每日服2次。

【功　效】止嗽化痰。用治咳嗽、痰饮。

方 2 荞面蛋清治咳嗽不安

【方　剂】荞麦面、鸡蛋清各适量。

【用　法】用鸡蛋清和荞麦面成团。每日几次用力涂擦胸部,有效。

【功　效】清热下气。用治胸满腹胀、咳嗽不安。

方 3 秋梨膏止咳化痰

【方　剂】秋梨20个,红枣1000克,鲜藕1500克,鲜姜300克,冰糖400克,蜂蜜适量。

【用　法】先将梨、枣、藕、姜砸烂取汁，加热熬膏，下冰糖溶化后，再以蜜收之。可早晚随意服用。

【功　效】清肺降火，止咳化痰，润燥生津，除烦解渴，消散酒毒，祛病养身。用治虚劳咳嗽、口干津亏、虚烦口渴及酒精中毒等。

方4 燕窝参汤益肺止咳

【方　剂】燕窝、西洋参各5克。

【用　法】先将燕窝用清水浸透，摘去羽毛杂物，洗净，晾去水气，同西洋参一起放进炖盅内，注入八成满的开水，加盖，隔水炖3小时以上。饮用。

【功　效】养阴润燥，降火益气。用治肺胃阴虚而致的干咳、咯血、潮热、盗汗等，对心血管病咳喘患者更宜。

方5 栝楼皮杏仁汤治高热咳嗽

【方　剂】栝楼皮、杏仁、前胡、蝉衣、甘草各6克。

【用　法】水煎服，代茶饮。

【功　效】用治温病初起，热重咳嗽。

方6 胡椒艾叶汤治风寒咳嗽

【方　剂】白胡椒、艾叶各9克，党参6克。

【用　法】水煎服，代茶饮。

【功　效】用治风寒咳嗽。

方7 川贝杏仁乳治咳嗽

【方　剂】苦杏仁9克，川贝3克，梨汁1小杯，糖适量。

【用　法】杏仁用水泡软后捣碎，加水200毫升，煎汤去渣，加入川贝、梨汁、糖，研成杏仁乳。日服2次，每次15毫升。

【功　效】用治咳嗽、慢性咳痰。

方 8 桔梗汤治咳嗽

【方　剂】甘草、桔梗各6克。
【用　法】水煎服,代茶饮。
【功　效】祛痰止咳。用治咳嗽。

方 9 杏仁冰糖水治咳嗽

【方　剂】杏仁4.5克,冰糖6克。
【用　法】杏仁研成末,冰糖化成水。调匀后分3次冲服。
【功　效】用治热咳不止。

方 10 艾叶水泡脚治咳嗽

【方　剂】艾叶50克,水2000毫升。
【用　法】将艾叶洗净后放入开水中煎煮20分钟,去渣。将汤液倒入小脚盆里,先熏双脚15分钟,水温降低后,双脚浸泡其中30分钟,每晚浸泡1次,连续7次。
【功　效】用治咳嗽。

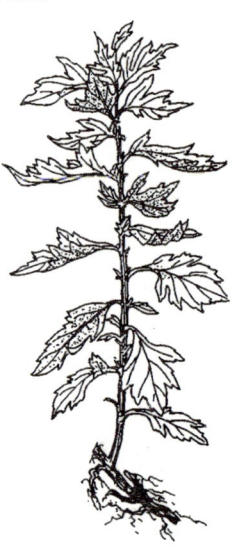

艾叶

方 11 醋矾糊敷脚心治咳嗽

【方　剂】明矾30克,醋适量。
【用　法】将明矾捣碎,用醋调成糊状。敷两足心(涌泉穴),每晚睡前敷,一般5天即可。
【功　效】用治咳嗽。

方 12 人参天冬丸治咳嗽

【方　剂】人参、天门冬(去心)、熟地各等份。
【用　法】共研细末,炼蜜为丸,如黄豆大。含化服之。
【功　效】用治咳嗽。

方⑬ 茶叶生姜茶止咳

【方　剂】茶叶7克，生姜10片。

【用　法】将去皮生姜与茶叶一并煮成汁，饭后饮服。

【功　效】温肺止咳。

方⑭ 栝楼杏仁醋糊丸治痰咳

【方　剂】熟黄栝楼1枚，杏仁（去皮）与栝楼仁同数。

【用　法】取出楼仁数一下，用同数杏仁填入火烧存性，研细醋糊为丸，如豆大。每服20丸，临卧前白萝卜汤送下。

【功　效】用治感冒疼痛多咳嗽。

方⑮ 蚕豆花煎汤治肺虚咳嗽

【方　剂】蚕豆花9克。

【用　法】水煎去渣。冰糖适量调服。

【功　效】用治虚咳吐血。

方⑯ 柿子烧灰蜜丸治咳嗽痰多

【方　剂】干柿子、蜂蜜各适量。

【用　法】将干柿子烧灰，研为末，炼蜜为丸。每服6～9克，日服2次，开水送下。

【功　效】治咳嗽痰多。

方⑰ 芥菜姜汤祛痰止咳

【方　剂】鲜芥菜80克，鲜姜10克，盐少许。

【用　法】将芥菜洗净后切成小块，生姜切片，加清水4碗煎至2碗，以食盐调味。每日分2次服，连用3日见效。

【功　效】宣肺止咳，疏风散寒。治风寒咳嗽，伴头痛、鼻塞、四肢酸痛等。

第一章 呼吸系统疾病

方 18 大青叶蜜汁治肺炎咳嗽

【方　剂】鲜大青叶、蜂蜜各适量。

【用　法】捣绞取汁半杯，调蜜少许，炖热。温服，日服2次。

【功　效】用治肺炎咳嗽。

方 19 萝卜葱白治风寒咳嗽

【方　剂】萝卜1个，葱白6根，生姜15克。

【用　法】用水3碗先将萝卜煮熟，再放葱白、姜，煮剩1碗汤。连渣1次服。

【功　效】宣肺解表，化痰止咳。治风寒咳嗽，痰多泡沫，伴畏寒、身倦酸痛等。

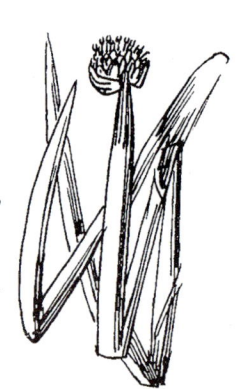

葱白

方 20 红糖姜枣汤治伤风咳嗽

【方　剂】红糖、红枣各30克，鲜姜15克。

【用　法】以水3碗煎至过半。顿服，服后出微汗即愈。

【功　效】驱风散寒。治伤风咳嗽、胃寒刺痛、产后受寒腹泻、恶阻等。

方 21 芫荽汤平伤风咳嗽

【方　剂】芫荽（香菜）、饴糖各30克，大米100克。

【用　法】先将大米洗净，加水煮汤。取大米汤3汤匙与芫荽、饴糖搅拌后蒸10分钟。趁热1次服，注意避风寒。

【功　效】发汗透表。治伤风感冒引起的咳嗽。

方 22 猪肉杏仁汤治咽痒咳嗽

【方　剂】瘦猪肉50克，杏仁10克，北沙参15克。

【用　法】共煎煮汤饮。每日服2次。

【功　效】清肺，化痰，生津。治咳嗽少痰、口渴咽干、咽痒等。

方 23　柴苏、杏仁治风寒咳嗽

【方　剂】紫苏、杏仁、生姜、红糖各10克。

【用　法】将紫苏与杏仁捣成泥，生姜切片共煎，取汁去渣，调入红糖再稍煮片刻，令其溶化，每日分2~3次饮用。

【功　效】本方散风寒，止咳嗽，对外感风寒引起的咳嗽有效。

方 24　剑花汤化痰止气痛

【方　剂】剑花2个。

【用　法】煮汤或当茶饮。

【功　效】行气止痛，止咳化痰。用治咳嗽、痰多等。

方 25　百合蜜治肺热烦咳

【方　剂】新百合200克，蜂蜜适量。

【用　法】用蜜拌百合蒸软。时时含1片，吞液服食。

【功　效】清肺宁神。用治肺脏壅热、烦闷咳嗽。

方 26　苦杏仁治风寒咳嗽

【方　剂】苦杏仁6~10克，生姜3片，白萝卜100克。

【用　法】上药打碎后加水400毫升，文火煎至100毫升，可加少量白糖调味，每日1剂，分次服完。

【功　效】散寒，化痰，止咳。适用于外感风寒咳嗽。

方 27　橘红蜂蜜治风寒咳嗽

【方　剂】橘红60克，生姜30克，蜂蜜250克。

【用　法】先将橘红、生姜用水煎煮，15分钟取煎液1次，加水再煎，共取煎液3次。合并煎液，以小火煎熬浓缩，至稠黏时，对入蜂蜜，至沸停火，装瓶备用。每日服3次，每次3汤匙。

【功　效】散寒温肺，化痰止咳。适用于风寒咳嗽。

第一章 呼吸系统疾病

方28 广柑、白糖理气化痰

【方　剂】广柑、白糖各500克。

【用　法】将广柑去皮核，放小锅中，加白糖250克，腌渍1日，至广柑肉浸透糖，加清水适量，文火蒸至汁稠，停火；再将每瓣广柑肉压成饼，加白糖250克，拌匀倒盘内，通风阴干，瓶装，每服5～8瓣，每日3次。

【功　效】理气，燥湿，化痰。适用于痰多咳嗽之犯肺证。

方29 丝瓜花治风热咳嗽

【方　剂】洁净丝瓜花10克，蜂蜜适量。

【用　法】将丝瓜花放入瓷杯内，以沸水冲泡，盖上盖温浸10分钟，再调入蜂蜜，趁热顿服，每日3次。

【功　效】本方适用于风热咳嗽。

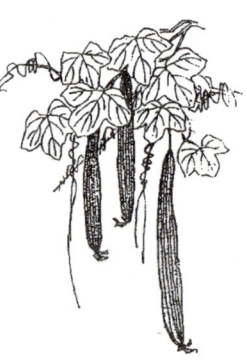

丝瓜花

方30 黄芩清火止咳

【方　剂】黄芩、鲜生地各30克，粳米50克。

【用　法】将2味药加水适量煎煮1小时，捞去药渣，再加淘清的大米适量，煮烂成粥，1日内分顿连续食用。

【功　效】清火补阴。适用于肝火犯肺之咳嗽。

方31 大蒜泥镇咳止嗽

【方　剂】紫皮大蒜1头。

【用　法】蒜去皮，捣成烂泥。每晚睡前洗足后，敷于两足底涌泉穴处（足底必须先涂上凡士林），上面盖一层纱布，足心有较强刺激感时可揭去。如足底无不适感，可连敷3～5次。

【功　效】解毒，镇咳。用治风寒咳嗽、燥咳以及小儿百日咳。

方32 蜂蜜百部汤治痰中带血

【方　剂】蜂蜜、白及各20克，百部、栝楼各25克。

【用　法】先将上3味水煎，去渣取汁，再调入蜂蜜搅匀，每日1剂，分2次服。

【功　效】润肺止咳，清热止血。用治痰中带血及肺结核久咳。

方33　蕹菜白萝卜汁治咯血

【方　剂】蕹菜（瓮菜、空心菜）全棵带根2棵，白萝卜1个，蜂蜜适量。

【用　法】蕹菜与白萝卜洗净，共捣烂绞汁一杯。用蜂蜜调服。

【功　效】治肺热引起的咯血。

方34　罗汉果柿饼汤清肺热

【方　剂】罗汉果半个，柿饼3个，冰糖30克。

【用　法】加清水2碗半共煮至1碗半，再下冰糖，去渣。1天分3次饮完。

【功　效】清肺热，去痰火，止咳嗽。治小儿百日咳及痰火咳嗽等。

方35　豆腐糖止咳化痰平喘

【方　剂】豆腐500克，红糖、白糖各100克。

【用　法】把豆腐当中挖一窝，纳入红、白糖，放入碗内隔水煮30分钟。一次吃完，连服4次。

【功　效】清热，生津，润燥。治咳嗽痰喘。

方36　玉米须橘皮治咳嗽

【方　剂】玉米须、橘皮各适量。

【用　法】共加水煎，每日服2次。

【功　效】止咳化痰。治风寒咳嗽、痰多。

五、肺炎

肺炎是指肺泡发炎，主要因感染病毒、病原体、细菌、真菌等引起。本病分为大叶性、小叶性、间质性、病原体性、非典型性、中毒性等多种形式，由分泌凝固性的渗出物充堵在肺胞内及细胞气管内的一种严重疾病。它是由病原体侵入机体，尤以细菌感染如肺炎球菌、金黄色葡萄球菌、军团菌、霉菌、克雷白肺炎杆菌等最为常见，是细菌或过滤性病毒所引起的。发病之初，伴有轻微的感冒现象，几小时后，高热、呼吸急促、咳嗽、面红、胸痛或咳出脓状铁锈色般浓痰，小儿时有痉挛发生。病重者神态模糊、嗜睡、谵妄、下痢、蛋白尿、烦躁不安等。该病来如闪电，去得也快，很容易引发肋膜炎、心囊炎、肺坏痈等，甚至导致生命危险，患者千万不能忽视。

方 1 石仙桃治肺炎

【方　剂】石仙桃全草（又名石上莲）200 克，冰糖 100 克。

【用　法】水适量煎浓汁。日服 2 次。

【功　效】用治肺炎。

方 2 鱼腥草桑白皮汤治大叶性肺炎

【方　剂】鱼腥草 50 克，桑白皮、东风橘各 25 克，白糖少许。

【用　法】上药加水适量，纳入砂锅中煎浓汁。每日 1 剂，冲少许白糖，分 2 次饮服。

【功　效】用治大叶性肺炎。

方 3 大青叶芦根汤治大叶性肺炎

【方　剂】大青叶 60 克，芦根 30 克，猪胆汁 20 克。

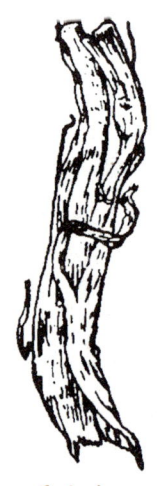

桑白皮

【用　法】将前2味药水煎，取汁。用煎汁冲服猪胆汁5克，每日2次。
【功　效】用治大叶性肺炎。

方4　矮地茶陈皮汤治肺炎

【方　剂】矮地茶50克，枇杷叶7片，陈皮25克。
【用　法】上药加水煎服，每日3次。
【功　效】用治肺炎。

方5　麒麟菜汤治肺炎

【方　剂】麒麟菜、海带各30克，贝母9克。
【用　法】将上3味放入砂锅内煎煮，取汁去渣，每剂煎2次。将2次煎液混合，分2次服，每日1剂。
【功　效】清肺消痰。治疗感染性肺炎。

方6　桑白皮石膏汤治肺炎

【方　剂】琼枝、桑白皮各15克，麦冬9克，地骨皮、石膏各30克。
【用　法】上5味连煎2次，2次煎液混合后服。每日1剂，分2次服。
【功　效】清热，化痰，止咳。治疗感染性肺炎。

方7　金银花当归汤治肺炎

【方　剂】金银花30克，当归15克，玄参、蒲公英各6克。
【用　法】砂锅煎服。
【功　效】用治肺炎。

方8　昆布海带根汤治肺炎

【方　剂】昆布、海带根各30克，知母15克，桔梗、浙贝各10克。
【用　法】上药连煎2次，2次煎液混合后服。每日1剂，分2次服。
【功　效】清热，化痰，止咳。治疗肺炎、支气管炎。

方 9 炙麻黄治热咳嗽型肺炎

【方　剂】炙麻黄、生甘草、葶苈子各5克,杏仁(先下)、桑白皮各10克,生石膏、鱼腥草、板蓝根各30克。

【用　法】水煎服。

【功　效】治痰热咳嗽型肺炎。

方 10 鱼腥草治支气管肺炎

【方　剂】鱼腥草、蒲公英各30克。

【用　法】水煎分2次口服。

【功　效】治支气管肺炎。

方 11 文蛤粉汤治肺炎

【方　剂】文蛤粉、麒麟菜、芦根、薏苡仁各30克,桃仁10克,冬瓜仁15克。

【用　法】上6味放入砂锅,加水煎煮,连煎2次,将2次药液混合。每日1剂,分2次服。

【功　效】清肺解毒,化痰止咳。治疗肺炎。

方 12 葱豉汤治风寒型肺炎

【方　剂】麻黄、杏仁、生甘草、葱白各15克,淡豆豉、苏子、陈皮各10克。

【用　法】水煎服。

【功　效】治发热无汗,呛咳气急,痰少稀白,苔薄白,脉弦紧为主要症状,由风寒所致的轻度肺炎。

方 13 石膏朱砂散治细菌性肺炎

【方　剂】生石膏、川贝母各9克,天竺黄、朱砂各6克,麝香、牛黄各0.6克。

【用　法】研末服。
【功　效】治细菌性肺炎。

方 14　银翘薄荷散治风热型肺炎

【方　剂】银花、连翘各10克，桔梗、牛蒡子、薄荷各6克，芥穗、淡竹叶各4克。
【用　法】共捣为末，开水冲服。
【功　效】治发热恶寒，咳嗽气促，汗出口渴，咽红，舌质红苔薄黄，脉浮数为主要症状，由风热所致的肺炎。

方 15　马勃白矾丸治支气管肺炎

【方　剂】马勃粉200克，白矾粉20克。
【用　法】调蜜为丸服用。
【功　效】治支气管肺炎。

方 16　桔梗治肺热疾病

【方　剂】桔梗、甘草、草河车、红曲各50克。
【用　法】以上4味，分别挑选。粉碎成细粉，过筛，混匀，即得。每日3～4次，每次2～4克。用水50～100毫升，煎30分钟，等凉服。
【功　效】清热，止咳，祛痰。乃主治肺热、咳嗽、多痰、胸背刺痛等肺热疾病的传统蒙医方。

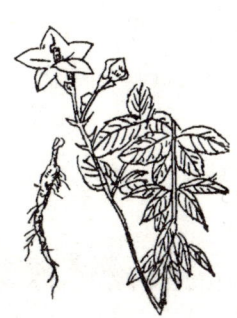
桔梗

方 17　茜草治肺炎

【方　剂】茜草、藏紫草各30克，紫草茸26克。
【用　法】以上3味，共研为粗粉，混匀，备用。每日2～3次，每次1小匙（约2～3克），煎汤内服。
【功　效】此方有清热、消炎、止咳之功效。可用于肺炎、咳嗽、背胀痛、音哑、口干及肺气肿等。

方 18 射干治肺热型肺炎

【方　剂】射干 20 克。

【用　法】用根入药，水煎服，每日 3 次，每日 1 剂。

【功　效】本方具行气化滞、止痛、清肺热、止咳化痰之功效。

方 19 棕树根治大叶性肺炎

【方　剂】棕树根 30 克，蚯蚓 7 条。

【用　法】先将蚯蚓放入碗内，再将棕树根捣烂与蚯蚓一同用沸开水冲泡，稍凉即服。每日 1 剂，日服 3 次。

【功　效】本方用于大叶性肺炎咳喘较重者。

方 20 绵大戟治大叶性肺炎

【方　剂】绵大戟 6 克。

【用　法】药用干品根，放在火边热灰中炮熟。取出研粉，每次用 1 克，与鸡蛋调匀煎服，日服 2 次。

【功　效】本方为纳西族民间治疗肺炎的单验方，主要适用于大叶性肺炎。

方 21 白茅根治肺炎

【方　剂】白茅根、鱼腥草各 30 克，金银花 15 克，连翘 10 克。

【用　法】水煎内服。每日 1 剂，日服 3 次，连服 3 天。

【功　效】本方清热解毒，消炎的效果较好，主治肺炎。

方 22 芥末糊治小儿肺炎

【方　剂】芥末 20～40 克，面粉 40～80 克。

【用　法】芥末加面粉，和成糊状。摊贴胸背 5～10 分钟，皮肤发红取下。

【功　效】刺激性较弱，适宜于 1 岁以下儿童呼吸困难的肺炎。

第一章 呼吸系统疾病

方 23 白茅根汤治麻疹并发肺炎

【方　剂】崩大碗、鲜白茅根、胡萝卜、鲜藕各30克，甘蔗60克。

【用　法】水煎。代茶饮。

【功　效】用治麻疹并发肺炎。

方 24 芥菜子末治小儿肺炎

【方　剂】芥菜子末适量。

【用　法】将39℃左右热水盛于盆内，纳入芥菜子末1匙。于睡前浸脚3～5分钟。

【功　效】用治1岁以下乳儿呼吸困难的肺炎。

方 25 麻黄汤治小儿肺炎

【方　剂】甘草、麻黄各3克，杏仁6克，生石膏9克。

【用　法】水煎内服。分多次服，每日1剂，连服2～3日。

【功　效】适用于小儿高热无汗或微汗而喘之肺炎，症见烦渴、发绀、气促、鼻翼翕动、大小便不畅、肺炎症状明显者。

方 26 麻杏石甘汤治肺炎

【方　剂】炙麻黄3克，苦杏仁、黄芩、金银花、连翘、山栀子、枇杷叶、葶苈子各6克，生石膏12克，板蓝根10克。

【用　法】水煎服，1日1剂，分2次服。

【功　效】本方用治小儿急性肺炎发烧效佳。

方 27 二石散治肺炎

【方　剂】生石膏、滑石各30克，大黄15克，甘草9克，朱砂3克。

【用　法】共为细面。1岁每服1.5克，每增1岁加0.6克，1日3次，开水冲服。

【功　效】治肺炎，高烧不退。

方 28　翘花汤治肺炎

【方　剂】连翘、金银花、天花粉各15克，桔梗12克，贝母6克。
【用　法】水煎服。5岁1日2剂，1剂分2次服；1岁1日1剂，分3次服。
【功　效】治肺炎，高热口渴。

方 29　蒲青石膏汤治病毒性肺炎

【方　剂】蒲公英、大青叶、鱼腥草各10克，金荞麦15～30克，生石膏15克。
【用　法】水煎服。1日1剂，分3次服。
【功　效】治病毒性肺炎。

方 30　二根汤治肺炎

【方　剂】癞肚皮棵、白茅根、芦根各15克，蚯蚓1条。
【用　法】水煎服。5岁1日2剂，1剂分2次服；1岁1剂，分3次服。
【功　效】治肺炎，高烧。

六、肺结核

肺结核是由结核菌毒传染而来，又称肺痨病。此病颇顽固，它的症状是感觉全身不适、疲倦厌食、心跳加速、盗汗、消瘦、精神改变，女性会月经失常，同时咳嗽，引起胸痛，脸颊潮红，有时肺组织损坏会导致吐痰、咯血。

要治愈肺结核，目前来说已不是难事，除了要靠病人的耐心外，食疗法在今天的地位，是有其存在价值的。

方 1　白果生菜油治肺结核

【方　剂】白果（即银杏）、生菜油各适量。

【用　法】用生菜油浸泡整白果100天以上。每日早、中、晚各吃1枚（去核），儿童酌减。本品味甘苦微涩，有小毒，不可用过量。如服后出现身上有红点时，则应暂停，待红点消退后再继续服用。

【功　效】温肺，收敛，镇咳，祛痰。用治肺结核，有较好疗效。

方 2　蜂蜜百合治结核病

【方　剂】蜂蜜、鲜百合各适量。

【用　法】百合与蜂蜜共放碗内蒸食。每日2次，可常服食。

【功　效】清热，润肺，生津。能抑制结核菌扩散，促使结核病灶钙化。

方 3　白果夏枯草汤治肺结核

【方　剂】白果仁12克，白毛夏枯草30克。

【用　法】将白果仁捣碎，同夏枯草共煎汤。每日1剂，分早、晚2次服下。

【功　效】温肺益气。用治肺结核。

方 4　猪肺加贝母治肺结核

【方　剂】猪肺（或牛、羊肺）1具，贝母15克，白糖60克。

【用　法】将动物肺洗净，剖开一小口，纳入贝母及白糖，上笼蒸熟。切碎服食，每日2次。吃完可再继续蒸食。

【功　效】清热，润肺。有促使肺结核病变吸收钙化的作用。

方 5　猪肝白及粉治肺结核

【方　剂】猪肝、白及各适量。

【用　法】将猪肝切片，晒干，研成细粉，与白及粉相等量调匀。每服15克，每日3次，开水送下。

【功　效】敛肺止血，消肿生肌。用治肺结核。

方 6 南瓜藤汤治肺结核病

【方　剂】南瓜藤（即瓜蔓）100克，白糖少许。

【用　法】加水共煎成浓汁。每次服60克，每日2次。

【功　效】清肺，和胃，通络。用治肺结核之潮热。

方 7 地榆藕节汤治肺结核

【方　剂】地榆、藕节、茜草各15克。

【用　法】水煎服。

【功　效】主治肺结核。

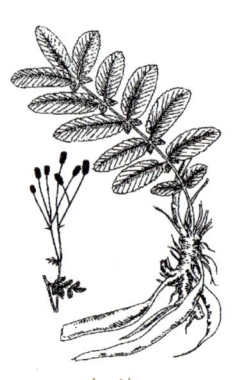

地榆

方 8 壁虎鸡蛋治肺结核

【方　剂】壁虎1只（以活的为好），鸡蛋1只。

【用　法】将壁虎用清水洗净后放入鸡蛋内（鸡蛋一头打破成洞，再用半截蛋壳封头）。置于瓦片上用文火烤干碾成粉末，而后用白酒将其制成药丸。以白酒送服。每天服1只壁虎的剂量。

【功　效】用治肺结核，特别是空洞性肺结核，对封洞有特效，一般7天见效，连服1个月为佳。

方 9 大蒜泥治肺结核

【方　剂】大蒜1~2头。

【用　法】捣烂为泥。吸其挥发气味，每日1~2次，每次1~3小时。

【功　效】用治肺结核。

方 10 玉米须汤治肺结核

【方　剂】玉米须100克左右，冰糖少许。

【用　法】煎浓汁饮服。

【功　效】利水，止血。用治肺结核。此方有降压作用，低血压者不宜服。

方 11　天文草治肺结核

【方　剂】天文草3~9克。

【用　法】水煎服。日服2次，每日1剂。

【功　效】用治肺结核。

方 12　百合生地治肺肾阴虚的肺结核

【方　剂】百合、生地、人参、熟地、麦冬、百部各9克，白芍、贝母各10克，桔梗1克。

【用　法】水煎服，每日1剂，分2次服。

【功　效】本方滋阴润肺，适用于肺肾阴虚所致的肺结核。

方 13　蚕豆荚汤治肺结核

【方　剂】鲜蚕豆荚250克。

【用　法】水煎服。每日1次。

【功　效】用治肺结核。

方 14　干淮山药治肺结核

【方　剂】干淮山药粉100~150克，白面粉100克，百合15克，天门冬、白人参各10克，大枣5枚。

【用　法】先将天门冬、百合、白参、红枣入瓦罐共煎，去渣取汁，调淮山药、白面粉中，煮成粥糊。将熟时可加少量红糖，稍煮一两沸即成。温热服食，每日1~2次。

【功　效】滋阴，润肺，健脾。适用于阴虚脾弱所致的肺结核。

方 15　龟治肺结核空洞

【方　剂】龟1只。

【用　法】将龟1只，用绳缚紧，黄泥封固，在火上煅焦后，去掉泥，全部研细，每次服6克，每日服2次。

【功　效】养阴血，治结核。主治肺结核空洞，骨关节结核。肺结核空洞的特点是：痰成脓性而多，或痰中带血，胸部隐痛时有发生。

方16　天冬甜杏仁治气阴两亏的肺结核

【方　剂】天冬、麦冬、生地、熟地、阿胶（化冲）、贝母、百部、甜杏仁各9克。

【用　法】水煎服，每日1剂，2次服完。

【功　效】本方为著名中医印会河治疗肺结核的经验方，功能养阴润肺，适用于肺结核属气阴两亏者。

方17　鳖甲地骨皮治阴虚火旺的肺结核

【方　剂】鳖甲30克（先煎），地骨皮15克，秦艽、银柴胡、百部、青蒿、阿胶、乌梅各9克。

【用　法】水煎服，每日1剂，早、晚服。

【功　效】本方适用于阴虚火旺所致的肺结核。

方18　燕窝白及汤治空洞型肺结核

【方　剂】燕窝、白及各6克。

【用　法】文火炖烂，滤去渣，加冰糖少许，再炖。每日早、晚各服1次。

【功　效】用治空洞型肺结核。

方19　葶苈草治肺痨

【方　剂】甜葶苈75克。

【用　法】将甜葶苈隔纸炒令黄紫，研为细末。每次6克，加水1杯，煎至半杯，温服。

【功　效】用治咯吐脓血，喘咳不得眠患者。

方 20　胎羊治女子肺痨

【方　剂】未见天的胎羊羔1具。
【用　法】将上者用砂锅焙干为末。酒调服,每服3～6克。
【功　效】用治女子肺痨。

方 21　蜈蚣治疗各种结核

【方　剂】蜈蚣(去头足)适量。
【用　法】焙干研末。内服,每日2～3条。
【功　效】用治不同类型的结核:如结核性胸膜炎、结核性肋膜炎、散性结核、骨结核、乳腺结核、颈淋巴结核。

方 22　白及散治疗肺空洞

【方　剂】白及250克。
【用　法】研为细末。每服6克,日服3次,须连续服用。
【功　效】用治空洞型肺结核。

方 23　穿破石汤治肺结核

【方　剂】穿破石、铁包金、甘草各6克。
【用　法】水煎服。
【功　效】用治肺结核。

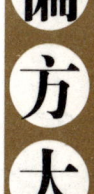

穿破石

方 24　白及川贝散治疗肺空洞

【方　剂】白及粉240克,川贝母粉、紫河车粉(胎盘粉)各60克,乌贼骨粉15克。
【用　法】上药拌匀。每日早、晚各服1次,每服9克,白开水送服。
【功　效】用治空洞型肺结核。

方 25 草果穗汤治肺结核

【方　剂】草果穗30克。
【用　法】水煎服。每日1剂。
【功　效】用治肺结核。

七、肺气肿

肺气肿是慢支最常见的并发症。由于支气管长期炎症，管腔狭窄，阻碍呼吸，导致肺泡过度充气膨胀、破裂，损害和减退肺功能而形成。常见有两种损害形式，一种是先天性，缺少某类蛋白质抑制的分解酵素，从而侵犯肺泡壁而变薄，气压胀大使肺泡破裂，壮年为多；另一种因空气污染，慢支发作，肺上端受侵害所致。其主要祸首是抽烟。慢支、支气管哮喘、矽肺、肺结核均可引起本病。主要症状有咳嗽、多痰、气急、发绀，持续发展可导致肺心病。阻塞性肺气肿起病缓慢，主要表现是咳痰、气急、胸闷、呼吸困难，合并感染加重导致呼吸衰竭或心力衰竭。中医认为本病属于咳嗽、喘息、痰饮的范畴。治疗上包括去除病因、控制感染、体育医疗和中医施治、改善呼吸功能和肺部状态。

方 1 党参茯苓汤治肺气肿

【方　剂】党参、茯苓各15克，白术、法夏各9克，炙甘草、陈皮各6克。
【用　法】水煎服。上、下午各服1次，每日1剂。
【功　效】益气补肺。用治肺气虚弱型慢性气管炎、肺气肿、病后虚弱、面色苍白、气短喘促、声低懒言、乏力自汗、咳嗽无力、痰稀白、易感冒等。

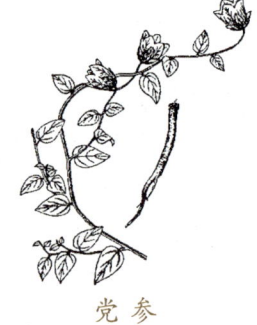

党参

方 2 鸡骨丹汤治肺气肿

【方　剂】鸡骨丹（即紫玉簪花）茎、叶、花 9～15 克。

【用　法】上药加水煎服。

【功　效】用治肺气肿、咳喘。

方 3 紫苏治肺气肿

【方　剂】紫苏 12 克，白前 10 克，百部 8 克，甘草 6 克。

【用　法】水煎服，早、晚各 1 次。

【功　效】治肺气肿。

方 4 桑白皮汤治肺气肿

【方　剂】桑白皮 6 克，杏仁 14 粒（去皮），麻黄、桂枝、细辛、干姜各 4.5 克。

【用　法】上药加水煎服。

【功　效】用治水饮停肺，胀满喘急。

方 5 人参治肺气肿

【方　剂】人参、沉香各 6 克，麦冬、五味子、补骨脂、枳实各 9 克，山萸肉、陈皮各 10 克，胡桃肉 15 克。

【用　法】水煎服。

【功　效】治肺气肿、肺心病引起的虚喘、自汗、精神疲乏无力。

方 6 麻黄治肺气肿

【方　剂】麻黄 30 克，乌梅 60 克，冬花 40 克，地龙 20 克。

【用　法】水煎成浓汁后，加适量冰糖浓缩成膏状，每次服 6～9 克，每日 3 次。

【功　效】治肺气肿。

方 7　南瓜治肺气肿

【方　剂】南瓜3个，麦芽1000克，鲜姜汁50克。

【用　法】南瓜去子，切块，加水煮烂取汁，添入麦芽及生姜汁，文火熬成膏，日服70克，早、晚分服。

【功　效】治肺气肿。

方 8　天竺黄治肺气肿

【方　剂】天竺黄15克，浙贝母12克，枳壳10克，黑豆30克。

【用　法】共研细末，每次服6克，早、晚各1次。

【功　效】治肺气肿。

方 9　五味子治肺气肿症

【方　剂】五味子250克，鸡蛋10个。

【用　法】将五味子水煎半小时，冷却，放入鸡蛋，浸泡10天后，每晨取1个，糖水或热黄酒冲服。

【功　效】本方适用于肺气肿症。

方 10　茄子根治肺气肿

【方　剂】茄子根30克，红糖15克。

【用　法】茄根洗净，切碎，煎成浓汁，加入红糖成膏，早、晚分服。

【功　效】治肺气肿。

方 11　熟地治肺气肿

【方　剂】熟地、山萸肉、五味子、补骨脂、胡桃肉各9克，肉桂2.5克。

【用　法】水煎服，每日1剂，2次服。

【功　效】补肾纳气。适用于肾衰所致的肺气肿者。

第一章 呼吸系统疾病

方 ⑫ 苏子治肺气肿

【方　剂】苏子、莱菔子各10克，白芥子9克，山药60克，人参30克。

【用　法】水煎服，每日1剂，日服2次。

【功　效】扶正祛邪，降气化痰。适用于痰涎壅盛所致的肺气肿。

方 ⑬ 莱菔子粳米治肺气肿

【方　剂】莱菔子适量，粳米100克。

【用　法】将莱菔子炒熟后研末，每次取10～15克，同粳米煮粥。

【功　效】化痰平喘，行气消食。适用于咳嗽多痰，胸闷气喘，不思饮食，嗳气腹胀之肺气肿。

方 ⑭ 沙参治肺气肿

【方　剂】沙参12克，麦冬、五味子、杏仁、玉竹、贝母各9克。

【用　法】水煎服，每日1剂，分2次服。

【功　效】补气生津。适用于气津两伤所致的肺气肿。

方 ⑮ 粳米川贝治肺气肿

【方　剂】粳米60克，川贝5～10克，砂糖适量。

【用　法】先以粳米60克，砂糖适量煮粥，待粥将成时，调入川贝母极细粉末5～10克，再煮两三沸即可。温热服食。

【功　效】润肺养胃，化痰止咳。治肺气肿、咳嗽气喘等症。

方 ⑯ 黑苏子陈皮治肺气肿

【方　剂】黑苏子、陈皮、半夏、当归、厚朴、前胡、杏仁各9克，沉香末（冲）、肉桂各2.5克。

【用　法】水煎服，每日1剂，分2次服。

【功　效】除痰降气。适用于肺气肿。

方 17 黄芩栝楼仁治肺气肿

【方　剂】黄芩、栝楼仁、半夏、胆星、橘皮、杏仁泥、枳实、姜竹茹各 9 克。

【用　法】水煎服，1 日 1 剂，早、晚服。

【功　效】清肺化痰。适用于痰热所致的肺气肿者。

方 18 鳖甲治肺气肿

【方　剂】鳖甲 26 克，阿胶 15 克，芦根 40 克。

【用　法】水煎内服。每日 1 剂，日服 3 次。

【功　效】养阴润肺、化痰止咳、平喘等作用。主治肺气肿。

方 19 洋铁叶根治肺气肿

【方　剂】洋铁叶根 50 克，红壳鸡蛋 1 个。

【用　法】鲜洋铁叶根洗净切片，水煎取汁，用此汁煮红壳鸡蛋吃，喝少量汁，每日 1 次。

【功　效】此方治疗气管炎，肺气肿均收到满意效果。

方 20 猪肺治肺气肿

【方　剂】猪肺 100 克，鱼腥草 60 克。

【用　法】水煎服，每日 1 剂，分 3 次服。

【功　效】清热润肺，止咳化痰，平喘。主治肺气肿。

第二章 消化系统疾病

一、消化不良

这种症状没什么痛苦,因为只是腹内食物多而未消化,不像一般的腹胀会感到不舒服。但因食物未完全消化,而致无法吸收足量的营养物质,致身体日渐消瘦,不能不加以注意。

方 1 麦芽神曲汤化食下气

【方　剂】大麦芽、六神曲各20克。
【用　法】水煎。早、晚各1次,空腹服。
【功　效】益气调中,化食下气。用治胃肠虚弱而致的消化不良、饱闷腹胀。

方 2 炖野鸭山药参开胃化食

【方　剂】野鸭1只,淮山药50克,党参、生姜各25克,盐少许。
【用　法】将野鸭去毛及内脏,洗净,同其他4味加水共炖。食鸭肉饮汤,每日2次。
【功　效】平胃消食。治肠胃虚弱而致的消化不良、食欲不佳。

方 3 鹌鹑山药参补脾益胃

【方　剂】鹌鹑1只,党参25克,淮山药50克,盐少许。

【用　　法】鹌鹑去毛及内脏杂物，与其他各味加水共煮熟。吃肉饮汤。

【功　　效】补中益气，强筋壮骨。用治脾胃虚弱之不思饮食、消化不良等。

方 ④ 粟米山药糊健胃消食

【方　　剂】粟米（即小米）50克，淮山药25克，白糖适量。

【用　　法】按常法共煮作粥，后下白糖。每日食用2次。

【功　　效】补益脾胃，清热利尿。治消化不良及作小儿脾胃虚弱调养之用。

方 ⑤ 芡莲猪尾汤健脾补肾

【方　　剂】猪尾1个（细小的加倍），芡实、莲子各75克，红枣7枚，酱油、盐各少许。

【用　　法】把猪尾上的肥肉切去，洗净，切成小段。红枣去核。然后将芡实、莲子放进砂锅内，加水3大碗，大火煎煮。水沸下入猪尾，煮2小时以上，尾烂放调料即成。

【功　　效】健脾，补肾，止泻，去湿。对脾虚弱引起的消化不良、腹胀、便溏，或小便不利、肢体水肿，甚而身体困倦、气短懒言等有效。常人食用，对健康也有裨益。

方 ⑥ 五香锅粑散开胃助消化

【方　　剂】锅粑焦100克，砂仁、小茴香、橘皮、花椒、茅术各10克。

【用　　法】以上各味共捣碎，研成细末。每服5～10克，每日2次。

【功　　效】健脾开胃，消食化水。用治消化不良、膨闷胀饱、不思饮食，对慢性胃炎亦有疗效。

方 ⑦ 萝卜酸梅汤宽中行气

【方　　剂】鲜萝卜250克，酸梅2枚，盐少许。

【用　　法】将萝卜洗净，切片，加清水3碗同酸梅共煮，煎至1碗半，加食盐调味。

【功　效】化积滞，化痰热，下气生津。治食积、饭后烧心、腹胀、肋痛、气逆等。

方 8　萝卜饼消食又化痰

【方　剂】白萝卜、面粉各150克，瘦猪肉60克，姜、葱、盐、油各适量。

【用　法】将白萝卜洗净切丝，用豆油翻炒至五成熟时待用。将肉剁碎，调成萝卜馅。将面粉加水合成面团，揪成面剂，擀成薄片，填入萝卜馅，制成夹心小饼，放锅内烙熟即成。

【功　效】健胃理气，消食化痰。适用于食欲不振、消化不良、咳喘多痰等。

方 9　胡萝卜粥消胀化滞

【方　剂】胡萝卜500克，糯米100克，红糖适量。

【用　法】胡萝卜洗净，切成小块，同糯米加水煮粥，调入红糖。温服。

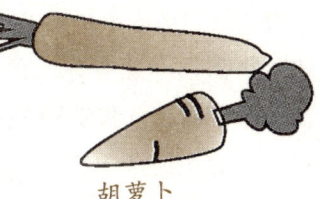

胡萝卜

【功　效】补中益气，消胀化滞。用于脘胀食滞。

方 10　咖啡粉治食积腹痛

【方　剂】咖啡粉10克，白糖少许。

【用　法】将咖啡粉与白糖拌匀。用开水1次冲服，日服2次。

【功　效】消食化积，止腹痛。

方 11　榛子仁汤补益脾胃

【方　剂】榛子仁100克，党参、莲子各25克，淮山药50克，砂仁4克（后入），陈皮10克。

【用　法】水煎。每日服1剂。

【功　效】补益脾胃。治疗脾胃虚弱所致的饮食减少、身体瘦弱、气短乏力等。

方12 焖栗子鸡健脾补虚

【方　剂】栗子250克，鸡半只，盐、酱油各适量。

【用　法】栗子去皮，鸡收拾干净，切块，加盐、酱油调味，置砂锅焖煮至栗熟起粉即成。

【功　效】健脾开胃。治食欲不振、体倦乏力等虚证。

方13 枸杞活鲫鱼健脾利湿

【方　剂】枸杞15克，活鲫鱼2条（500克），香菜5克，葱、姜、醋、胡椒粉、料酒、盐、味精、猪油、奶汤各适量。

【用　法】将活鱼宰杀，去内脏及鳞，洗净，在鱼身上斜刀切成十字花，香菜及葱切小段。铁锅烧热放入猪油，下葱姜末，随后放入少量清水、奶汤、盐、醋，再放鱼和洗净的枸杞，烧沸后，用中火炖15分钟，下香菜、味精即成。

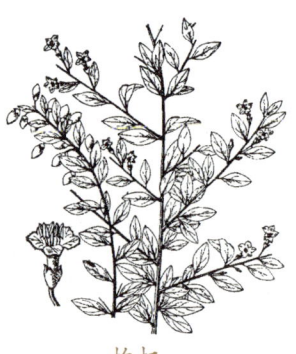

枸杞

【功　效】健脾利湿。适于脾虚胃弱、不思饮食、精神倦怠等。

方14 牛肉砂仁汤健脾开胃

【方　剂】牛肉1千克，砂仁、陈皮各5克，生姜15克，桂皮3克，盐少许。

【用　法】先炖牛肉至半熟，然后将以上各味共炖烂，服前加盐调味，取汁饮用。

【功　效】健脾醒胃。常用于脾胃虚弱而致的消化不良，久服能增进健康。

二、胃疼

胃疼是指以上腹胃脘部近心窝处经常发生的疼痛。其发病原因是由于饮食不调,情志刺激,脾阳素虚,感受外寒,胃火和降所致。

方1 吴茱萸生姜治胃疼

【方　剂】吴茱萸、生姜、半夏、神曲、党参、砂仁各5克,枣2枚,苍术10克。

【用　法】煎汤服。

【功　效】治胃痛。

方2 逍遥散治胃疼

【方　剂】柴胡、当归、白芍、白术各15克,茯苓20克,甘草5克,薄荷2.5克。

【用　法】共研为散调服。

【功　效】治胃痛。

方3 桂花根治胃痛不适

【方　剂】桂花根、橄榄根、狗尾草各20克。

【用　法】酒水各半炖服,加入瘦猪肉也可以。

【功　效】治胃痛不适。

方4 山羊血治胃疼

【方　剂】山羊血86克。

【用　法】装砂锅置炭火浓缩为末。分3次服,服用时可加白糖少许。

【功　效】治胃痛。止痛如神。

方 5 匀气散治胃疼

【方　剂】丁香、砂仁各10克,白豆蔻、檀香、木香、藿香各15克,甘草5克。

【用　法】共研为散调服。

【功　效】治胃痛。

方 6 胡椒热敷治胃疼

【方　剂】胡椒80克。

【用　法】研细末。装布装,敷痛处,在其上边再用热水袋加湿,发汗,治愈。

【功　效】本方尤其对胃寒作痛有效果。

方 7 香灵胃痛散治胃疼

【方　剂】广木香、五灵脂、元胡各9克。

【用　法】共研细面备用。每次9克,黄酒60克送服,每隔3小时服1次。如无黄酒,白开水送服。

【功　效】用治胃口痛,胸满气郁,两胁发胀。

方 8 鸡蛋壳治胃疼

【方　剂】鸡蛋壳适量。

【用　法】鸡蛋壳烤焦,研为末。早晨用米汤或用酒服。

【功　效】治胃疼。

方 9 仙人掌和牛肉治胃疼

【方　剂】仙人掌适量。

【用　法】晒干研末。1次3~4克,清水送服。或取鲜仙人掌30~40克,细切,与牛肉70克共炒,服牛肉和仙人掌。

【功　效】治胃痛。

方 ⑩ 胡椒、大枣、杏仁治胃疼

【方　剂】胡椒9粒，大枣3枚，去皮杏仁5粒。
【用　法】研末。用热米酒服下，疗效佳。
【功　效】本方尤对虚寒胃痛有特效。

方 ⑪ 鲑鱼头和牡蛎壳治胃疼

【方　剂】取咸鲑鱼头置砂锅，烧黑研末，另取其一半量的牡蛎壳研末，与鲑鱼头末混合。
【用　法】1日3次，1次服3.8克。
【功　效】治胃痛。

方 ⑫ 青胡桃治疗胃痛

【方　剂】取尚未成熟的青胡桃2250克。
【用　法】洗净，捣烂装小缸，加60°烧酒3750克，密封，置太阳处晒20～30天，待酒和胡桃呈黑色时，过滤取汁，加白糖375克备用。每天2次，每次服10克，或胃痛发作时即服。
【功　效】可止住胃、十二指肠溃疡及胃炎的疼痛。

方 ⑬ 桂皮山楂汤治饮食寒凉的胃痛

【方　剂】桂皮6克，山楂肉10克，红糖30克。
【用　法】先用水煎山楂，后入桂皮，待山楂将熟去火，滤汁入红糖，调匀，热饮。
【功　效】治饮食寒凉的胃痛。

方 ⑭ 牵牛子治胃气疼痛

【方　剂】牵牛子、黑丑、白丑各60克，香附150克，五灵脂15克。
【用　法】共为细末，炼蜜为丸，每丸9克，每次1丸，日服3次。
【功　效】治胃气疼痛。

方 15 延胡索治胃痛

【方　剂】延胡索、白芍、川楝子、生甘草、海螵蛸、制香附各9克，蒲公英15克，沉香曲12克，乌药6克。

【用　法】水煎，每日1剂，分2次服下。

【功　效】治胃痛。

方 16 桂枝汤治虚寒胃痛

【方　剂】桂枝、当归各9克，白芍12克，甘草4克，生姜瘘5片，大枣7枚，生黄芪12克。

【用　法】水煎内服，每日1剂。

【功　效】治虚寒胃痛。

方 17 连香散治胃脘痛

【方　剂】黄连（炒炭）6克，黄柏（炒炭）3克，大黄（炒炭）4.5克，乳香9克，干姜2.4克。

【用　法】共研细末备用。胃痛不出血，每次服0.6~0.9克；胃痛出血，每次服1.5~3克；大量出血，每次服6~9克，白开水温服，每日3次，或每隔3小时服1次。

【功　效】治胃脘痛、胃出血、吞酸、呕吐等症。

方 18 高良姜糯米治胃痛

【方　剂】高良姜30克，粳米50克。

【用　法】先用高良姜加适量的水，在沙罐内煎取药汁；再用药汁和粳米煮粥，空腹食之，1日1次，连服3~7天。

【功　效】本方适用于胃寒性胃疼。

方 19 苦楝木寄生治胃痛

【方　剂】苦楝木寄生、沙梨树寄生、葵扇子各30克（捣碎），黄皮木寄生15克。实热型加救必应寄生、白节藤各15克;虚寒型加桂木寄生30克。

【用 法】加水煎至1碗,早、晚分服。

【功 效】治胃痛。

方⑳ 小茴香胡椒治胃痛

【方 剂】小茴香10克,胡椒12克。

【用 法】2者共为细面,酒糊为丸,每服3~6克,温酒送下。

【功 效】散寒,理气,止痛。适用于胃寒疼痛。

方㉑ 人参青皮治胃痛

【方 剂】人参、青皮、陈皮、丁香各7克,白术5克,炮附子、苹果仁、炮干姜各4克,姜制厚朴、炙甘草各2克,生姜3片,红枣2枚。

【用 法】水煎服,1日1剂,分2次服。

【功 效】温中祛寒。适用于胃脘胀满疼痛。

方㉒ 猪肚治胃病

【方 剂】猪肚(狗肚更佳)1具,粳米100~150克,丁香、肉桂、茴香各适量。

【用 法】将前述各味一齐放入锅中,再加入一些调料,如姜、葱、盐、酒、酱,文火炖至极烂,粳米煮粥对入,空腹服,每日3次。

【功 效】健脾温中。适用于胃部疼痛。

方㉓ 胡椒治胃痛

【方 剂】胡椒、白术、葱头各15克,肉桂9克,猪肚1具,食盐适量。

【用 法】将猪肚洗净,再把药料拌适量盐,填入猪胃中,放入砂锅,加适量的水,先用武火煮沸,再用文火炖至猪肚烂熟,空腹时吃猪肚,饮汤。每次1小碗,1日2~3次。

【功 效】本方适用于虚寒性胃痛。

方 24 鲫鱼治胃痛

【方　剂】鲫鱼250克，生姜30克，橘皮20克，胡椒3克。

【用　法】鲫鱼去鳞、鳃、内脏，洗净；生姜洗净，切片，与橘皮、胡椒同包扎在纱布袋中，填入鱼肚，置锅内，加水适量，小火煨熟，加盐少许，空腹饮汤食鱼，每日2次。

【功　效】本方适用于感寒后之胃部疼痛。

方 25 代赭石治胃脘疼

【方　剂】代赭石、橘红、白茯苓、炒竹茹、旋覆花、栝楼、左金丸、金铃子、法半夏、炒薤白、生姜、金石斛各50克。

【用　法】水煎服，每日1剂，分2次服。

【功　效】适用于胃脘疼痛又呕吐酸水。

方 26 蒲公英治胃痛

【方　剂】蒲公英30克，生白芍10克，生甘草6克，红花、陈皮各8克，徐长卿、大贝母各12克。

【用　法】水煎服，每日1剂，分2次服。

【功　效】安胃，止痛，散结，适用于胃脘痛，滞胀纳呆属气滞络阻者。

三、胃　炎

胃是人体消化道的扩大部分，是贮藏和消化食物的器官，中医称其为六腑之一，为"水谷之海"，主受纳和腐熟水谷。胃上口以贲门接食管，下口以幽门通十二指肠，因幽门附近发达的环状扩约肌控制食物由胃入肠。胃壁有黏膜，并分泌胃液消化食物，胃肌扩缩运动以磨碎食物，推物入肠。胃内有血管、神经等与人体各部相连。功能和结构如此复杂，任何一处受伤或中毒感染，都可致病。

胃炎是胃黏膜炎性疾病，分急性、慢性两大类。急性胃炎主要是指因食物中毒、化学品或药物刺激、腐蚀、严重感染等引起的胃黏膜急性病变。主要诱因有烈酒、浓茶、咖啡、辛辣食物、药物、物理因素（粗糙食物）、细菌等。在夏秋季，起病急，主要表现为发热、恶心、呕吐、腹泻、腹痛、脱水休克、脐周压痛等，有时与溃疡相似，应及时治疗。中医认为，本病属于湿热下注，脾胃失调所致，治疗时应清热利湿，解痉止痛，调理脾胃。

中医将下腹受风寒而致的急性胃炎又分两种：一种是食积泄泻，腹痛与泄泻交并阵发，粪便如糊状，有酸腐味，舌苔白，食欲不振；另一种是湿热泄泻，腹痛与泄泻交并，粪便像水，小便短少，色如浓茶，有口渴症状。

慢性胃炎属中医胃脘痛、痞满等症范畴。中医认为由气滞、脾虚、血瘀，诸邪阻滞于胃或胃络失养所致。该病以胃黏膜的非特异性慢性炎症为主要病理表现，病因可能除急性病外，还与胃黏膜受理化因素、细菌或毒素反复刺激和直接损害有关，其中尤以青壮年男性为多。临床表现为上腹部慢性疼痛、消化不良、食欲不振、恶心、呕吐、泛酸、饱胀、嗳气、纳差、大便不调，胃镜检查胃黏膜充血、水肿、糜烂、变薄。本病从病理表现可分为浅表性胃炎、慢性萎缩性胃炎、糜烂性胃炎和肥厚性胃炎四种，第一种最为多见。本病预后良好，但严重者可有癌变的可能。胃痛及炎症与肝脾密切相关，肝脾气失和常易导致胃病。治疗本病以理气和胃为主。若属虚者，应温中补虚，养阴益胃；若属实者，应疏肝、泄热、散瘀为主。

方 1 马兰治慢性胃炎

【方　剂】马兰20克。

【用　法】以鲜全草入药，水煎服，每日3次，每日1剂。

【功　效】本方具有行气止痛、活血化瘀、清热解毒等功效。彝医广泛用于慢性胃炎、胃痛、胃溃疡，疗效确切。

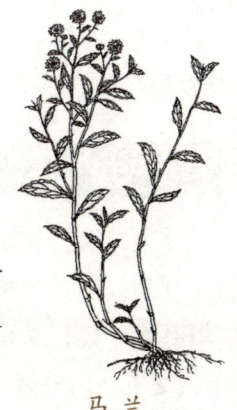

马兰

方 2　紫苏子汁治胃炎

【方　剂】紫苏子适量。

【用　法】捣汁煎饮。每次口服 4.5～9 克。

【功　效】用治胃炎、反胃、呕吐。

方 3　生姜山羊肉治胃冷痛

【方　剂】生姜 200 克，山羊肉 500 克。

【用　法】文火清炖，去汤吃肉。

【功　效】本方适用于长期消化不良、胃冷痛饱满、口涎多的病人。

方 4　寒水石治胃炎

【方　剂】寒水石 100 克，诃子 80 克，藏木香 60 克。

【用　法】以上 3 味药共研为细末、过筛，混匀、备用，每日 2 次。每次 5 克。

【功　效】此方可治胃炎、疼痛、易饥或呕吐酸水等症。

方 5　华叶跌打皮治慢性胃炎

【方　剂】华叶跌打（皮）、七叶一枝花各 30 克。

【用　法】华叶跌打刮去粗糙皮层，七叶一枝花洗净泥土，混合晒干研粉，开水冲服，每日 3 次，每次 5 克。

【功　效】止血，消炎，健胃，镇痛。治疗寒热胃炎、胃痛、胃出血均有很好的疗效。

方 6　青核桃治慢性胃炎

【方　剂】青绿嫩核桃 10 个，白酒 500 毫升。

【用　法】将核桃捣烂泡于酒中，10 天后内服，每服 20 克，每日 3 次。

【功　效】本方为彝族祖传秘方。有消炎、行气、镇痛的功效。治疗慢性胃炎之吞酸、吐清口水、胃剧烈疼痛均有较好的疗效。

方 7　蜂蜜韭菜子治胃痛

【方　剂】韭菜子、蜂蜜各 30 克。
【用　法】先将韭菜子研成细末,再同蜂蜜和为丸。早、晚各服 10 克。
【功　效】用治胃痛。

方 8　黄瓜蒓藤治胃痛

【方　剂】黄瓜蒓藤一大把。
【用　法】用水煎成浓汁 1 大碗,于胃痛剧烈时口服。
【功　效】用治胃痛。

方 9　茴香良姜汤治胃气痛

【方　剂】茴香子、良姜、乌药根各 6 克,附香附 9 克。
【用　法】水煎服。
【功　效】用治胃气痛、腹痛。

方 10　海螵蛸阿胶粉治胃气痛

【方　剂】海螵蛸 30 克,阿胶 9 克。
【用　法】共炒研末。日服 3 次,每服 3 克。
【功　效】止酸,止痛。用治胃酸、气痛。

方 11　海螵蛸贝母粉治胃气痛

【方　剂】海螵蛸 15 克,贝母、甘草各 6 克。
【用　法】共研细末。每服 6 克,每日 3 次。
【功　效】止酸,止痛。用治胃酸、气痛。

方 12　枸杞治疗慢性萎缩性胃炎

【方　剂】宁夏枸杞若干克。

【用　法】将上好的宁夏枸杞洗净、烘干、打碎。每日20克，分2次空腹嚼服，2个月为1个疗程。

【功　效】用治慢性萎缩性胃炎。

方13 猪胆汁绿豆丸治胃肠炎、腹泻

【方　剂】新鲜猪胆汁100毫升，绿豆粉500克。

【用　法】上药混合拌匀，丸如梧子大。成人每服6~9克，儿童每服1克，日服3~4次。

【功　效】用治急性胃肠炎、腹泻。

方14 山楂治少食、脘腹胀痛

【方　剂】山楂肉90克。

【用　法】炒焦研成细末。每日2次，每次15克，用温水送服。

【功　效】用治少食、脘腹胀痛。

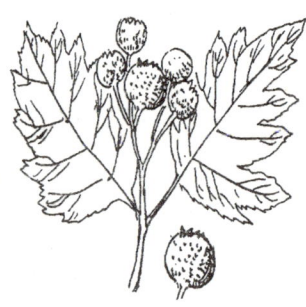

山楂

方15 醋泡生姜治胃寒

【方　剂】上好陈醋500克，老生姜100克。

【用　法】将醋倒入有盖的容器里，将生姜洗净切片，放入醋中，泡2天后即成。每天吃醋泡姜2~3次，每次2~3片。

【功　效】用治胃寒者。

方16 鸡蛋壳粉治胃病

【方　剂】鸡蛋壳20个。

【用　法】洗净蛋壳，在锅内焙干研末，加白糖100克。每日饭前开水冲服，早、晚各1次，每次5克，一般1剂可治愈。

【功　效】用治胃酸、胃痛。

方 17 海蛤香附散治浅表性胃炎

【方　剂】海蛤壳、香附各90克。

【用　法】先煅海蛤壳,再与香附一并粉碎研末。每日服3次,每次9克,温开水冲服。

【功　效】行气止痛,清热利湿。治疗浅表性胃炎。

方 18 凤凰衣壳粉治胃炎

【方　剂】凤凰衣壳60克,红糖120克。

【用　法】将凤凰衣壳研粉,与红糖拌匀。日服3次,每次9克。连服7天为1个疗程。

【功　效】用治胃炎、胃气痛。

方 19 红人参汤治急性胃炎

【方　剂】红参切成薄片20克,黄芪、附子各15克。

【用　法】水煎服。每日1剂。

【功　效】治急性胃炎。

方 20 凤尾草治急性胃炎

【方　剂】凤尾草、老鹳草、铁苋菜、马齿苋各30克,大枣5枚。

【用　法】水煎服,每日1剂,分2次服完。

【功　效】治急性胃炎。

方 21 大蒜治急性胃肠炎、腹泻、腹痛

【方　剂】去皮大蒜6克,盐适量。

【用　法】共捣烂。温开水冲服,日服2~3次。另用大蒜适量捣烂,外敷脐孔和足心。

【功　效】用治急性胃肠炎、腹泻、腹痛。

方22 山稔子汤治急性胃肠炎、呕吐、腹泻

【方　剂】山稔子90克。

【用　法】水煎服。每日3次。

【功　效】用治急性胃肠炎、呕吐、腹泻。

方23 黄连吴茱萸丸治慢性胃炎

【方　剂】黄连180克，吴茱萸（盐水泡）30克。

【用　法】共研细末，水泛为丸。日服2～3次，每服3～6克，白开水送服。

【功　效】用治慢性胃炎，症见胁痛、吐酸、呕吐。

方24 生大黄粉治慢性胃炎

【方　剂】生大黄适量。

【用　法】将大黄研磨成粉，过80目筛。每服3克，日服3～4次，温开水冲服。有效率达95%以上，1天半时间可止血。

【功　效】用治慢性胃炎，消化道出血。

方25 蒲公英砂仁粉治慢性胃炎

【方　剂】蒲公英30克，砂仁9克，陈皮18克。

【用　法】共混合捣研为末。日服3次，每服0.6～1克，饭后白开水送服。

【功　效】用治胃弱、消化不良、慢性胃炎、胃胀痛。

方26 牛奶鹌鹑蛋治慢性胃炎

【方　剂】牛奶200毫升，鹌鹑蛋1个。

【用　法】牛奶煮沸，打入鹌鹑蛋再沸即成。每日早晨空腹服1次，连续饮用。

【功　效】补胃，益胃。治慢性胃炎。

方27 大米姜汤治慢性胃炎

【方　剂】大米100克,姜汁适量。

【用　法】将大米用水浸泡后,用麻纸五六层包好,烧成灰,研细末。分早、晚2次,饭前用姜水冲服。轻者1剂,重者连服3剂。服药后1周内以流食为主,勿食生冷油腻食物。

【功　效】补中益气,调养脾胃。用治慢性胃炎及腹泻。

方28 小茴香浸酒治慢性胃炎

【方　剂】小茴香(炒)、石菖蒲根、枳壳各100克,烧酒1000克。

【用　法】以烧酒浸泡前3味,约10天后可饮。每日2次,饭后适量饮服。

【功　效】健胃理气。治慢性胃炎,胃弛缓、下垂或痞闷饱胀。

方29 姜韭牛奶羹治胃炎

【方　剂】生姜25克,韭菜、牛奶各250克。

【用　法】姜与韭菜洗净,捣汁,将汁放入锅中见沸,再加入牛奶煮沸。趁热饮用,每日早晨饮1次,连日饮用。

【功　效】补虚调胃,驱寒散滞。用治慢性胃炎。

方30 莲子糯米治慢性胃炎

【方　剂】莲子、糯米各50克,红糖1匙。

【用　法】将莲子开水泡胀,剥皮去心,入锅内加水煮30分钟后加粳米煮沸,慢火炖至米烂莲子酥,早餐服食。

【功　效】本方温胃祛寒,适用于虚寒所致的慢性胃炎。

方31 沙参治慢性胃炎

【方　剂】沙参、石斛、百合各10克,麦冬15克,玉竹、山药、扁豆、川楝子各12克,白芍9克。

【用　法】水煎服，每日1剂，分2次服。

【功　效】益胃养阴。适用于胃阴不足所致的慢性胃炎。

方32 枣树皮红糖汤治肠胃炎

【方　剂】枣树皮20克，红糖15克。

【用　法】水煎去渣，加红糖调服，每日1次。

【功　效】消炎，止泻，固肠。用治肠胃炎、下痢腹痛、胃痛。

方33 党参治慢性胃炎

【方　剂】党参、木香、陈皮、黄芩、制半夏、六曲、蒲公英各9克，炙甘草、黄连各3克。

【用　法】水煎服，日服1剂，分2次服。

【功　效】健脾和胃，清热利湿。治慢性胃炎。

方34 平地白术汤治慢性胃炎

【方　剂】平地木、代赭石、八月札各15克，白芍、香附、白术、旋覆花各9克，苏梗、黄芩各5克，炙甘草3克。

【用　法】煎服。每日1剂。

【功　效】治慢性胃炎、胃脘疼痛、脘腹胀满、口苦咽干、嗳气。

方35 白术汤治慢性胃炎

【方　剂】白术12克，白芍、当归、茯苓、元胡各9克，吴茱萸、砂仁、炮姜各5克，丁香3克，大红枣3枚。

【用　法】煎服。每日1剂。

【功　效】治慢性胃炎。

方36 甘平养胃散治慢性胃炎

【方　剂】太子参15克，炙百合30克，台乌药、香橼皮各10克，鸡内金6克。

【用　法】上药研末，制成冲剂，每袋10克。

【功　效】治慢性萎缩性胃炎之气阴两虚者。

注 此方亦可煎服。

方 37 酸甘益胃散治慢性胃炎

【方　剂】沙参、丹参、生地各15克，麦冬、石斛、佛手、白芍各10克。乌梅、生甘草各6克。

【用　法】研末制成散剂冲服，每袋10克，日服2次。

【功　效】治虚火灼胃型慢性胃炎。

注 此方亦可煎服。

方 38 胡椒半夏散治慢性胃炎

【方　剂】白胡椒、半夏各30克。

【用　法】研末，为丸，绿豆大。每次服10丸，每日3次。

【功　效】治慢性胃炎。

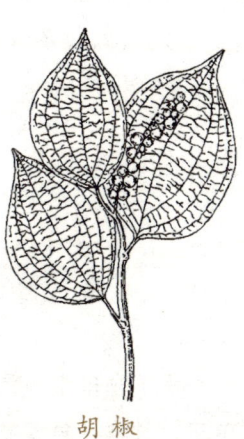

胡椒

方 39 菖蒲砂仁散治慢性胃炎

【方　剂】菖蒲、香附各100克，益智仁、草蔻仁、良姜各50克，砂仁20克。

【用　法】共为细末。每次冲服1克，每日3次。

【功　效】治慢性胃炎。

方 40 红糖蒸大葱治慢性胃炎

【方　剂】大葱4棵，红糖120克。

【用　法】共捣烂，放锅内隔水蒸熟。日服3次，每次9克。

【功　效】用治慢性胃炎，症见胃痛、胃酸过多、消化不良。

方 41 蒲公英地榆粉治慢性胃炎

【方　剂】蒲公英、地榆各等份。

【用　法】共捣研为末。日服3次，每服6克，生姜茶送服。

【功　效】用治慢性胃炎、胃溃疡。

方 42 甘温健胃散治慢性胃炎

【方　剂】党参、白术、广木香、当归各10克，炙黄芪30克，茯苓15克，三七粉3克。

【用　法】制成散剂冲服，每袋10克。

【功　效】治慢性萎缩性胃炎之脾胃虚弱者。

注 此方亦可煎服。

四、胃下垂

胃下垂多半与胃弛缓一齐发生，所以其症状差不多相似。至于纯粹的胃下垂，其特征是胃有压迫感，腰痛时，腹部会有裂开似的剧痛。此症会有头痛及不眠的情形发生。

中国医学认为胃下垂是气虚下陷，主张补中益气，故宜食用易消化而富含营养的食品，包括糯米粥、蛋、奶、瘦肉、鱼、家禽、猪肝、蔬菜等。酵母类食物尤为相宜。但要少量多餐，汤水少喝。

方 1 白胡椒猪肚治胃下垂

【方　剂】猪肚250克，白胡椒15克。

【用　法】将猪肚、白胡椒一起煮烂食用。每日1剂，连服1星期。

【功　效】用治胃下垂。

方 2　苏枳壳治胃下垂

【方　剂】苏枳壳25克，野山楂15克。
【用　法】用水煎，去渣，每天2次分服，要持续使用才有效。
【功　效】治胃下垂。

方 3　仔母鸡治胃下垂

【方　剂】仔母鸡1只，干姜、砂仁、公丁各3克。
【用　法】将仔母鸡（童鸡）宰杀后，去毛洗净，保留心、肝、肺。将鸡切成小块，放入砂锅中，用文火炖至烂熟，再把干姜、公丁、砂仁研成细末，吃时加入鸡肉汤中。每3天吃1只鸡，1日分2次食用。一般吃1～5只鸡即能生效。
【功　效】补中，益气，举陷。适用于胃下垂。

方 4　人参砂仁治胃下垂

【方　剂】人参、砂仁、九香虫各30克，苍术60克，陈皮20克。
【用　法】共研细末装入胶囊，每次2克，日服3次。
【功　效】适用于胃下垂。

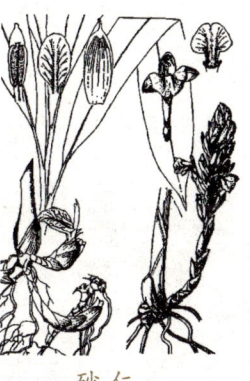
砂仁

方 5　炙黄芪治胃下垂

【方　剂】炙黄芪120克，防风3克，炒白术9克，炒枳实、山茱萸各15克，煨葛根12克。
【用　法】水煎服，每日1剂，分2次服。
【功　效】益气，举陷，升阳。适用于中气下陷脾胃虚火型之胃下垂。

方 6　荷叶蒂治胃下垂

【方　剂】新鲜荷叶蒂4个，莲子60克，白糖适量。

【用　法】将荷叶蒂洗净，对半切两刀，备用。莲子洗净，用开水浸泡1小时后，剥衣去心。把上2者倒入小钢精锅内，加冷水2大碗，小火慢炖2小时，加白糖1匙，再炖片刻，离火；当点心吃。

【功　效】补心益脾，健胃消食。对脾虚气陷、胃弱食滞的胃下垂患者有一定效果。

方 7　龟肉汤补气益脾胃

【方　剂】乌龟肉250克，炒枳壳20克。

【用　法】共煮熟去药。可加盐或酱油调食。

【功　效】补虚调中。治疗胃下垂、子宫脱垂。

方 8　鲫鱼黄芪汤治胃下垂

【方　剂】鲫鱼500克，黄芪40克，炒枳壳15克。

【用　法】将鲫鱼洗净，同2味中药加水煎至鱼熟烂。食肉饮汤，每日2次。

【功　效】补中益气。治胃下垂、脱肛等。

方 9　潞党参治胃下垂

【方　剂】潞党参、升麻各10克，黄芪50克，五倍子2.5克，乌梅4枚，小茴香5克。

【用　法】加水1碗煎取半碗，空腹温服，连用3次即愈。

【功　效】适用胃下垂及妇女子宫下坠。

方 10　茯苓黄芪汤治胃下垂

【方　剂】茯苓35克，枳壳、黄芪各20克，白术12克，佛手9克，升麻、炙甘草、肉桂各6克。

【用　法】加水煎沸15分钟，滤出药液，再加水煎20分钟，去渣，2煎所得药液对匀。分服。每日1~2剂。

【功　效】治胃下垂，餐后腹胀，并有下坠感，食欲减退，倦怠，腹泻。

方 11 蚕蛹治胃下垂

【方　剂】蚕蛹适量。

【用　法】焙燥，研粉。每服 2.5~5 克，每天 2 次，但此种粉须干燥保存，最好存入胶囊，以免失效。

【功　效】治胃下垂。

方 12 佛手散治胃下垂

【方　剂】佛手 60 克，桂花树根、橄榄、梅花树根各 15 克。

【用　法】共为细末。每次冲服 10 克，每日 3 次。

【功　效】治胃下垂。

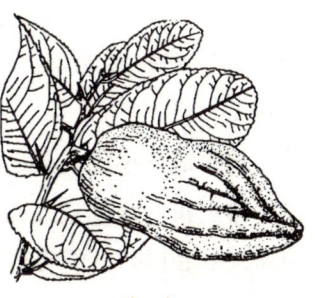

佛手

方 13 石菖蒲枳壳散治胃下垂

【方　剂】石菖蒲、枳壳、小茴香各 60 克。

【用　法】为粗末，投入 1000 毫升白酒中，浸泡 10 天。每次饮酒 20 毫升，每日 3 次。

【功　效】治胃下垂。

五、胃、十二指肠溃疡

胃溃疡和十二指肠溃疡虽然发生的部位不同，但发生溃疡的原因是一样的，所以疗法也大致相同，现在先说明胃溃疡发生的原因及症状。

胃溃疡的发生，现代医学认为是胃黏膜的血液循环不良时，该部位的抵抗力减低，在这些抵抗力较弱的地方，由于受到过多的胃酸刺激，而产生溃疡，所以，胃酸过多是溃疡的主因。

它的证候是痛的部位常在胸骨之下，也就是我们常说的人字骨之下的心窝部分，有时因神经的传布，会痛到胸部两面下侧，以至背后和肩部都痛，这个痛，大多是在饭后痛，和饮食有关。胃溃疡痛时，吃了东西，反觉好一点，但又不能多吃，因为吃多了，会发胀，结果痛势更厉害。除了疼痛之外，有时会吐酸水、呕吐，至于大便，几乎经常秘结，有时下血或吐血。

十二指肠溃疡症状和胃溃疡差不多，发生的原因也大致相同，但是疼痛的部分是在心窝部偏右方，比胃溃疡痛的部位稍稍向右又要低一点，表面上易区别的是疼痛的时间，十二指肠溃疡大多在饥饿时，或是食后半夜作痛。

严重的溃疡会大量出血而成休克状态，也有迁延不治，导致穿孔、幽门狭窄与严重的腹膜炎等并发症，都能危及生命，所以平常如见所解大便为深咖啡或黑色时，就能自行诊断，可能是胃溃疡的征兆。

方 1　蒲黄治溃疡

【方　剂】蒲黄、赤芍、丹参、枳壳各9克，五灵脂12克，延胡索10克，檀香、砂仁各6克。

【用　法】水煎服，每日1剂，分2次服。

【功　效】本方活血通络，适用于血瘀络阻所致的溃疡病。

方 2　制附片治胃、十二指肠溃疡

【方　剂】制附片、炒白术、高良姜、香附末、炒枳壳、干姜炭各10克，醋煅大黄炭6克。

【用　法】水煎，头、2煎混合均匀，早、午、晚饭后分服。

【功　效】湿中散寒，行气止痛。适用于慢性胃炎、胃及十二指肠溃疡病。

方 3　柴胡香附治溃疡

【方　剂】柴胡、川芎、陈皮各9克，香附、白芍各6克，枳壳10克，甘草、广木香、砂仁各5克。

【用　法】水煎服，每日1剂，分2次服。

【功　效】本方疏肝和胃，适用于肝胃不和所致的溃疡病。

方 4 及灵散治溃疡

【方　剂】白及、枳实各45克，碳酸氢钠10克，痢特灵片3克。

【用　法】共研细末贮瓶备用。饭前内服，每日3次，每次3克，小儿用量酌减。

【功　效】适用于胃及十二指肠溃疡。

方 5 蚌贝散治胃溃疡

【方　剂】淮蚌粉90克，贝母50克，甘草30克，红糖60克。

【用　法】共为细面。日服3次，每次3克。

【功　效】治胃及十二指肠溃疡。

方 6 黄芪党参治胃溃疡

【方　剂】黄芪、党参、白芍、玄胡索、煅瓦楞子、川楝子、象贝母各3克，白及2克，三七1.5克。

【用　法】共研极细末，过筛混合，日服3次，每服6克，温开水送下。亦可将药粉分装胶囊中吞服。

【功　效】用于胃及十二指肠球部溃疡。

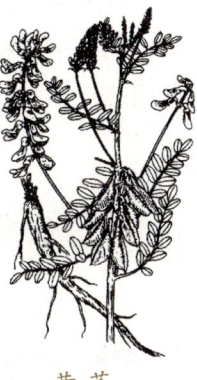

黄　芪

方 7 甘陈汤治胃及十二指肠溃疡

【方　剂】生甘草12克，陈皮6克，蜂蜜60毫升。

【用　法】先煎前2味药至200~400毫升，冲入蜂蜜，每日3次分服。

【功　效】治胃及十二指肠溃疡。

方 8 二皮苏打散治胃及十二指肠溃疡

【方　剂】白鲜皮200克，丹皮、乌贼骨、炒苍术各100克，药用碳酸氢钠 50 克。

【用　法】将前 4 味药研末过 100 目筛，加入小苏打拌匀备用。成人每次服 10~15 克，小儿酌减。日服 2~3 次，饭前或发作时用温开水送下。

【功　效】治胃及十二指肠溃疡。

方⑨ 猪肚和生姜治胃及十二指肠溃疡

【方　剂】猪肚 1 个，生姜 250 克。

【用　法】将猪肚洗净后，塞入生姜（切碎），结扎好后放入瓦锅，加水若干，以文火煮至猪肚熟而较烂为度，使姜汁渗透到猪肚。服时只吃猪肚和汤，不吃姜。如汤味辣，可冲开水。每个猪肚可吃 3~4 天，连续吃 8~10 个。

【功　效】治疗寒、湿、实证的胃及十二指肠溃疡。

方⑩ 糯米枣粥治胃溃疡

【方　剂】糯米 100 克，红枣 8 克。

【用　法】按常法煮粥，极烂。日常食用。

【功　效】养胃健脾。对胃及十二指肠溃疡、慢性胃炎有辅助治疗功效。

方⑪ 锅焦白菜心治溃疡

【方　剂】深黄色锅焦 1 大碗，白菜心或小白菜 100 克，虾米 6 克，猪油、精盐各适量。

【用　法】白菜心洗净，切碎，备用；将锅焦放入铁锅内，加冷水两大碗，用中火烧开煮烂，约沸 5 分钟，然后放入白菜心、虾米、猪油、精盐，再煮 5 分钟，盛碗。溃疡病人中餐食之甚宜。

【功　效】本方补气运脾，消食止泻，制酸，并有促进溃疡面愈合的作用。

方⑫ 蜂蜜治胃及十二指肠溃疡

【方　剂】蜂蜜适量。

【用　法】每次饭前1个半小时或饭后3小时服用，坚持1疗程（2个月），治愈率可达80%左右。

【功　效】润肠通便。对胃及十二指肠溃疡有较为明显的疗效。它不仅能健胃、润肠和通便，还能抑制胃酸分泌，减少胃黏膜的刺激而缓解疼痛。

方⑬　牛奶蜂蜜补虚缓痛疗溃疡

【方　剂】牛奶250克，蜂蜜50克，白及粉10克。

【用　法】将牛奶煮沸，调入蜂蜜及白及粉。每日1次，经常服用收效。

【功　效】温中补虚。治胃及十二指肠溃疡。

方⑭　土豆汁蜂蜜治胃溃疡

【方　剂】土豆汁100毫升，白及、枳实各60克，诃子肉90克，蜂蜜500克。

【用　法】先将3味中药共研成细粉，再加入土豆汁、蜂蜜搅拌均匀，装在容器内备用。每日3次，每次1汤匙，2周为1疗程。病情较重者可连续服1个月。服药期间忌吃辛辣和黏硬不易消化的食品。

【功　效】和中养胃。用治胃及十二指肠溃疡。

白及

方⑮　乌贝散治十二指肠溃疡

【方　剂】乌贼骨120克，川贝15克。

【用　法】将乌贼骨去盖研末，川贝母去心研末，2药混合拌匀，瓶装备用。空腹日服2次，每次6克。重者夜加1服。服后休息30分钟，即有舒服感觉，轻者2～3日愈，重者5～7日愈。

【功　效】用治十二指肠溃疡。

方⑯　芦荟酒治十二指肠溃疡

【方　剂】芦荟叶、烧酒、蜂蜜各适量。

【用　法】取芦荟叶，去刺，细捣，加其1倍的烧酒和四分之一烧酒量的蜂蜜，放置20天便成芦荟酒。芦荟酒越陈越好。1次1酒盅，日服3次。

【功　效】长期服用，可根治十二指肠溃疡。

方17　鸡蛋壳延胡索缓痛止血

【方　剂】鸡蛋壳、延胡索各等份。

【用　法】共研细末。每次服5克，每日2次。

【功　效】治胃及十二指肠溃疡之吐酸、疼痛。

方18　贝母蛋壳粉治十二指肠溃疡

【方　剂】天花粉30克，贝母15克，鸡蛋壳10个。

【用　法】共研细末。每服6克，白开水送服。

【功　效】用治十二指肠溃疡。

方19　乌及汤治胃及十二指肠溃疡

【方　剂】海螵蛸（乌贼骨）30克，白及15克，党参、元胡各12克。

【用　法】将上4味放入砂锅内煎煮，取汁去渣；再煎1次，2次煎液混合。每日1剂，分2次饭前温服。

【功　效】清热利湿。用于治疗胃及十二指肠溃疡。

六、便　秘

便秘指大便干结、排出困难、排便间隔时间延长，通常两三天不大便，或有便意，但排便困难者。本病发生原因常有燥热内结、气虚传送无力，或阴虚血少等。

方1　麻仁杏仁治便秘

【方　剂】麻仁、杏仁、栝楼各等份，白蜜适量。

【用　法】3味共为细末,白蜜炼为丸如枣大,日服2~3丸,温开水送下。

【功　效】清热润肠。适用于热结所致的便秘。

方 2　香蕉治便秘

【方　剂】香蕉1~2个,冰糖适量。

【用　法】将香蕉去皮,加冰糖适量,隔水炖服,每日1~2次,连服数日。

【功　效】本方适用于津枯肠燥之便秘。

方 3　松仁糯米治便秘

【方　剂】松仁15克,糯米30克。

【用　法】先用糯米煮粥,后将松仁和水作糊状,入粥内,待2~3沸,空腹服用。

【功　效】本方适用于气血不足所致便秘。

方 4　沙参玉竹治便秘

【方　剂】沙参、玉竹各50克,老雄鸭1只,调料适量。

【用　法】将鸭去毛及内脏,洗净,与沙参、玉竹放入砂锅内,加葱、姜、水、烧沸,文火焖煮1小时,至鸭肉烂熟,入盐、味精随意食。

【功　效】本方适用于肺虚久咳、胃阴亏损之肠燥便秘。

方 5　猪脊瘦肉治便秘

【方　剂】猪脊瘦肉、粳米各100克,茴香、食盐、香油、川椒粉各少许。

【用　法】先将脊肉切成小块,在香油中稍炒,后入粳米煮粥,将熟时,入茴香、川椒、食盐等,再煮1~2沸,早晚空腹食。

【功　效】本方适用于热病伤津之便秘。

方 6 大黄末、小苏打治习惯性便秘

【方　剂】大黄末37.5克，小苏打113克，碳酸镁19克。

【用　法】将上药研细末，晚9点钟左右，服1茶匙。

【功　效】翌日早晨，可排稀便，治愈。

方 7 芦荟和朱砂治便秘

【方　剂】芦荟56克，朱砂40克。

【用　法】将上药研细末和好酒为小豆大小的丸剂，每次4~6克，热水送服。

【功　效】本方是便秘的特效药，早晨服晚上见效，晚上服翌日早晨见效。

方 8 白术苍术汤治气虚性便秘

【方　剂】白术、苍术、肉苁蓉各50克，枳壳10克。

【用　法】上药共煎2次，每次以文火煎1小时以上，取浓液1碗，然后将渣除去，再将2次药液煮至半碗，1次温服。七岁以下儿童适当减量。

【功　效】用治气虚性便秘。

方 9 草决明汤治老年便秘

【方　剂】草决明30克。

【用　法】上药加水3碗，煎至1碗。服时加少许蜜糖，日服1次，7天为1疗程。要坚持按时解便习惯。

【功　效】用治老人体弱便秘。

方 10 枇杷叶治便秘

【方　剂】枇杷叶20克，天冬、麦冬各10克。

【用　法】水煎服。

【功　效】治便秘。

方 11　白芍赤芍治便秘

【方　剂】白芍 30 克，赤芍 12 克，生甘草 10 克。
【用　法】水煎服。
【功　效】治便秘。

方 12　芝麻秆汤治便秘

【方　剂】黑芝麻秆 120 克。
【用　法】切碎水煎，调冬蜜适量服，连服 3 次。
【功　效】治老年人便秘干结。

方 13　韭菜汤治便秘

【方　剂】韭菜叶或根。
【用　法】捣汁 1 杯，温开水略加绍兴酒冲服。
【功　效】治慢性便秘。

方 14　红萝卜汤治便秘

【方　剂】红萝卜适量。
【用　法】捣汁，加糖调服。
【功　效】治便秘。

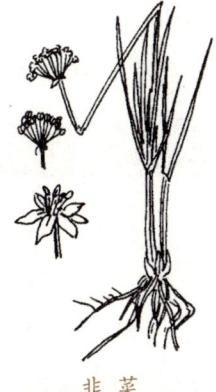

韭菜

七、痢　疾

痢疾是由痢疾杆菌或溶组织阿米巴所引起的肠道传染病的总称，它有细菌性痢疾和阿米巴痢疾两类。前一类常见。中医称为肠澼、滞下，因症状不同分为赤痢、白痢、赤白痢、噤口痢、休息痢等。初起时多属湿热积滞，久痢多属虚寒。该病从口中进入，在肠中发展，引起结肠炎、溃疡和出血等。

中医认为，气分热而腐化成汁，下泻为白痢；血分热而下溃则为赤痢；肠胃热灼，津液不升，舌干咽涩，不能进口就成噤口痢；肝气太盛就成为暴注；瘀热留在腹膜内成休息痢。虽然变化多端，不外乎表里寒热之分。一般赤痢为热，白痢为寒；头疼身热筋骨疼痛，胀满恶食、渴饮、畏热喜冷、脉强都是"实"，反之则"虚"。

方1 乌梅陈茶叶治赤白痢疾

【方　剂】乌梅3个，陈茶叶、净苏叶、老生姜、白糖各9克。

【用　法】用水适量，煎取400毫克。白痢即时服，赤痢将煎液露一宿温服，无不应。

【功　效】温脾，利湿，补虚，止痢。适用于赤白痢疾。

方2 细菜核桃仁治痢疾

【方　剂】细菜6克，核桃仁30克，生姜、红糖各9克。

【用　法】上药用水共煎40分钟，取液400毫升，分2次空腹热服。

【功　效】温中健脾，补肾，止痢。适用于寒湿痢。

方3 诃子肉治久泻久痢

【方　剂】诃子肉15克，生姜10克，粳米100克。

【用　法】先煎前2味，去渣取汁，入米煮粥，随意食。

【功　效】涩肠止泻。适用于久泻久痢不止，滑泻不固。

方4 铁苋菜治急性菌痢

【方　剂】铁苋菜（鲜）250克或用干品50~100克。

【用　法】水煎服，1日2次。如用散剂，每服3克，1日3次。

【功　效】本方适用于急性菌痢。

方 5　铁苋菜、地榆治慢性痢疾

【方　剂】铁苋菜50%，地榆、仙鹤草各15%，马齿苋20%。

【用　法】前2味共研细末，后2味煎取药液，共搅拌，再以药液酒制成丸，如绿豆大。每服9克，每日3~4次，小儿酌减。

【功　效】本方对急慢性菌痢均有一定疗效。

方 6　胖大海治痢疾

【方　剂】胖大海15克，开水200毫升。

【用　法】将胖大海放碗中冲开。如红痢加白糖15克，白痢加红糖15克，服汁并食胖大海肉。

【功　效】治痢疾。一般1~3剂可愈。

方 7　金银花黄连治急性细菌性痢疾

【方　剂】金银花15克，黄连4克。

【用　法】共浓煎，为1次剂量，1日服4次。

【功　效】治急性细菌性痢疾。金银花对慢性阑尾炎有效果。

方 8　薏苡茶治痢疾

【方　剂】薏苡适量，甘草少许。

【用　法】将薏苡捣碎，取6~10茶匙，加1.8升水，入甘草少许，煮沸后用文火继续煎20~30分钟，制成薏苡茶，平时代茶饮，疗效佳。

【功　效】治痢疾。此方对肺病、胸膜炎也有效果。

方 9　地胆紫汤治急慢性痢疾

【方　剂】地胆紫30克，桉叶、十大功劳叶各15克。

【用　法】加水过药面，开锅后文火煎煮，2小时后捞渣，浓缩至60毫升，每日1剂，早、晚分服。

【功　效】治急慢性菌痢。

方 ⑩ 马鞭龙芽草饮治痢疾

【方　剂】马鞭草、龙芽草各900克，海蚌含珠600克，大蒜120克。

【用　法】洗净，置锅内，加水10000毫升，煎至6000毫升，去渣，浓缩至4400毫升，酌加食糖适量调味。成人每日服200~300毫升，分3次服，10岁左右儿童每日服80~150毫升，小儿酌减。孕妇忌服。

【功　效】治痢疾。

方 ⑪ 猪胆黑豆治赤白痢

【方　剂】在猪胆内装黑豆，吊房檐阴干，只取黑豆研末。

【用　法】1次5克，用生姜茶调服，小儿减半。每天3次，饭前30分钟服，重症服10天也能见效。

【功　效】本方对诸般大肠疾病有特效。

方 ⑫ 仙鹤草治菌痢

【方　剂】取仙鹤草（鲜品，连根）适量。

【用　法】切除整棵的上段2/3，留取下段1/3的茎部，洗净后切碎烤干，研成细粉，装瓶备用。成人每日4次，每次服5克。

【功　效】治菌痢。

方 ⑬ 猪大肠黄连末治大肠血痢

【方　剂】猪大肠适量。

【用　法】用盐酒水洗净去味，灌装黄连末35克，扎两头蒸熟，捣烂，制成梧桐子大小的丸剂。每日3次，1次30~50丸，饭前米汤送服。

【功　效】治大肠血痢。

方 ⑭ 断痢散治泻痢腹痛

【方　剂】肉豆蔻、干姜炮、丁香各12.5克，诃子去核、炙甘草、陈皮各50克，御米壳去蒂蜜炒150克。

【用　法】上咀嚼，每服12.5克，水1盏，乳香1粒，粟米100粒，同煎至3.5克，去滓温服，食前，霍乱吐泻水冷服。

【功　效】治一切泻痢腹痛，久不瘥。

方 15　白头翁治疫毒痢疾

【方　剂】白头翁50克，银花、木槿花、白糖各30克。

【用　法】前3味煎取浓汁200毫升，入白糖溶后温服，每日3次。

【功　效】清热解毒，凉血止痢。适用于疫毒痢。

方 16　六神散治泻痢腹痛

【方　剂】蜜炙御米壳50克，青皮去白、陈皮去白、乌梅肉、炮干姜各25克，炙甘草15克。

【用　法】每服20克，水1.5盏，乳香1粒，同煎至3克，去滓温服，食前，日进2服。1方无乳香，赤痢冷服，白痢热服，花痢温服。1方无干姜。

【功　效】治一切泻痢腹痛，久不瘥。

方 17　川黄连治细菌性痢疾

【方　剂】川黄连末40克。

【用　法】将药装入胶囊温开水冲服，1日4粒，1日3次。症状减轻改为1日2粒，日3次。小儿酌减。

【功　效】治细菌性痢疾。

方 18　香连丸治下痢赤白

【方　剂】黄连去须500克，吴茱萸50克，同炒，令赤色，去茱萸不用，木香120克，不见火。

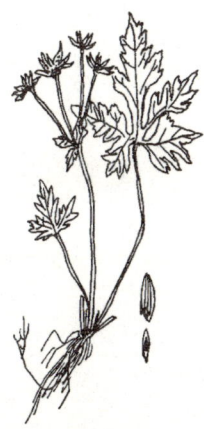

黄连

【用　法】上为细末，醋糊为丸，如梧桐子大，每服五至十丸，食前用米汤送下。

【功　效】治冷热不调，下痢赤白，脓血相杂，里急后重。

方 19 乌梅蜂蜜治久痢

【方　剂】乌梅 5 个，蜂蜜 100 克。

【用　法】用水 1 碗，煮熟服，每日 1 次。

【功　效】治久痢不止。

方 20 黄连木香治湿热性痢疾

【方　剂】黄连、木香各 5 克，大黄 9 克，苦参、山楂各 30 克，白芍 15 克。

【用　法】随症加减，每日 1 剂，水煎服。

【功　效】治湿热性痢疾。

第三章 循环系统疾病

一、低血压

低血压主要是由于高级神经中枢调节血压功能紊乱所引起，以体循环动脉血压偏低为主要症状的一种疾病。成人如收缩压持续低于12千帕，并伴有不适证候时，一般即称为低血压。通常表现为头晕、气短、心慌、乏力、健忘、失眠、神疲易倦、注意力不集中等。女性可有月经量少、持续时间短的表现。原发性低血压，又称体质性低血压，女多于男，有家族倾向，多见于体弱与长期卧床的老人。继发性低血压的原因很多，如凡可导致心排血量或循环血量减少的心血管病、甲状腺或肾上腺及垂体前叶功能减退等内分泌病和恶性肿瘤后期、重症糖尿病等慢性消耗性疾病等，均可继发；而体位性低血压可因植物神经功能失调，或压力感受器功能失调引起。

中医学认为，本病的发生与肾精不足，心脾两虚，气血不足以及痰阻气机有关。

方1 独参汤治低血压病

【方　剂】人参9克。

【用　法】煎汤服。

【功　效】用治低血压病。

方② 人参糯米治低血压病

【方　剂】人参、麦冬、五味子各5克，糯米10克，鱼1条。

【用　法】先将上述3药水煎服，取煎液；再把鱼刮鳞去肚杂，与糯米用上述煎液煮粥。食粥，每周2次，连服9周。

【功　效】本方对于低血压症属气阴两虚者效果较好。

方③ 肉桂桂枝茶治低血压病

【方　剂】肉桂、桂枝、炙甘草各9克。

【用　法】开水泡。当茶饮，连服10～20天。

【功　效】用治低血压病。

方④ 西洋参切片治低血压病

【方　剂】西洋参切片、五味子各6克，茯苓片12克，麦冬15克，生姜3片，精瘦肉100～150克。

【用　法】先将药物放入砂锅内，加冷水浸泡20分钟后，武火煮沸入瘦肉，文火炖煮25～30分钟即可，加精盐和味精适量。每日1剂，分2次喝汤食肉，连进5～7剂。

【功　效】治低血压病。

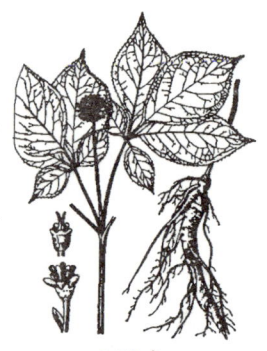
西洋参

方⑤ 参麦汤治低血压病

【方　剂】人参、麦冬、五味子各6～9克。

【用　法】煎水。频服，连服1周。

【功　效】用治低血压病。

方⑥ 黄芪白术治低血压病

【方　剂】黄芪、白术、陈皮各10克，当归12克，党参、炙甘草、熟地、葛根各9克。

【用　法】水煎服，每日1剂，分2次服。

【功　效】补益心脾。适用于心脾两虚所致的低血压，其临床症状主要如：神疲气短，肢体倦怠，动则头晕目眩，心悸，自汗，食少，面黄少华，苔薄、舌质淡，脉细弱。

二、高血压

高血压主要是由于高级神经中枢调节血压功能紊乱引起，以动脉血压升高为主要表现的一种疾病。

高血压患者，其症状因人而异，其普遍存在的症状如下几种：

容易发怒，有事在身感到紧张，有时却感到百无聊赖。

对一切不达观，感觉人生无乐趣，日间想睡，夜晚失眠，有神经衰弱现象。

头痛头晕，眩晕状态轻微，如登高俯视会有轻微眩晕的感觉。

常有耳鸣的现象，头顶或眼皮上时感疼痛。

走路两脚不稳，如腾云驾雾般，头重脚轻，头部感觉有重压，行动呼吸急促，腹部有膨胀感，胸口有如枕压，面孔微红，手脚冰冷，这时已达到危险边缘。

高血压患者在日常饮食方面，最忌口的3种食品：①刺激食品，如烈酒、咖啡，红茶也应减少；②浓厚盐类食物；③少吃动物性脂肪。除此之外，中国民间长年流传下来的许多食疗法，都可用来一试，以期降低血压，达到痊愈的目的。

此病是当前威胁人类健康的重要疾病，它是脑卒中和冠心病的主要危险因素。在早期和中期，症状往往不明显，而为人们所忽视，而一旦出现心脑血管并发症，则变成难以控制的医疗保健问题，因而被称为"无声的杀手"。

当收缩期血压达到18.6千帕，即140毫米汞柱，舒张期血压达到12千帕，即90毫米汞柱时，称为临界高血压。

第三章 循环系统疾病

方 1 柠檬马蹄汤治高血压

- 【方　剂】柠檬1个，马蹄（荸荠）10个。
- 【用　法】水煎。可食可饮，常服有效。
- 【功　效】用治高血压，对心肌梗死患者改善症状也大有益处。

方 2 鲜西红柿治高血压

- 【方　剂】鲜西红柿2个。
- 【用　法】将西红柿洗净，蘸白糖每早空腹吃。
- 【功　效】清热降压，止血。用治血压高、眼底出血。

方 3 菊槐绿茶饮治高血压

- 【方　剂】菊花、槐花、绿茶各3克。
- 【用　法】以沸水沏。待浓后频频饮用，平时可当茶饮。
- 【功　效】清热，散风。治高血压引起的头晕头痛。

方 4 莲心饮强心降血压

- 【方　剂】莲心（莲子中的胚芽）2~3克。
- 【用　法】以开水沏。代茶饮用。
- 【功　效】清心，涩精，止血，降压。治高血压引起的头晕脑胀、心悸失眠等。

方 5 玉米须煎饮治高血压

- 【方　剂】玉米须60克。
- 【用　法】将玉米须晒干，洗净，加水煎。每日饮3次。
- 【功　效】降压，利水。用治高血压。

方 6 鲜葫芦汁治高血压

- 【方　剂】鲜葫芦、蜂蜜各适量。

【用　法】将鲜葫芦捣烂绞取其汁，以蜂蜜调匀。每服半杯至1杯，每日2次。

【功　效】除烦降压。治高血压引起的烦热口渴症。

方7　柿漆和牛奶治高血压

【方　剂】柿漆（即未成熟柿子榨汁）30毫升，牛奶1大碗。

【用　法】牛奶热沸，倒入柿漆。分3次服。

【功　效】清热降压。用治高血压。对有中风倾向者，可作急救用。

方8　猪胆汁绿豆粉治高血压

【方　剂】猪苦胆汁200克，绿豆粉100克。

【用　法】将绿豆粉拌入胆汁内，晒干，研成细末。每服10克，日服2次。

【功　效】清热，平肝。治高血压。

方9　黄瓜藤汤治高血压

【方　剂】干黄瓜藤1把。

【用　法】洗净加水煎成浓汤。每日2次，每次1小杯。

【功　效】清热，利尿。治高血压。

方10　黑木耳柿饼治高血压

【方　剂】黑木耳6克，柿饼50克，冰糖少许。

【用　法】加水共煮至烂。此方为1日服用量，久食有效。

【功　效】清热，润燥。治老年人高血压。

方11　菊花酒治高血压病

【方　剂】菊花、生地、枸杞根各1000克，糯米100克。

【用　法】共捣碎，取水10000毫升煮至5000毫升，用此汁再煮糯米饭2500毫升。大曲细碎，同拌令匀，入缸蜜封，候澄清，日服3次，每服1盏。

第三章 循环系统疾病

【功　效】壮筋补髓，延年益寿。用治高血压病、糖尿病、动脉硬化症。

【注】肝肾阳虚、脾胃虚弱者均不宜用。

方12 白芍杜仲汤治高血压病

【方　剂】生白芍、生杜仲、夏枯草各15克，生黄芩6克。

【用　法】将生白芍、生杜仲、夏枯草先煎半小时，再入生黄芩，继煎5分钟。早、晚各服1次。

【功　效】用治单纯性高血压头晕、别无他症者。

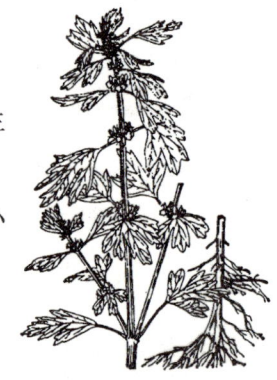

夏枯草

方13 海带根治高血压病

【方　剂】海带根适量。

【用　法】将海带根晒干粉碎为末。每次服6～12克，每日1～2次，温水送服。

【功　效】清热利水，祛脂降压。治疗高血压病。

方14 山楂茶治高血压病

【方　剂】山楂10枚，冰糖少许。

【用　法】将山楂捣碎，加冰糖煎服。

【功　效】软化血管，降低血脂。用治高血压病。

方15 小苏打水泡脚治高血压病

【方　剂】小苏打2～3小勺。

【用　法】将水烧开，放入小苏打2～3小勺，每次泡脚20～30分钟。

【功　效】用治高血压病。

【注】一患者高压160毫米汞柱，低压90毫米汞柱，服各类降血压药多种，治疗效果不大。小苏打水泡脚3次，很是见效，至今20年一直未犯。笔者见一患者也用此方，降压效果也非常好。

第三章 循环系统疾病

方 16 芹菜大枣汤治高血压病

【方　剂】鲜芹菜（下段茎）60克，大枣30克。

【用　法】水煎。日服2次，连服1个月。

【功　效】有降血压和降低胆固醇作用。用治高血压病、冠心病、胆固醇过高等病证。

方 17 绿豆猪胆汁治高血压病

【方　剂】绿豆60克，猪胆汁6只。

【用　法】将绿豆与猪胆和匀晒干研末。每服3克，日服3次。

【功　效】用治高血压病。

方 18 向日葵叶汤治高血压病

【方　剂】向日葵叶30克（鲜的用60克）。

【用　法】将向日葵叶煎浓汤。服用，早、晚2次，连服7日。

【功　效】降低血压。用治高血压病。

方 19 海参冰糖滋阴降压

【方　剂】海参、冰糖各50克。

【用　法】海参洗净，加水同冰糖煮烂。每日晨空腹服，吃参饮汤。

【功　效】补益肝肾，养血润燥。用治高血压、动脉硬化。

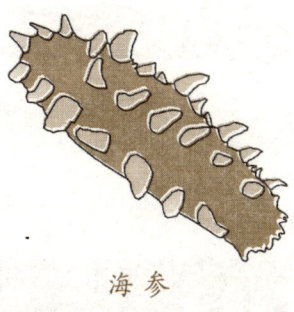

海参

方 20 芹菜汁降压清热

【方　剂】芹菜（选用棵形粗大者）、蜂蜜各适量。

【用　法】芹菜洗净榨取汁液，以此汁加入等量的蜂蜜，加热搅匀。日服3次，每次40毫升。

【功　效】平肝清热，祛风利湿。用治高血压病之眩晕、头痛、面红目赤、血淋，对降低血清胆固醇有很好的疗效。

方 21 香蕉西瓜皮治高血压

【方　剂】香蕉3只，西瓜皮（鲜品加倍）、玉米须各60克，冰糖适量。
【用　法】香蕉去皮与西瓜皮、玉米须共煮，加冰糖调服。每日2次。
【功　效】平肝，泄热，利尿，润肠。用治肝阳上亢型高血压。

方 22 玉米须治高血压病

【方　剂】猪毛菜45～90克，玉米须20～30克，地龙15克。
【用　法】水煎分3次服。
【功　效】用治高血压病。

方 23 棕皮葵花盘汤治高血压病

【方　剂】鲜棕皮18克，鲜向日葵盘40克。
【用　法】水煎服。每日1剂。
【功　效】用治高血压病。

方 24 荠菜车前草汤治高血压病

【方　剂】荠菜、车前草各15克。
【用　法】切碎，水煎服。
【功　效】用治高血压病。

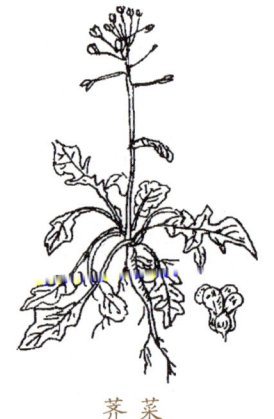

荠菜

方 25 花生叶汤治高血压病

【方　剂】干花生叶40克。
【用　法】水煎服。早、晚各服1次。
【功　效】用治高血压病。

方 26 西瓜翠衣茶治高血压病

【方　剂】西瓜翠衣12克，草决明9克。

【用　法】煎汤代茶饮。
【功　效】用治高血压病。

方 27　荞麦藕节汤治高血压病

【方　剂】荞麦茎叶60克，藕节30克。
【用　法】水煎服。
【功　效】用治高血压病。

方 28　山楂荷叶茶治高血压病

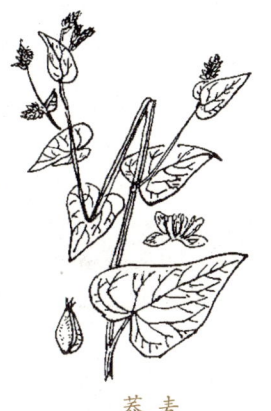
荞麦

【方　剂】山楂25克，荷叶10克。
【用　法】水煎。代茶饮。
【功　效】降压降脂。用治高血压病。

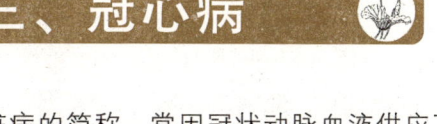

三、冠心病

冠心病是冠状动脉性心脏病的简称，常因冠状动脉血液供应不足或冠状动脉粥样硬化产生管腔狭窄或闭塞，导致心肌缺氧而引起，是临床上最为常见的一种心血管疾病，在我国发病率甚高。其形成原因多与体内脂质代谢调节紊乱和血管壁的正常功能结构被破坏有关。主要表现为心绞痛、心肌梗死、心律失常、心力衰竭或猝死等。发病以中老年人居多。中医认为年老体衰、情志、饮食、劳逸等因素与本病的发生有关，属胸痹、真心痛、厥心痛范畴。

方 1　葛根汤治冠心病

【方　剂】葛根30克。
【用　法】煎水常服。
【功　效】用治冠心病，并对脑血栓、突发性耳聋有效。

方2 川芎茶治冠心病

【方　剂】川芎 10 克。

【用　法】煎水常服。

【功　效】川芎能通过血脑屏障，有降血压作用，用治冠心病，也能治疗脑血栓。

方3 丹参茶治冠心病

【方　剂】丹参 20 克。

【用　法】煎水常服。

【功　效】对冠心病、脑血栓有效。

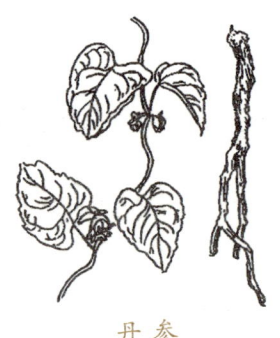

丹参

方4 银杏叶茶治冠心病

【方　剂】银杏叶 30 克。

【用　法】煎水常服。

【功　效】有降压作用。用治冠心病。

方5 首乌黑豆炖山甲治冠心病

【方　剂】首乌、黑豆各 60 克，穿山甲肉 250 克，油、精盐各适量。

【用　法】将穿山甲肉洗净切碎，放入砂锅内炝汁炒透，加入首乌、黑豆，再加清水约 3 碗。先用旺火，后用文火熬汤，最后加盐、油调味。饮汤吃肉，每日 2 次。

【功　效】活血逐瘀，降血脂。可治疗动脉粥样硬化引起的冠心病。

方6 香蕉茶治疗冠心病

【方　剂】香蕉 50 克，蜂蜜少许。

【用　法】香蕉去皮研碎，加入等量的茶水中，加蜜调匀当茶饮。

【功　效】降压，润燥，滑肠。用治冠心病、高血压、动脉硬化及便秘等。

注 每日服蜂蜜2~3次，每次2~3匙，有营养心肌、保护肝脏、降血压、防止血管硬化的效果。

方7 适量饮酒可预防冠心病

【方　剂】葡萄酒或白兰地（以低度酒为限）。

【用　法】每天用餐时适量酌饮。

【功　效】预防冠心病。

方8 白果叶汤治心绞痛

【方　剂】白果叶、栝楼、丹参各15克，薤白12克，郁金10克，甘草4.5克。

【用　法】共煎汤。每日早、晚各服1次。

【功　效】宽胸，解郁。治冠心病心绞痛。

方9 蜂蜜首乌丹参汤治冠心病

【方　剂】蜂蜜、首乌、丹参各25克。

【用　法】先将2味中药水煎去渣取汁，再调入蜂蜜拌匀，每日1剂。

【功　效】益气补中，强心安神。治冠状动脉粥样硬化性心脏病。

方10 墨囊治冠心病

【方　剂】乌贼鱼腹中墨囊适量。

【用　法】将乌贼鱼腹中墨囊取出烘干研粉。每次1~1.5克，每日2次，用食醋冲服。

【功　效】活血，通络，止痛。治疗冠心病。

方11 鲫鱼治冠心病

【方　剂】鲫鱼适量，灵芝30克。

【用　法】将鲫鱼晒干，煅烧研末。灵芝煮水。每次3~6克，每日2次，用灵芝水冲服。

【功　效】滋补强身，益心复脉。治疗冠心病心律失常、充血性心力衰竭。

方12　苦参茶治冠心病心律不齐

【方　剂】苦参30克，炙甘草10克。

【用　法】煎水。当茶饮，至心律正常为止。

【功　效】用治冠心病心律不齐（早搏）。

方13　朱砂蛋黄油治冠心病心绞痛

【方　剂】鸡蛋黄油30克，朱砂、珍珠粉各3克。

【用　法】共入油内拌匀。每日1剂，分2次服，连服10天。

【功　效】用治冠心病心绞痛、心肌梗死后心绞痛。

四、心绞痛

本病是一种由冠状动脉供血不足，心肌急剧和暂时的缺血与缺氧而致以阵发性前胸压榨感或疼痛为特点的临床证候。

本病的发作多在劳累、激动、受寒、饱食、吸烟时。发作时心电图有心肌缺血等表现，即可进行诊断。

方1　栀子、桃仁治心绞痛

【方　剂】栀子、桃仁各12克，炼蜜30克。

【用　法】将2药研末，加蜜调成糊状。把糊状药摊敷在心前区，纱布敷盖，第1周每3日换药1次，以后每周换药1次，6次为1疗程。

【功　效】主治心绞痛。

方 ② 栝楼薤白治心绞痛

【方　剂】栝楼、薤白各12克。
【用　法】将2药慢火同煎服；1日2次，饭后服用。
【功　效】主治心绞痛。

方 ③ 青柿子治心绞痛

【方　剂】七成熟的青柿子1000克，蜂蜜2000克。
【用　法】将柿子洗净去柿蒂，切碎捣烂，用消毒砂布绞汁，再将汁放入砂锅内，先用大火后改小火煎至浓稠时，加蜂蜜，再熬至黏稠，停火，冷却，装瓶。开水冲饮，每次1汤匙，每日3次。
【功　效】主治心绞痛。

方 ④ 老榕树根治心绞痛

【方　剂】老榕树根、余甘根各30克，蒿草根15克。
【用　法】上药共入锅煎水。饭后服，每周服药6天，连服4周为1疗程。
【功　效】主治心绞痛。

方 ⑤ 核桃枣治心绞痛

【方　剂】核桃1个，枣子1枚。
【用　法】去核，纸包煨熟。以生姜汤下，细嚼。
【功　效】主治心绞痛。

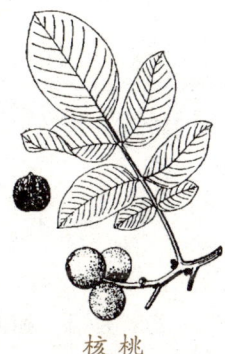
核桃

方 ⑥ 西洋参治心绞痛

【方　剂】西洋参、川三七、鸡内金、琥珀、珍珠粉各10克，麝香0.3克。
【用　法】上药共研细末，调匀。每次服2克，日服2~3次。
【功　效】主治心绞痛。

方 ⑦ 延胡索治心绞痛

【方　剂】延胡索、五灵脂、草果、没药各适量。
【用　法】等份为末。每服6~9克。
【功　效】主治心绞痛。

方 ⑧ 香蕉治心绞痛

【方　剂】香蕉50克，蜂蜜少许。
【用　法】将香蕉去皮研碎，加入等量的茶水中，加蜜调匀当茶饮。每日频繁饮之。
【功　效】主治心绞痛。

方 ⑨ 黄芪治心绞痛

【方　剂】黄芪30克，当归、白芍各12克，川芎9克，生地15克，炙甘草6克。
【用　法】水煎服。每日1剂，日服2次。
【功　效】主治心绞痛。
注 本方为刘玉瑛老中医治心绞痛秘方。

方 ⑩ 马齿苋韭菜治心绞痛

【方　剂】马齿苋、韭菜各等份，葱、姜、猪油、酱油、盐、鸡蛋各适量。
【用　法】将马齿苋、韭菜分别洗净，阴干2小时，切碎末，将鸡蛋炒熟弄碎，然后将马齿苋、韭菜、鸡蛋拌在一起，加上精盐、酱油、猪油、味精、葱、姜末为馅，和面制成包子，蒸熟食用。根据食量食用。
【功　效】主治心绞痛。

方 ⑪ 鸡蛋治心绞痛

【方　剂】鸡蛋25枚，朱砂、珍珠粉各3克。
【用　法】将鸡蛋煮熟，取出蛋黄，放锅内用文火炒，至出黑烟为度。然后放在双层纱布里榨取蛋黄油；榨后再炒，至第2次为止；再将朱砂、珍珠粉加入蛋黄内搅匀。每日服1剂，连服10剂。

【功　效】主治心绞痛。

方⑫ 三七粉当归治心绞痛

【方　剂】三七粉3克，肉桂粉1.5克，当归30克。

【用　法】用当归煎汤冲服三七粉、肉桂粉。1日分3次服。

【功　效】主治心绞痛。

方⑬ 银杏叶治心绞痛

【方　剂】银杏叶5克。

【用　法】将上药洗净，切碎，开水闷泡半小时。每日1次，代茶而饮。

【功　效】主治心绞痛。

方⑭ 薤白桂枝治心绞痛

【方　剂】薤白15克，桂枝、荜茇、乳香各10克，良姜、香附、血竭、没药各9克，细辛6克。

【用　法】水煎服，每日1剂，分2次服。

【功　效】温通散寒，活络止痛。适用心绞痛。症状：心胸绞痛，紧缩不舒，受寒易作，或胸痛彻背，畏冷面青，手足不温；苔白或滑腻，舌淡紫，脉沉迟。

方⑮ 生熟地治心绞痛

【方　剂】生熟地15克，麦冬、枸杞子、郁金各12克，制首乌、当归、白芍、丹参各10克，山萸肉9克。短气，加太子参、黄精；心悸失眠，加玉竹、酸枣仁、五味子、磁石；腰酸腿软，加炙女贞、旱莲草、桑寄生；眩晕、面部烘热、肢麻，酌加天麻、钩藤、白蒺藜、菊花、豨莶草、丹皮、龟板、珍珠母；心胸烦闷、灼痛、口干、口苦，加黄连、栝楼、葛根、赤芍、丹皮。

【用　法】水煎服，每日1剂，分2次服。

【功　效】滋肾养心，活血通络。适用于心绞痛。

五、动脉硬化

该病最常见的是动脉粥样硬化，即动脉血管壁增厚，失去弹性而变僵硬，胆固醇与其他脂肪类物质沉积在动脉管壁上，使动脉腔变得狭小，组织器官缺血，血管壁变硬，发脆易破裂出血。较易发生的部位是主动脉、脑动脉和心脏的冠状动脉。中年以后最易发生动脉粥样硬化，早期病理变化是胆固醇和脂质沉积于动脉内膜中层，并可由主动脉累及心脏的冠状动脉及脑动脉、肾动脉，从而引起管腔狭窄、血栓形成甚至闭塞，导致有关器官的血液供应发生障碍。其主要致病因素是脂肪代谢紊乱和神经血管功能失调。治疗方法主要在于调整脂肪代谢和神经血管功能。以适当的体力活动、少吃动物性脂肪和不吸烟为重要防治措施。此外，该病还有动脉中层硬化和小动脉硬化等形式。

方1 泽泻白术治脑动脉硬化

【方　剂】泽泻30克，白术、天麻、半夏、牛漆、杏仁、丹皮各12克，决明子20克，潼蒺藜、刺蒺藜、桑寄生各18克，钩藤25克，胆南星6克，全蝎5克。

【用　法】水煎服。

【功　效】治脑动脉硬化，以及眩晕、耳鸣、记忆力减退、舌红、苔黄等。

注 本方有平肝潜阳、化痰通络的功效，并可降血压和胆固醇。

方2 鳖甲牡蛎治脑动脉硬化

【方　剂】鳖甲、牡蛎各60克，生地黄、熟地黄、女贞子、甘蔗各20克。

【用　法】加水煮沸20分钟，滤出药液，再加水煎20分钟。去渣，2煎此汤药液对和，分服，每日1剂。

【功　效】治主动脉硬化。

方 3　川芎荆芥治脑动脉硬化

【方　剂】川芎、菊花、赤芍各15克，荆芥、防风、香附子、薄荷、羌活、白芷、元胡各10克，细辛3克，龙胆草12克。

【用　法】以茶叶为引，水煎服。

【功　效】治脑动脉硬化、偏正头痛或巅顶作痛、目眩。

注 本方具有疏散风邪、活血散瘀、通脑活络的作用。

方 4　槐花治脑动脉硬化

【方　剂】槐花、山楂、丹参、木贼各25克，赤芍、黄精、川芎、徐长卿、牛膝、虎杖、何首乌各15克。

【用　法】加水煮沸20分钟，滤出药液，再加水煎20分钟。去渣，2煎此汤药液对和，分服，每日1剂。

【功　效】治动脉硬化。

方 5　山楂龙眼治脑动脉硬化

【方　剂】山茱萸肉、山楂肉、龙眼肉各20克，石决明、决明子、菊花、何首乌各15克，生地黄、金银花、蒲公英、赤芍、甘草各10克。

【用　法】加水煮沸20分钟，滤出药液，再加水煎20分钟。去渣，2煎此汤药液对和，分服，每日1剂。

【功　效】治脑动脉硬化症，失眠，多梦。

方 6　瓜苓汤治脑动脉硬化

【方　剂】冬瓜皮500克，茯苓300克，木瓜100克。

【用　法】水煎，去渣后沐浴，每日1次，20～30天为1疗程。

【功　效】治动脉硬化引起的肥胖病。

方 7　山楂汤治脑动脉硬化

【方　剂】山楂肉30克。

【用　法】泡水代茶饮或服食。每日1剂。
【功　效】治动脉硬化。

方8 玉竹汤治脑动脉硬化

【方　剂】玉竹12克,白糖20克。
【用　法】加水煮熟,饮其汤,食其药,每日1剂。
【功　效】治动脉硬化。

方9 人参汤治脑动脉硬化

【方　剂】人参5克。
【用　法】将人参切成薄片,泡水代茶饮,每日1剂。
【功　效】治动脉硬化,心悸,健忘,多梦。

方10 桃仁汤治脑动脉硬化

【方　剂】桃仁20克。
【用　法】加水煮熟,饮其汤,食其仁,每日1剂。
【功　效】治动脉硬化。

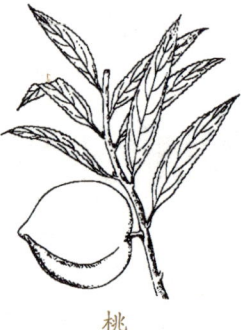

桃

方11 陈醋鸡蛋治脑动脉硬化

【方　剂】陈醋100克,鲜鸡蛋1个。
【用　法】将陈醋放入带盖的茶杯内,再将鲜鸡蛋放入,盖上盖密封4天后,将鸡蛋壳取出,把鸡蛋和醋搅匀,再盖上盖密封3天后即可用。1剂可服7次,1次口服5毫升,1日3次。
【功　效】预防动脉硬化。

方12 海带治脑动脉硬化

【方　剂】海带36厘米。
【用　法】将海带冲水当茶,频饮,每周饮3日。
【功　效】预防脑动脉硬化,常吃可软化脑血管。

第四章 泌尿系统疾病

一、急性肾炎

急性肾炎是急性肾小球肾炎的简称,多见于儿童及青少年,一般认为与甲族B组溶血性链球菌感染有关,是机体对链球菌感染后发生的变态反应性疾病。起病常在多次反复链球菌感染(咽炎、扁桃腺炎、中耳炎等)或皮肤化脓感染(丹毒、脓疱疮等)之后1~4周,症状轻重不一,轻者可稍有水肿,尿有轻度改变;重者短期内可有心力衰竭或高血压脑病而危及生命。一般典型症状先有眼睑水肿,逐渐下行性发展至全身,有少尿和血尿,持续性低热等症状,血压程度不等地升高。

方1 白茅根石韦治急性肾炎

【方　剂】白茅根、石韦各100克。
【用　法】女性加坤草50克,水煎,日服1剂,分早、晚2次服。
【功　效】治急性肾炎。

方2 鲜茅根玉米须治急性肾炎

【方　剂】鲜茅根250克,玉米须60克。
【用　法】水煎服,代茶饮。
【功　效】治急性肾炎。

方 3 鲜大蓟治急性肾炎

【方　剂】鲜大蓟250克。
【用　法】水煎服，代茶饮。
【功　效】治急性肾炎及血尿。

方 4 鸡血藤根治急性肾炎

【方　剂】鸡血藤根50克，红糖100克。
【用　法】煎服，连服3~4天。
【功　效】治全身水肿、尿少的急性肾炎。

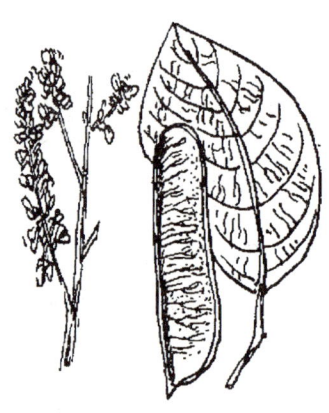

鸡血藤

方 5 灯芯草治亚急性肾炎

【方　剂】灯芯草25克。
【用　法】水煎，日服1剂，分2次服。
【功　效】治亚急性肾炎。

方 6 小蓟治急性肾炎

【方　剂】小蓟20克，旱莲草35克，侧柏叶、茜草各10克，生甘草3克，生地12克。
【用　法】水煎，日服2剂，早、晚各1剂。
【功　效】治急性肾炎。

方 7 山猴毛治小儿急性肾炎

【方　剂】山猴毛10克，山薄荷5克。
【用　法】均为鲜品，洗净切碎，水煎内服，每日1剂。
【功　效】补肝肾，强筋骨，通血脉，利关节，清热解毒，消肿止痛。治小儿急性肾炎有效。

方 8　玉米须治疗急性肾炎

【方　剂】玉米须 30 克，荠菜花 15 克，白茅根 18 克。
【用　法】水煎去渣，每天分 2 次服。
【功　效】清热利尿。治疗急性肾炎水肿、血尿。

方 9　白茅根治疗急性肾炎

【方　剂】白茅花 30 克，白茅根 90 克。
【用　法】水煎，代茶饮。
【功　效】凉血止血，清热利尿。治疗急性肾炎血尿。

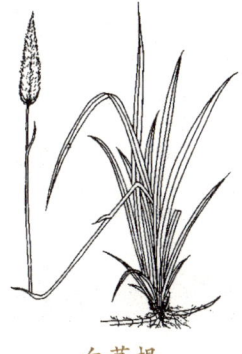

白茅根

方 10　车前草公英治疗急性肾炎

【方　剂】车前草全草 20 克，蒲公英全草、鱼腥草全草各 30 克（以上药如用鲜品量加倍）。
【用　法】水煎，每日 1 剂，分 2 次口服。
【功　效】清热解毒，利尿。适于急性肾炎。

方 11　甘草梢治疗急性肾炎

【方　剂】甘草梢 30 克（甘草梢即甘草最细者，非生于地面上之茎）。
【用　法】水煎服，每日 1 剂。
【功　效】清热解毒，凉血。适于急性肾炎血尿。

二、慢性肾炎

慢性肾炎也称慢性肾小球肾炎。本病多发生于青壮年，是机体对溶血性链球菌感染后发生的变态反应性疾病，病变常常是双侧肾脏弥漫性病变。病情发展较慢，病程在 1 年以上，初起病人可毫无症状，但随病情的发展逐渐出现蛋白尿及血尿，病人疲乏无力、水肿、贫血、抵抗力降低以及高血压等症。晚期病人可出现肾功能衰竭而致死亡。中医认为本病属水肿病范畴，应以健脾助阳为治疗原则。

方1　玉米须治慢性肾炎

【方　剂】干玉米须60克。
【用　法】加水煎汁200毫升，分3次服，每日1剂，连服6个月。
【功　效】治慢性肾炎。

方2　大蓟根治慢性肾炎

【方　剂】大蓟根15克，薏苡仁根30克。
【用　法】水煎服。
【功　效】治慢性肾炎，消蛋白尿。

方3　益肾汤治慢性肾炎

【方　剂】黄芪、茯苓、白术、白茅根、枸杞子各25克，黄精、狗脊、川断、蒲公英、川楝子、山药、生地、防己、甘草各15克，双花50克。
【用　法】水煎服，每日1剂。
【功　效】治慢性肾炎。

方4　丹参当归汤治慢性肾炎

【方　剂】丹参、当归各20克，川芎、益母草各15克，全蝎、水蛭各6克。
【用　法】水煎服，每日1剂。
【功　效】治慢性肾炎。

方5　生地治慢性肾小球肾炎

【方　剂】生地、茯苓各15克，山茱萸、泽泻、丹皮、淮山药、雷公藤各10克。

【用　法】水煎服。

【功　效】治慢性肾小球肾炎，以水肿、蛋白尿为主要表现者。

注 本方有滋阴补肾、利湿解毒、调节免疫作用。

方 6　土茯苓治慢性肾炎

【方　剂】土茯苓、益母草各30克，黄芪50克，白茅根、杜仲、续断各20克，蝉蜕、海藻各15克，泽泻25克，桂枝10克。

【用　法】水煎服。

【功　效】通补兼施，温阳利水。治慢性肾小球肾炎、慢性肾盂肾炎以腰痛、水肿、少尿、四肢不温为主症者。

方 7　制附子治慢性肾小球肾炎

【方　剂】制附子、生姜各10克，茯苓（先煎）、白术（炒）各15克，山药（炒）30克。

【用　法】水煎服。

【功　效】治慢性肾小球肾炎，表现为高度水肿，明显蛋白尿，伴面色白、精神萎靡、舌暗胖有齿痕者。

方 8　茯苓治慢性肾炎水肿

【方　剂】附子、生姜各10克，茯苓30克，白术、白芍、五加皮、丹参各25克，党参15克，商陆6克。

【用　法】水煎服。附子先煮1小时再入他药。

【功　效】治慢性肾炎水肿。

方 9　薏苡仁治慢性肾炎

【方　剂】薏苡仁30克，滑石粉、茯苓各24克，益母草18克，砂仁壳5克，肉桂3克。

【用　法】水煎服。

【功　效】健脾利湿，益肾化浊。治慢性肾炎。

方⑩ 野鸭大蒜汤治慢性肾炎

【方　剂】野鸭1只，大蒜50克。

【用　法】将野鸭去毛开膛取出内脏洗净，大蒜剥皮填于鸭腹内，煮熟。食肉饮汤，2日食1只，连服数次。

【功　效】补中益气，宣窍通闭。用治慢性肾炎。

方⑪ 老头草治慢性肾炎

【方　剂】老头草50克。

【用　法】水煎服，每日1剂，分2次服。

【功　效】治慢性肾炎。

方⑫ 冬瓜皮治慢性肾炎

【方　剂】冬瓜皮、白茅根各20克，玉米须、黑豆各10克。

【用　法】水煎服，每日1剂，分2次服完。

【功　效】治慢性肾炎。

方⑬ 侧柏叶治慢性肾炎

【方　剂】侧柏叶50克，大枣4枚，萹蓄100克，甘草6克。

【用　法】以上各味药加水2000毫升，煎至500毫升，每次饮150毫升，1日3次。

【功　效】治慢性肾炎。

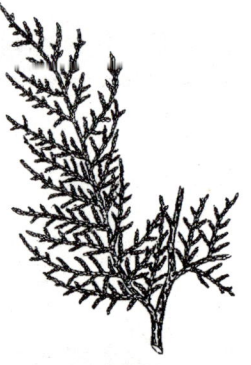

侧柏叶

方⑭ 黄芪治慢性肾炎

【方　剂】黄芪120克，薏苡仁、炙杜仲各30克。

【用　法】水煎，每日1剂，分2次服完。

【功　效】治慢性肾炎。

方⑮ 独头蒜蓖麻仁治肾炎水肿

【方　剂】紫皮独头蒜1枚，蓖麻仁60～70粒。

【用　法】同捣为糊状，敷双足涌泉穴，外衬玻璃纸覆盖，绷带包扎。涂敷7日，无效再敷。

【功　效】治肾炎水肿。

方⑯ 白芥子治急慢性肾炎

【方　剂】白芥子15克，丁香、肉桂、白胡椒、车前子各10克。

【用　法】上药研为细末，分次醋调敷脐，2小时1次。

【功　效】治急、慢性肾炎及水肿腹胀。

方⑰ 芋头红糖治慢性肾炎

【方　剂】芋头1000克，红糖250克。

【用　法】将芋头洗净，切片，锅内煅灰研末，与红糖和匀。每服50克，日服3次，可连续服用。

【功　效】利水消肿。用治慢性肾炎。

方⑱ 玉米须治急慢性肾炎

【方　剂】玉米须10克，玉米20粒，蝉衣3个，蛇蜕1条。

【用　法】水煎。连服1个月为1疗程。

【功　效】利尿。用治急慢性肾炎、肾盂肾炎。

方⑲ 花生蚕豆汤治慢性肾炎

【方　剂】花生米120克，蚕豆200克，红糖50克。

【用　法】锅内加水3碗，微火煮，水呈棕红色、浑浊时可服，服时加适量红糖。日服2次。

【功　效】益脾健胃，止血消肿。用治慢性肾炎。

方20　赤豆冬瓜汤治肾炎水肿

【方　剂】赤小豆150克，冬瓜250克。

【用　法】共煎汤。常服有效。

【功　效】利尿解毒。用治肾炎之水肿。

方21　鸡蛋蜈蚣治肾炎蛋白尿

【方　剂】鸡蛋（鲜）1个，蜈蚣1条。

【用　法】将新鲜鸡蛋打一小口，把蛋清和蛋黄搅匀，将蜈蚣捣末放入有口的鸡蛋内，再搅匀，蒸15分钟即可。取出食用。1天服1个蜈蚣鸡蛋。

【功　效】治疗肾炎蛋白尿甚验。

方22　黑鱼茶治慢性肾炎

【方　剂】无鳞黑鱼（约500克）1条，午时茶18克。

【用　法】先将鱼洗净，剖腹去肠，然后将午时茶装入鱼腹，用线缝好，放砂锅内煮熟。不加油盐，连汤带鱼，1日分3次吃完。

【功　效】治疗慢性肾炎。

注 忌盐半日。

方23　蟾酥治慢性肾炎有腹水者

【方　剂】蟾酥0.6克，砂仁末60克。

【用　法】蟾酥微炒，先将蟾酥和砂仁末少量同研，逐渐加入砂仁，完全研匀为度，备用。视其体格强弱，每服0.6～1.5克，1日3次。渐愈。

【功　效】治疗慢性肾炎有腹水者。

注 此药性甚猛，试服需注意。

方 24　白玉米根治疗慢性肾炎

【方　剂】白玉米（玉蜀黍）根适量。

【用　法】洗净煎汤服，1日3次。

【功　效】治疗慢性肾炎水肿。

方 25　冬瓜鲤鱼治疗慢性肾炎

【方　剂】冬瓜1000克，鲤鱼1条（重250克）。

【用　法】不加盐煮服。喝汤吃鱼。也可单用冬瓜子15～30克，水煎服。

【功　效】利尿消肿。治疗慢性肾炎低蛋白血症水肿。

方 26　黄芪苡仁龟板治疗慢性肾炎

【方　剂】生黄芪9克，苡仁、炙龟板各60克。

【用　法】先将龟板捣碎入罐，煮1小时，再入其余2味，文火煎1小时，须随时注意加水，不可煮干，每剂煎2次，每日1剂。

【功　效】益气养阴，清利湿热。治疗慢性肾炎。

方 27　益母草治疗慢性肾炎

【方　剂】益母草120克。

【用　法】水煎成2大碗，分4次服，隔3小时服1次，1天服完，连服10天。

【功　效】活血化瘀，改善血循环。治疗慢性肾炎。

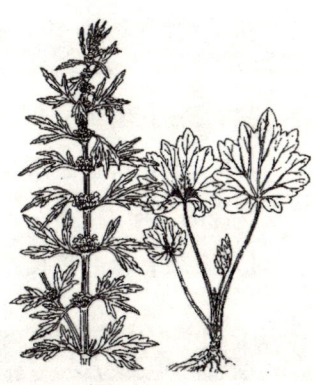

益母草

方 28　鳖肉治疗慢性肾炎

【方　剂】鳖肉500克，大蒜100克，白糖和白酒各适量。

【用　法】放入锅中共炖熟，食肉饮汤。

【功　效】养阴补血。治疗慢性肾炎水肿。

方㉙ 芡实猪肾汤治疗慢性肾炎

【方　剂】芡实50克，红枣30克，猪肾2只，生姜适量。

【用　法】将用料洗净，猪肾剖开割去臊腺，洗净切片，生姜洗净切片，加水400毫升，加油盐，煮汤服。分1~2次食药及猪肾，喝汤。经常服。

【功　效】治疗慢性肾炎。

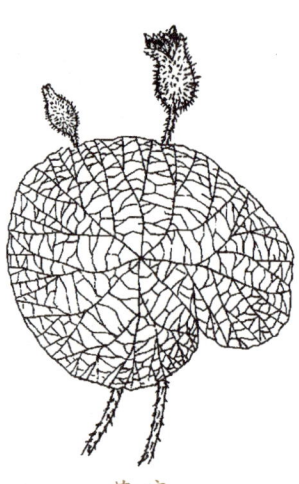

芡实

方㉚ 鲫鱼灯芯粥治慢性肾炎

【方　剂】鲫鱼1~2条，灯芯草7~8根，大米50克。

【用　法】鲫鱼去鳞及内脏，与灯芯草加水煮，过滤去渣，下米煮作粥。服食。

【功　效】调胃，实肠，下气。用治慢性肾炎、儿童营养不良性水肿、肠风。

方㉛ 煨鲫鱼蒜温治慢性肾炎

【方　剂】鲫鱼1条，大蒜适量。

【用　法】鲫鱼去鳞及内脏，洗净，大蒜切碎纳入鱼肚内，用荷叶包裹，放在燃烧的谷糠中煨熟。食用。

【功　效】治疗慢性肾炎及恶心呕吐。

方㉜ 羊奶治慢性肾炎

【方　剂】羊奶400克。

【用　法】煮沸。早、晚分2次饮用，连服1个月。

【功　效】补肾益精。用治慢性肾炎。

三、肾结石

肾结石是指某些无机盐物质在肾脏内形成的结晶。多发生于 20~40 岁的中青年人，结石常是由于机体内胶体和晶体代谢平衡失调所致，与营养代谢紊乱、感染、尿郁积、泌尿系异物以及地理气候等因素有关。结石较少时常无明显的症状表现，只是在 X 线拍片时才可发现。结石较大时可出现疼痛，为同侧腰痛、肾绞痛、尿内带血等。中医属淋症范畴。

方1 玉米芯治肾结石

【方　剂】玉米芯 10 个。
【用　法】加水适量煎 20 分钟，取汁当茶饮。
【功　效】治肾结石。

方2 薏苡仁治肾结石

【方　剂】薏苡仁 120 克，猫须草 60 克。
【用　法】共煎，每日 1 剂，分 2 次服完。
【功　效】治肾结石。

方3 野荸荠治肾结石

【方　剂】野荸荠 90 克，金钱草、生大黄各 30 克。
【用　法】水煎服，日服 3 次。
【功　效】治肾结石。

方4 威灵草治肾结石

【方　剂】威灵仙、金钱草各 60 克。

【用　法】水煎服，每日1剂，日服2次，连服5天。
【功　效】治肾结石。

方5　草珊瑚汤治肾结石

【方　剂】草珊瑚30克。
【用　法】水煎服，每日1剂，分2次服，亦可用酒泡服。
【功　效】治肾结石。

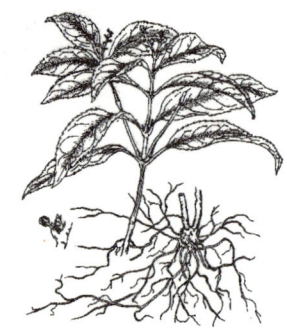

草珊瑚

方6　肾茶汤治肾结石

【方　剂】肾茶20克。
【用　法】鲜品洗净切片，水煎内服，每日3次。
【功　效】治肾结石、膀胱结石效果好，泡茶饮有预防作用。

方7　金血汤治肾结石

【方　剂】金钱草、大枣各18克，血琥珀、沉香各3克，锦大黄6克，木通、冬葵子、生地各12克，归尾9克。
【用　法】净水1000毫升，煎至300毫升，每日1剂，渣复煎1次，分2次服。
【功　效】治肾结石效果显著。
注 药后自然排出；若有血尿加蒲黄9克，怀牛膝9克。

方8　二茴汤治肾结石

【方　剂】大茴香、小茴香各4.5克，大黄6克，后下金钱草18克，萹蓄30克。
【用　法】水煎服。煎服黄豆卷汤以助药力。
【功　效】治肾结石。

四、肾病综合征

此病是以全身水肿，蛋白质、血浆蛋白降低，胆固醇等脂类血浓度增高为特征的证候群。病因多种，包括慢性肾小球肾炎、肾变性型肾病、类脂质肾病、系统性红斑狼疮性肾病、淀粉样变、多发性骨髓瘤、糖尿病性肾小球硬化症、过敏性紫癜、肾静脉血栓形成等。小儿以类脂质肾病为主，成人以肾病型慢性肾炎为最常见原因，其共同病理基础为肾小球基膜滤孔增大，血浆中小分子蛋白质大量滤过后随尿排出，以致引起血浆蛋白降低和蛋白质等代谢紊乱。肾功能良好者应给高蛋白饮食，适当限制纳盐，给利尿剂，并治疗各种病因（糖尿病、多发性骨髓瘤等）。对于类脂质肾病、肾病型慢性肾炎、过敏性紫癜等还可采用肾上腺皮质激素、免疫抑制药、中草药等治疗，并辅以促进蛋白质合成的雄性激素。

方1 丹参治肾病综合征

【方　剂】丹参、黄芪、石韦、益母草各30克。
【用　法】水煎服，1日1剂。
【功　效】治肾病综合征。

方2 芡实治肾病综合征

【方　剂】芡实30克，菟丝子、黄芪各20克，白术、茯苓、山药、金樱子、黄精、百合各15克，党参、枇杷叶各10克。
【用　法】水煎服，1日1剂。
【功　效】治肾病综合征。

方3 熟地治肾病综合征

【方　剂】熟地、山药、山茱萸、茯苓各50克，牡丹皮15克，泽泻、车前子各45克，附子40克，肉桂20克，牛膝30克。

【用　法】研末，蒸饼，蜜丸，梧桐子大，每次6~9克，日服3次，开水吞服。

【功　效】治肾病综合征，偏于肾阳虚，无持续性高血压和肾功能不全者。

方4　玉米须治肾病综合征

【方　剂】玉米须30克，白茅根15克，薏苡仁12克，冬瓜皮、夏枯草、菊花、车前草各9克，茯苓皮、大腹皮、苍术各6克。

【用　法】水煎服，1日1剂。

【功　效】治肾病综合征。

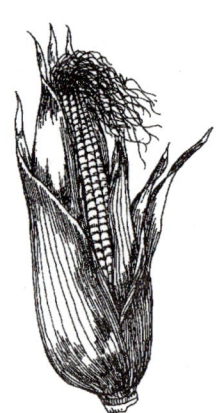

玉米须

方5　熟附子治肾病综合征

【方　剂】熟附子、黄芪、茯苓、泽泻、益母草各30克，生姜、大腹皮各20克，白术、猪苓、白芍各15克，肉桂3克。

【用　法】水煎服，1日1剂。

【功　效】治肾病综合征。

方6　癞蛤蟆治肾病综合征

【方　剂】癞蛤蟆1个，砂仁15克。

【用　法】将砂仁捣碎为末，装入蛤蟆肚内（由口腔装入），后置青瓦上，文火将其焙干，共为细末，每服3克，每日3次。

【功　效】治肾病综合征。

方7　苏蝉六味地黄汤治肾病综合征

【方　剂】紫苏叶6克，蝉衣3克，熟地、山药各18克，山萸、丹皮各9克，桃仁5粒，玉米须12克，黄芪15克，泽泻、益母草各10克。

【用　法】清水文火煎，空腹服，每日1剂。

【功　效】宣肺益肾，活血利水。用治肾病综合征。

方 8　温肾通利汤治肾病综合征

【方　剂】附片、茯苓、猪苓、炒白术、仙灵脾、生地、丹皮各 9 克，党参 12 克，荠菜花 30 克，生大黄 5 克，泽泻 20 克，肉桂 2 克。

【用　法】先将上药用适量清水浸泡 20 分钟，附片需先煎 40 分钟，纳诸药再煎 20 分钟，每剂煎 2 次，每日 1 剂，早、晚分别服第一、第二煎。

【功　效】温肾通利，利水消肿。用治肾病综合征。

方 9　益肾健脾汤治肾病综合征

【方　剂】黄芪 12 克，党参、炒白术、炒山约、茯苓、泽泻、石韦、野山楂、丹参、制萸肉各 9 克，甘草 4 克。

【用　法】水煎服，每日 1 剂。

【功　效】益肾健脾，利湿消肿。用治慢性肾炎日久不愈及肾病综合征。

方 10　首乌胎盘治肾病综合征

【方　剂】首乌、山药、黄芪、太子参、甘草、胎盘各等份。

【用　法】净选后共研细末。每服 3 克，1 日 2~3 次，温水送服。

【功　效】用治肾病综合征、慢性肾炎。

方 11　附子茯苓治肾病综合征

【方　剂】附子、茯苓、苡仁各 30 克，淫羊藿 15 克，干姜 10 克。

【用　法】先将附子水煎 3 小时，再入其他中药煎 30 分钟后服用，本方每日 1 剂，分 3 次煎服，水肿消退后即可停用。

【功　效】温肾，健脾，利水。主治肾病综合征脾肾阳虚所致水肿。

方 12　知母治肾病综合征

【方　剂】知母、黄柏、玄参各 12 克，生地、金银花、连翘、板蓝根、黄芩各 15 克，紫花地丁、鱼腥草各 20 克。

【用　法】水煎内服，每天 1 剂，每天 3 次。

【功　效】本方主要用于肾病综合征无水肿期大剂量运用激素阶段，患者表现为咽干口燥，虚热烦躁，心烦失眠，舌质红苔黄等以阴虚湿热为主的特征。

五、膀胱炎

膀胱炎常见于女性，因为女性的尿道比男性短，又接近肛门，大肠菌较易侵入，在一旦感冒或感觉到疲劳，或在小便后，总有一种涩涩的感觉，且有残尿感，虽然没有发烧，但排尿时，尿道有一种烧灼似的疼痛，急性膀胱炎如果治疗不当，往往会转变为慢性膀胱炎。在日常生活中，会有很大的不便。

方1 桐树花治急性膀胱炎

【方　剂】带蒂泡桐树花30朵。
【用　法】加水煎，去渣。顿服，每日1~2剂。
【功　效】治急性膀胱炎。

方2 小蓟治急性膀胱炎

【方　剂】小蓟30克，藕节、山药各20克，连翘15克，生地黄、滑石、当归、甘草各10克。
【用　法】煎服法同上。每日1~2剂。
【功　效】治急性膀胱炎。

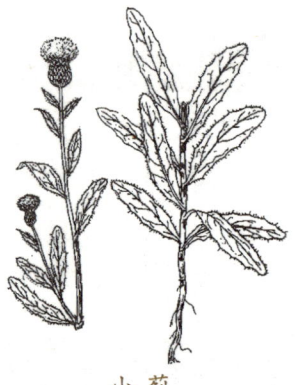

小蓟

方3 千张纸汤治膀胱炎

【方　剂】千张纸50克，黑面神40克。
【用　法】均为鲜品，洗净切片水煎内服，每日1剂，分3次服。
【功　效】消炎利尿。

方 4　青金竹叶汤治急慢性膀胱炎

【方　剂】青金竹叶15克，生石膏30克。
【用　法】用鲜青金竹叶、生石膏研碎，水煎服。每日1剂，分3次服。
【功　效】治急、慢性膀胱炎。对减轻症状、消炎、止痛、利尿效果佳。

方 5　茴铃汤治膀胱胀痛

【方　剂】小茴香、金铃子、泽泻、猪苓、木通、云苓各6克，牛膝9克，桂枝、白术各3克。
【用　法】水煎服，1次服下。
【功　效】治膀胱胀痛。

方 6　一把篾汤治膀胱炎

【方　剂】一把篾30克。
【用　法】水煎服，每日1剂，分2次服。
【功　效】清热利尿，散瘀活血。

方 7　公英汤治膀胱炎

【方　剂】蒲公英絮不拘量。
【用　法】水煎，过滤后服。
【功　效】治膀胱炎。

方 8　旋车汤治膀胱炎

【方　剂】旋花茄、车前草各15克。
【用　法】以上2味药切碎水煎服，每日1剂，分3次温服。
【功　效】清热利湿，解毒消炎。治膀胱炎、尿道炎引起的尿急、尿频、尿痛，以及体内热盛引起的小便热痛、小便出血等症。

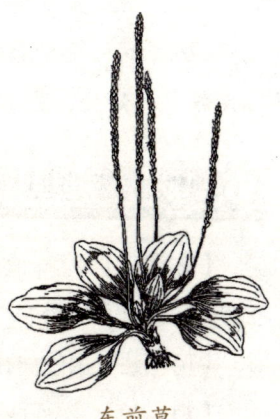

车前草

方 9 蝼蛄汤治膀胱炎

【方　剂】蝼蛄4只，鲜荷叶2片。
【用　法】水煎服。
【功　效】治膀胱炎。

方 10 莲藕甘蔗治膀胱炎尿道炎

【方　剂】莲藕绞汁1小茶杯，和甘蔗汁1小茶杯混合。
【用　法】1天分3次喝完。
【功　效】生的莲藕汁与甘蔗汁有清热消炎的功能，所以用来治疗膀胱炎和尿道炎，颇有奇效。

方 11 马木汤治急性膀胱炎

【方　剂】马鞭草20克，木贼10克。
【用　法】水煎服，每日1剂，分2次服。
【功　效】具有清热解毒，利湿通淋的功能。治急性膀胱炎。

方 12 金针菜治膀胱炎尿道炎

【方　剂】金针菜、砂糖各60克。
【用　法】加3杯水煮，熬至剩2杯的量时，喝其汁液。
【功　效】金针菜有利尿抗炎的功能，即所谓利湿热的作用，而且它还有镇定精神的好处，能治好因尿道炎、膀胱炎引起的失眠。

方 13 鲜地肤治膀胱炎

【方　剂】以鲜地肤全草1握，捣烂绞汁，约1杯，分2次服。也可以用地肤子50克，海金砂15克，甘草10克。
【用　法】用水煎服，每日2次，至好为止。
【功　效】治膀胱炎。

方 14　蒲黄丸治膀胱炎

【方　剂】蒲黄、葵子、赤茯苓、黄芪各50克，车前子当归微炒、荆实以上各1.5克，麦门冬去心、生地黄各100克。

【用　法】上为细末，炼蜜和捣200～300杵，丸如梧桐子大，每服30丸，食前用米饮送下。

【功　效】治虚损，膀胱有热，尿血不止。

方 15　鸭跖草治膀胱炎

【方　剂】鸭跖草60克，车前草50克，天胡荽15克。

【用　法】水煎2次，去渣，分2次服，服时加少量白糖。

【功　效】治疗膀胱炎、水肿。

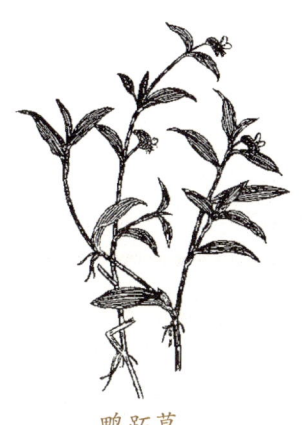

鸭跖草

六、阳　痿

阳痿是指在性交时阴茎不能勃起或举而不坚，不能进行性交而言的一种性功能障碍现象。正常情况下，性兴奋刺激从高级中枢神经传导到勃起中枢，勃起神经（盆神经）传导到阴茎海绵体神经丛引起海绵体充血、勃起。发生阳痿的原因是多方面的，多数是因为神经系统功能失常而引起，往往有头昏眼花、头痛脑涨、腰酸背痛、四肢无力、失眠、出冷汗等。另外一些肿瘤、损伤、炎症等也可引起神经功能紊乱而导致性功能衰退。有的则可能由于内分泌系统的疾病、生殖器本身发育不全或有损伤、疾病而引起。

方 1　海狗肾人参散治阳痿

【方　剂】海狗肾2具，人参、黄芪、玉竹、白术、白茯苓各9克，陈皮

6克，沉香3克。

【用　法】上药共研细末。每次服6~12克，每日2次，温开水或白酒送服。

【功　效】治疗气虚、体弱、阳痿。

方2　鲜淫羊藿治阳痿

【方　剂】鲜淫羊藿200克。

【用　法】将药物剪碎烧干，水煎服，开水泡亦可。每日3次。

【功　效】壮阳。用治阳痿。

方3　鹿鞭酒治阳痿

【方　剂】鹿鞭1条，鹿茸30克，蛤蚧1对，酒1000克。

【用　法】将前3味药泡酒7日后。早、晚各饮30克。

【功　效】壮阳。用治阳痿。

方4　牛尾当归汤治阳痿

【方　剂】牛尾巴1条，当归50克。

【用　法】水煎分服。连服2剂。

【功　效】用治阳痿。

方5　阳起石治阳痿

【方　剂】阳起石15克，白酒1500克。

【用　法】将阳起石研末，浸酒1日。每日3次，每次50克或2酒杯饮服。

【功　效】用治阳痿。

方6　海马治阳痿

【方　剂】海马适量，黄酒1盅。

【用　法】将海马炮炙研末。每次1~3克，每日3次，黄酒冲服。

【功　效】补肾壮阳，舒筋活络。治疗肾虚阳痿、腰腿痛。

方 7　海狗肾治阳痿

【方　剂】海狗肾3具，肉苁蓉、山萸肉各50克，巴戟肉40克，白酒适量。

【用　法】将上述前4味药切细，置白酒中浸泡2~3日，以全部成分浸出为度，再加酒至1000毫升。每次服5~10毫升，每日3次。

【功　效】补肾壮阳。治疗肾阳不足、性欲减退、阳事不举。

方 8　肝胆丸治疗阳痿

【方　剂】雄鸡肝、鲤鱼胆各4个，菟丝子粉（中药）30克，麻雀蛋1枚。

【用　法】将鸡肝、鲤鱼胆风干，百日后研细，加菟丝子粉、麻雀蛋清（蛋黄不用）拌匀，做成黄豆大药丸烘干或晒干。每日3次，每次1粒，温开水送服。

【功　效】补肾助阳。专治阳痿。

方 9　炖虫草鸡大补肾精

【方　剂】冬虫夏草5枚，母鸡1只，盐、味精各适量。

【用　法】将鸡开膛取出杂物，洗净，冬虫夏草放入锅内加水炖1个半小时，待鸡肉熟烂时下盐和味精少许。吃肉饮汤，日服2次，可连续服食3~5天。

【功　效】补肺，益肾。用治肾虚之阳痿、遗精及腰痛、腿软等。

方 10　羊肉羹治肾虚阳痿

【方　剂】羊肉250克，葱、姜、虾米各适量。

【用　法】将羊肉切片，同葱、姜、虾米焖至烂熟。食之，每日1次。

【功　效】益肾壮阳。用治阳痿、遗精。

方 11 炒苦瓜子治阳痿

【方　剂】苦瓜子、黄酒各适量。

【用　法】苦瓜子炒熟研末。黄酒送服,每次15克,每日3次,10天为1疗程。

【功　效】润脾补肾。用治阳痿、早泄。

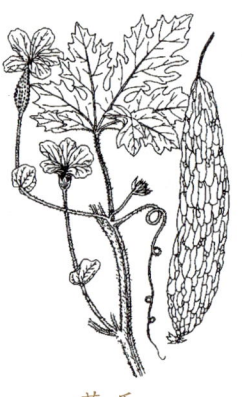

苦瓜

方 12 羊肉海参汤补虚壮阳

【方　剂】羊肉、海参、盐、姜各适量。

【用　法】海参浸发洗净,共切片,加调料,同羊肉煮汤。可连续食用。

【功　效】补虚损,壮肾阳。用治阳痿、遗精、腰酸腿软。

方 13 焙狗阴茎治阳痿不举

【方　剂】狗阴茎3件,黄酒适量。

【用　法】将狗阴茎用瓦焙干,研为细末。每服3~4克,用黄酒送下。

【功　效】补精髓,壮肾阳。用治阳痿久治不愈。

注《中医效方精选》介绍,某青年患阳痿,屡治不效,服此方1次即愈。

方 14 附片炖狗肉温肾散寒

【方　剂】熟附片30克,生姜150克,狗肉1000克,葱、蒜各适量。

【用　法】先煎熬附片2小时,然后放入狗肉、生姜、葱、蒜,一同炖烂。分多餐服食。

【功　效】用治阳痿、夜多小便、畏寒、四肢冰冷等,对虚寒引起的支气管炎、慢性肾炎也有一定疗效。

方 15 烫活虾壮阳

【方　剂】活虾100克,热黄酒半杯。

【用　法】将活虾洗净,用滚热黄酒烫死。吃虾喝酒,每日1次,连吃7天为1疗程。

【功　效】补肾壮阳。用治阳痿、遗精。

方⑯　海虾仁葱叶治阳痿

【方　剂】海虾仁7个,大葱叶(取粗绿含黏液多者为佳)3条。

【用　法】将虾仁装入葱叶内,晒干,轧成粉。每日服2次,茶水送下。

【功　效】补肾益精,通阳利气。用治阳痿不举、早泄等。

方⑰　对虾酒治阳痿遗精

【方　剂】新鲜大对虾1对,白酒(60°)250毫升。

【用　法】将虾洗净,置于瓷罐中,加酒浸泡并密封,约10天即成。每日随量饮酒,待酒尽后,将对虾烹炒。单独食用或佐餐。

【功　效】温阳填精。用治阳痿、遗精等。

方⑱　白羊肾羹补精髓

【方　剂】肉苁蓉50克,荜茇、草果、胡椒各10克,陈皮5克,白羊肾4个,羊脂200克,盐、葱、酱油、酵母粉各适量。

【用　法】将白羊肾、羊脂洗净,放入锅内。将肉苁蓉、荜茇、草果、陈皮、胡椒用纱布包扎好,放入锅内,加水适量置于炉火上烧沸,水开后改用文火炖熬,待羊肾熟烂时,下葱、盐、酱油、酵母粉,如常法做羹。

【功　效】补肾温阳。用治阳痿、遗精、腰膝无力、脾虚食少、胃寒腹痛等。

方⑲　海参羹治阳痿

【方　剂】水发海参100克,冬笋片20克,水发冬菇5克,熟火腿末、猪油各3克。

【用　法】海参切丁,冬菇、冬笋切碎,猪油烧熟,放入葱姜末爆香,倒入白汤,然后加入海参、冬菇、冬笋、盐、料酒、味精等,煮沸勾芡,倒入火腿末并洒上胡椒粉即成。

【功　效】补肾益精。用治肾虚阳痿。

方20 麻雀蛋治肾虚阳痿

【方　剂】麻雀蛋6个，盐末适量。

【用　法】将雀蛋蒸熟剥皮蘸盐末吃。每次吃3个，日用2次，可连吃3~5天。

【功　效】补肾，壮阳，强身。用治肾虚阳痿不举、举而不坚及早泄。

方21 附桂汤治阳痿

【方　剂】制附子、元桂各3克，熟地12克，川芎、白术各6克，白芍酒炒、当归、党参、枸杞、仙茅、巴戟各9克，黄芪24克。

【用　法】水煎服。

【功　效】治阳痿。

方22 蛤蚧汤治阳痿

【方　剂】蛤蚧1对，海马、鹿茸各10克，赤参15克，枸杞子50克，淫羊藿、五味子各30克。

【用　法】将上药洗净后，放入2500毫升白酒中，浸泡7天后即可饮用。每晚睡前饮35毫升，2个月为1疗程。

【功　效】治阳痿。

方23 黄芪附子汤治阳痿

【方　剂】鹿含草、黄芪、制附子先煎各30克，枸杞子20克，补骨脂12克，菟丝子、川芎、赤芍药各10克，鹿角霜、韭菜子各6克。

【用　法】水煎服，每日1剂。

【功　效】治男性性功能障碍（阳痿、早泄等）。

方24 参藿汤治阳痿

【方　剂】党参、黄芪、淫羊藿各30克，龙眼肉、仙茅各15克，白术、当归、远志、炙甘草、巴戟天各10克。

【用　法】水煎服，每日1剂。

【功　效】治阴茎举而不坚，食少神疲，寐不安宁，舌苔淡脉沉细。

方 25　蜈蚣治阳痿

【方　剂】蜈蚣30条，甘草6克，小茴香3克。

【用　法】上药共研末，每次服2克，每日1～2次。

【功　效】治阳痿。

蜈 蚣

方 26　地黄阳石汤治阳痿

【方　剂】熟地黄、阳起石各15克，山药、狗脊、覆盆子各12克，葛根、川断、伸筋草、桑螵蛸、知母、巴戟天、蛇床子各9克，远志6克。

【用　法】水煎服，每日1剂。

【功　效】治阳痿。

方 27　韭菜子·鸡内金治阳痿

【方　剂】韭菜子60克，鸡内金30克。

【用　法】共研末，每次服2～3克，每日1～2次。

【功　效】治阳痿。

方 28　蛤蚧治阳痿

【方　剂】蛤蚧1对，九香虫20克。

【用　法】共研末，每次服2～3克，每日1～2次。

【功　效】治阳痿。

方 29　枸芡莲药汤治阳痿

【方　剂】枸杞子、芡实、莲子、山药各30克，山茱萸、覆盆子各12

克，五味子 10 克。

【用　法】水煎服，每日 1 剂。

【功　效】治阳痿、早泄。

方30 酒浸鸡睾治阳痿

【方　剂】公鸡 1 只。

【用　法】宰杀取鸡睾，乘鲜直接浸泡于黄酒中 3 小时，取出烤熟服，隔晚服 1 次，连服 2 周，每次 2 只。

【功　效】补肾益精。适用于阳痿、性功能减退。

方31 羊外肾人参治阳痿

【方　剂】羊外肾 2 对，人参、仙茅、锁阳、菟丝子各 40 克，北芪、熟地、枸杞各 60 克。

【用　法】羊睾丸入酒煮烂，切片烘干，与上药共研末，蜜丸，早、晚各服 10 克。

【功　效】补肾壮阳。用治阳痿不举、精液清稀。

七、早　泄

早泄是指男子在性交时阴茎尚未接触阴道就自行射精或一经接触就立即射精的现象（一般青壮年男性在性交 2～6 分钟射精）。它多由精神过度紧张或严重神经衰弱所引起，手淫也是其诱因之一。除适当服用镇静药外，需解除顾虑，正确对待性生活，戒绝手淫，增强体力锻炼和体育疗法等。中医学认为，兼见面色苍白，精神萎靡，腰酸腿软，舌淡，脉沉弱者，多由命门火衰，肾气不固所致，治宜温肾、益精、固涩等法；兼见面红升火，咽干口燥，腰脊酸楚，舌红少津，脉弦细而数者，多由肾虚火旺所致，治宜滋肾、降火、固精等法。

方 1　鸡骨黑豆治早泄

【方　剂】鸡骨100克，黑豆30克，五味子6克。
【用　法】水煎服，每日1~2次。
【功　效】治早泄。

方 2　泥鳅山楂治早泄

【方　剂】泥鳅2条，山楂30克，盐适量。
【用　法】水煎，喝汤吃泥鳅，每日1~2次。
【功　效】治早泄。

方 3　猪脊髓五味子治早泄

【方　剂】猪脊髓、五味子各15克。
【用　法】水煎服，每日2次。
【功　效】治早泄。

方 4　细辛丁香治心理因素型早泄

【方　剂】细辛、丁香各20克，95%乙醇100毫升。
【用　法】将2药浸泡入乙醇内半个月备用。使用时，以此浸出液涤搽阴茎之龟头部位，经2~3分钟后即可行房事。
【功　效】治属于心理因素所致早泄者。

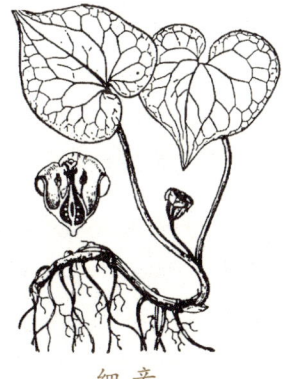

细辛

方 5　黄芪乳鸽治早泄

【方　剂】黄芪、枸杞子各30克，乳鸽1只，去毛和内脏。
【用　法】入葱、姜、盐等调料炖熟。饮汤食肉，每3日炖1次，3~5次为1疗程。

【功　效】治临房心悸不宁，性交即泄，伴气短乏力，自汗，纳呆便溏，面色萎黄，舌质淡，脉虚弱。

方 6　五倍子治早泄

【方　剂】五倍子 15 克。
【用　法】煎汤外洗阴茎，每日 2 次。
【功　效】治早泄。

方 7　茯苓治早泄

【方　剂】茯苓、泽泻各 15 克，猪苓 12 克，桂枝、细辛各 6 克。
【用　法】水煎服，每日 1 剂。
【功　效】治早泄。

方 8　知母治早泄

【方　剂】知母、黄柏、芡实、莲须、酸枣仁、柴胡各 10 克，龙骨、牡蛎各 30 克，珍珠母 50 克。
【用　法】水煎服。
【功　效】治早泄，症见舌尖边红，苔薄黄，脉弦或细数，或伴有头晕、耳鸣、心烦者。

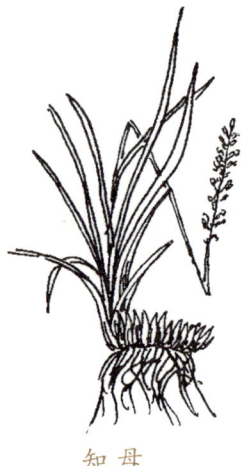

知母

方 9　蜂白散治早泄

【方　剂】露蜂房、白芷各 10 克。
【用　法】将 2 味药烘干发脆，共研细末，醋调成面团状，临睡前敷肚脐（神阙穴）上，外用纱布盖上，橡皮膏固定，每天敷 1 次，或间天 1 次，连续 3～5 次。
【功　效】治早泄。

方⑩ 生地黄治阴虚阳亢型早泄

【方　剂】生地黄、沙苑蒺藜各10克，山萸肉、山药、知母、黄柏、泽泻、丹皮、金樱子各9克，龙骨、牡蛎各30克。

【用　法】水煎服，每日1剂，分2次服。

【功　效】滋阴潜阳。适用于阴虚阳亢所致的早泄。

方⑪ 附子治肾气不固型早泄

【方　剂】附子、肉桂各6克，熟地、山萸肉各9克，泽泻、山药各12克，茯苓、丹皮各10克。

【用　法】水煎服，每日1剂，分2次服。

【功　效】益肾固精。适用于肾气不固所致的早泄。

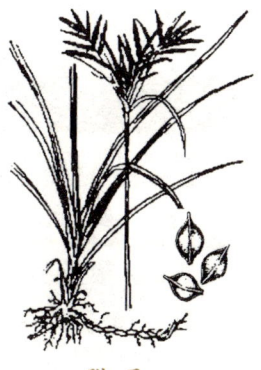

附子

方⑫ 人参治心脾虚损型早泄

【方　剂】人参、白术、茯神各9克，黄芪、龙眼肉各12克，当归10克，远志、枣仁、木香、甘草各6克。

【用　法】水煎服，每日1剂，分2次服。

【功　效】补益心脾。适用于心脾虚损所致的早泄。

方⑬ 狗肉治早泄

【方　剂】狗肉500克，八角、小茴香、桂皮、生姜、大蒜、胡椒面、精盐各适量。

【用　法】将狗肉入清水中净洗几遍，切小块，用开水烫一会，入热油锅中炸至金黄捞出。另取砂锅1只，倒入狗肉及八角、茴香、桂皮、大蒜、生姜。加水浸没，旺火烧沸，转小火烧2小时，调入精盐、胡椒面，稍焖即成。

【功　效】温阳祛寒，补虚健脾。适用于脾胃虚寒，气怯食少，胸腹胀满及肾虚下寒、腰膝酸软、阳痿、早泄者。

方 14　鱼鳔蒸莲须治疗早泄

【方　剂】鱼鳔15克，莲须20克。

【用　法】鱼鳔先下油锅炸泡后，用清水浸发除去火气。莲须洗净装入纱布袋中，同放于大瓷碗中，加清水400毫升，盖好隔水蒸熟，取出药纱袋，下精盐、味精，淋香油，调匀。早、晚各服1次，连服3～5天。

【功　效】适用于遗精、早泄。

方 15　蚯蚓韭菜饮治疗早泄

【方　剂】大蚯蚓（最好是韭菜地里的）10条，韭菜250克。

【用　法】将蚯蚓剖开，洗净捣成茸。韭菜洗净切碎，绞汁，同装于大茶盅中，冲入滚开水，盖闷温浸10分钟。1次温服。

【功　效】壮阳固精，补肾。适用于早泄。

方 16　核桃韭菜子汤治疗早泄

【方　剂】核桃仁15克，韭菜子10克。

【用　法】核桃仁捣成小颗粒，加水250毫升，与韭菜子10克同煮熟，去渣滤汁，加黄酒少许冲服。

【功　效】壮阳强腰，固精。适用于肾虚阳痿、遗精、早泄。

方 17　芡实莲子饭治遗精早泄

【方　剂】大米500克，莲子、芡实各50克。

【用　法】将大米淘洗净。莲子温水泡发，去心、去皮。芡实也用温水泡发。大米、莲子、芡实同入铝锅内，搅匀，加适量水，如焖米饭样焖熟。食时将饭搅开，常食有益。

【功　效】健脾固肾，涩精止遗。用治阳痿不举、遗精、早泄和脾虚所致的泄泻等。

八、遗 精

遗精是指在非性交活动时精液自行射出的一种疾病,一般一周数次或一夜几次者为病理状态。其中有梦而遗者,称为梦遗;无梦而遗,甚至清醒时精自出者,称为自泄滑精。常伴有头晕、耳鸣、精神萎靡、腰酸腿软、疲乏无力等症状。该病为男性性功能障碍最常见疾病,主要是皮层中枢、脊髓中枢功能紊乱,以及因生殖系统疾病而反应为遗精,如重症性神经衰弱、包皮垢炎、包皮龟头炎、后尿道炎、前列腺炎、精囊炎、精阜炎等均可引起此病。另外,某些慢性病、体质过于虚弱等,也可引起遗精。中医学上遗精属精关不固,或君相火旺、湿热下注、扰动精室而引起。无论梦遗或自泄,皆起因于肾水虚衰。此病有新旧轻重之分,新病体实者多梦遗,较轻;久病体虚者多滑精,较重。按病因不同,本病又分:①湿热下注型:表现为遗精难止,小便时精液流出,口苦口渴,小便黄赤,茎中痒痛,尿有余沥,舌质红,苔黄腻,脉濡数。②肾虚不固型:表现为滑精不禁,阳痿早泄,龟头发冷,形寒自汗,面色苍白,神疲乏力,夜尿频多,腰膝酸痛,舌淡苔白,脉沉细。③心肾不交型:表现为梦遗或情意放纵而滑精,头晕、头昏,精神疲倦,记忆力减退,心悸,舌红苔黄,脉细数。

方 1 五倍子茯苓丸治遗精

【方　剂】五倍子120克,茯苓30克,龙骨15克。

【用　法】将以上药物共研成末,面糊为丸,丸大小如绿豆。开水送服,每次服40粒,日服3次。

【功　效】用治肾虚性遗精。

方 2 沙果治疗遗精

【方　剂】沙果500克。

【用　法】将沙果切成厚片，加水800毫升，烧开后，小火煮至沙果酥时，加入蜂蜜250克，继续煮至成胶状，取出放凉。每日嚼食2～3次，每次2～3片。

【功　效】生津止渴，涩精止泻。适用于遗精。

方3 人参山药粉治遗精

【方　剂】人参、山药各30克，龙骨100克，茯苓50克，朱砂5克。

【用　法】上药共研成末。每服5克，日服2次。

【功　效】用治少食畏寒而梦遗者。

方4 蛤蜊散治遗精

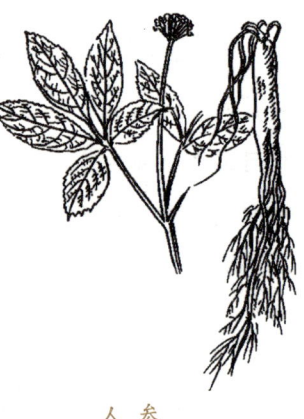

人参

【方　剂】蛤蜊300克，五味子100克，山萸肉50克。

【用　法】先煅蛤蜊，然后将其他药共研细末。每次服10克，每日2次，空腹温酒送服。

【功　效】清热利湿，滋阴止遗。治疗遗精。

方5 韭菜子治遗精

【方　剂】韭菜子10克，黄酒适量。

【用　法】水煎。黄酒送服，日服2次。

【功　效】用治无梦遗精。

方6 蒸白果鸡蛋治遗精

【方　剂】生白果仁（即银杏仁）2枚，鸡蛋1个。

【用　法】将生白果仁研碎，把鸡蛋打1小孔，将碎白果仁塞入，用纸糊封，然后上笼蒸熟。每日早、晚各吃1个鸡蛋，可连续食用至愈。

【功　效】滋阴补肾。用治遗精、遗尿。

方 7　荔枝树根猪肚补肾止遗

【方　剂】荔枝树根 60 克，猪小肚 1 个。

【用　法】将根切成段，洗净，以水 2 碗同炖至剩 1 碗，去渣。食小肚并饮汤。

【功　效】补益精血。用治遗精日久，神衰乏力。

方 8　荷叶治疗梦遗滑精

【方　剂】荷叶 50 克（鲜品加倍）。

【用　法】研末。每服 5 克，每日早、晚各 1 次，热米汤送服。轻者 1～2 剂，重者 3 剂可愈。

【功　效】清热止血，升发清阳。用治梦遗滑精。

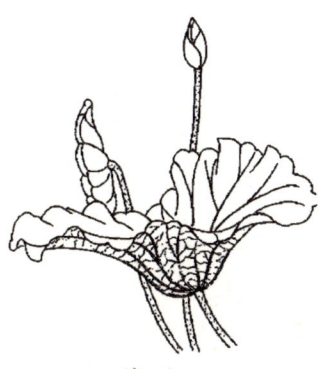

荷　叶

方 9　韭菜子补骨脂治遗精

【方　剂】韭菜子、补骨脂各 30 克。

【用　法】捣碎共研为末。白水送服，每服 9 克，每日 3 次。

【功　效】温肾壮阳，固精止遗。用治命门火衰、精关不固引起的遗精滑泄、神衰无力。

方 10　核桃猪肾治梦遗滑精

【方　剂】核桃仁 30 克，猪肾（腰子）2 个，葱、姜各 5 片，食油、盐、酱油、味精各适量。

【用　法】将猪肾剖开，去膜，洗净，切成薄片。锅内放油烧热，将猪肾片煸炒，取出沥尽污水。再将锅烧热加食油，用葱、姜炝锅，放入猪肾片、核桃仁、盐、酱油等调料翻炒片刻，起锅前下味精即成。连服 1 周有效。

【功　效】滋阴补肾。用治腰酸腿痛、梦遗滑精等。

方 ⑪ 黄柏樗白丸治遗精

【方　剂】樗白皮30克，牡蛎150克，知母、黄柏各90克，青黛9克，蛤粉、神曲各15克。

【用　法】共研细末，神曲糊为丸。每服9克，早、晚各1次。

【功　效】治遗精，伴有头晕耳鸣，腰困腿软，五心烦热，舌红，脉细数。

方 ⑫ 海螵蛸五倍子治遗精

【方　剂】密陀僧、五倍子各3克，海螵蛸4克。

【用　法】上药共研极细末，筛去粗末备用。每晚临睡前，用少许撒龟头上，如果包茎，即用凡士林少许擦龟头上，微润后，再撒药末，其夜精可不遗。

【功　效】治遗精。

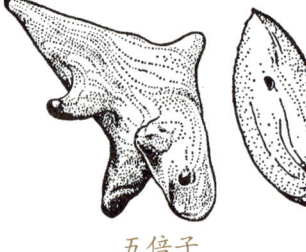

五倍子

方 ⑬ 柿蒂枣仁治遗精

【方　剂】柿蒂12克，枣仁24克，百合20克。

【用　法】水煎服，每日2次。

【功　效】治遗精。

方 ⑭ 鸡蛋壳柏叶治遗精

【方　剂】鸡蛋壳30克，柏叶20克，甘草6克。

【用　法】水煎服，每日2次。

【功　效】治遗精。

方 ⑮ 金樱子治肾虚不固型遗精

【方　剂】金樱子、莲子肉、芡实、茯苓、山药各20克，白术、山萸肉、肉桂各10克，熟地、生黄芪各15克。

【用　法】水煎服。

【功　效】补肾壮阳，涩精止泻。治肾虚不固型遗精。

方16 生地治心肾不交型遗精

【方　剂】生地、党参、远志、菖蒲、砂仁、黄柏各15克，知母20克，黄连、灯芯草各10克，生龙骨30克，甘草6克。

【用　法】水煎服。

【功　效】治心肾不交型遗精。

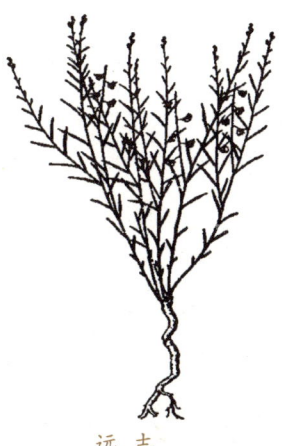

远志

方17 苦瓜治阴虚火旺型遗精

【方　剂】苦瓜1条，芡实粉10～15克，冰糖30克。

【用　法】将苦瓜捣烂如泥，和芡实粉加冰糖捣匀，1次或分2次服。

【功　效】降火滋阴，涩精。适用于阴虚火旺所致遗精。

方18 芡实山药治遗精

【方　剂】芡实、山药各30克，莲子15克，炒枣仁9克，党参3克。

【用　法】药用水适量，慢火煮，服汤，再用白糖15克拌入药渣中同服，每日如此。

【功　效】健脾，补肾，固精。适用于遗精。

方19 栀子仁治湿热内蕴型遗精

【方　剂】栀子仁3～5克，莲子心10克，粳米50～100克。

【用　法】将栀子仁碾成细末，先煮粳米、莲子心，待粥将成时，调入栀子仁末稍煮即可，或加白糖适量服。

【功　效】清热，利湿，止遗。适用于湿热内蕴所致遗精。

方20 胡桃仁治肾虚不藏型遗精

【方　剂】胡桃仁60克，韭菜150克。

【用　法】用麻油炒熟，加适量盐、姜、葱、味精等调好味，佐餐食。

【功　效】温肾固精。适用于因肾虚不藏之遗精。

方21 五倍子治遗精

【方　剂】五倍子6克。

【用　法】焙干，研细末，用患者的唾液调敷脐中，外用纱布覆盖，胶布固定，翌日早晨去掉，每晚1次，连用3~5次。

【功　效】治疗遗精。

第五章 内分泌与新陈代谢疾病

一、肝炎

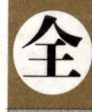

肝为五脏之一,有藏血、疏泄、开窍于目等功能。肝脏发生炎性病变,就是肝炎。肝炎的病因有病毒、细菌、阿米巴等感染,也可由于毒素、药物、化学品中毒等引起,有急性、慢性之分。症状上共同之处为恶心、食欲差、脘腹胀闷、大便时溏时秘、易疲劳、发热、出虚汗、肝区不适或疼痛、隐痛、肝功能异常、肝肿大、乏力等等。传染性肝炎又叫病毒性肝炎,多由肝炎病毒引起。现在已知肝炎至少可有甲、乙、丙、丁、戊等多种。该病预后危险,且极易传播,故确诊后应对病人分床分食进行隔离为好。治疗以中西医结合为佳。

方1 黄豆白菜干治病毒性肝炎

【方　剂】黄豆60克,白菜干45克,茵陈30克,郁金9克,山栀、柴胡、通草各6克。

【用　法】黄豆与白菜干煎汤饮服,早、晚另煎服茵陈等5味中药服。

【功　效】舒肝理气,退黄。用治病毒性肝炎。

方2 当归炖母鸡治慢性肝炎

【方　剂】当归、党参各15克,母鸡1只,葱、姜、料酒、盐各适量。

【用　法】将母鸡开膛去内脏，洗净。将当归、党参放入鸡腹内，置砂锅内，加水，下葱、姜、料酒、盐各适量。砂锅放旺火上烧沸，改用文火煨炖至烂。吃肉饮汤，分次吃完。

【功　效】补血强体。适用于肝脾血虚之慢性肝炎和各种贫血。

方③ 田螺治黄疸性肝炎

【方　剂】大田螺 10～20 个，黄酒半小杯。

【用　法】田螺放于清水中漂洗干净，捣碎去壳，取螺肉加入黄酒拌和，再加清水炖熟。饮其汤，每日 1 次。

【功　效】清热利湿，通便解毒。用治湿热黄疸、小便不利及水肿。

方④ 三根汤治慢性乙型肝炎

【方　剂】白花蛇舌草、白茅根各 15～30 克，夏枯草 12～15 克，甘草 6～12 克，板蓝根、山豆根各 10～15 克。

【用　法】每日 1 剂，水煎服。

【功　效】治慢性乙型肝炎。

方⑤ 柴芩汤治慢性肝炎

【方　剂】柴胡、白芍、三棱、甘草、佛手、郁金、法半夏、太子参各 9 克，黄芩 12 克，鳖甲 15 克，丹参 18 克，生姜 3 片。

【用　法】水煎服。

【功　效】治慢性肝炎。

方⑥ 甲鱼治慢性肝炎

【方　剂】淮山、园肉各 15～25 克，水鱼 1 只（即甲鱼）。

【用　法】先用热水烫水鱼，使其排尿后切开洗净去肠腔，然后将水鱼肉与壳一起连同淮山、园肉放炖盅内，加水适量，隔水炖熟服用。

【功　效】治阴，补阳。适用于慢性肝炎之症见气血不足者。

方 7 米醋鲜猪骨治慢性肝炎

【方　剂】米醋1000毫升，鲜猪骨500克，红、白糖各120克。
【用　法】共煮，不加水，沸后30分钟取出过滤，成人每服30~40毫升。
【功　效】本方可用于治疗急、慢性传染性肝炎。

方 8 麻连汤治急性黄疸型肝炎

【方　剂】净麻黄5克，连翘、杏仁、桑皮、甘草各6克，赤小豆30克（先煎），茵陈15克，鲜生姜3片，红枣6枚。
【用　法】水煎服。
【功　效】治急性黄疸型肝炎。

方 9 沙冬汤治慢性肝炎

【方　剂】沙参、天门冬、女贞子、熟枣仁各15克，石斛18克，玉竹24克，茉莉花9克，土鳖虫、九香虫各6克。
【用　法】水煎服。
【功　效】治慢性肝炎。

方 10 玫川汤治慢性肝炎

【方　剂】玫瑰棉30克，川楝子、白术、丹参各12克，香附9克，橘络6克，甘草3克，生姜2片，大枣3枚。
【用　法】水煎服。
【功　效】治慢性肝炎。

方 11 馒头黑矾治黄疸型肝炎

【方　剂】馒头2个，黑矾30克，微火焙干，大枣肉120克，核桃仁60克，桃仁、杏仁泡去皮尖各10克。
【用　法】共杵为丸，每次服6克，日服2次。
【功　效】治黄疸型肝炎。

方12 健脾解郁汤治慢性肝炎

【方　剂】党参、板蓝根、白术、丹参各15克，白芍、柴胡、郁金、陈皮、黄芪、茵陈各10克，半夏曲12克。

【用　法】水煎服，每日1剂，30天为1疗程，一般治疗2~3个疗程。麝浊或锌浊试验长期阳性者加服当归丸（片）。

【功　效】治慢性肝炎。

方13 茵陈蜜丸治慢性肝炎

【方　剂】茵陈50克，柴胡25克，龙胆草、郁金、元胡各20克，甜瓜蒂0.3克。

【用　法】共为细末，蜜为丸。每服5克，每日3次。

【功　效】治慢性肝炎。

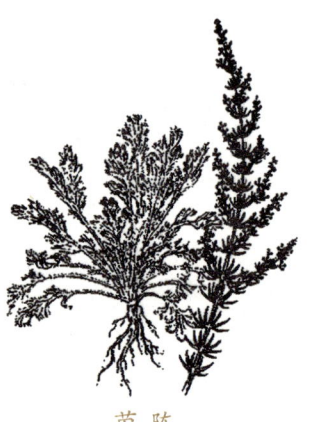

茵陈

方14 芍药大黄汤治高黄疸肝炎

【方　剂】赤芍药30~60克，大黄10~30克，茵陈、板蓝根各30克，泽兰、车前子各15克，郁金12克。

【用　法】加水煎沸15分钟，滤出药液，再加水煎15分钟，去渣，2煎所得药液对匀，分服，每日1剂。

【功　效】治高黄疸肝炎（其中有急性重症肝炎、慢性重症肝炎、瘀胆型肝炎、急性黄疸型肝炎）。

方15 茵陈黄芪汤治阴黄型肝炎

【方　剂】茵陈、党参、黄芪各30克，冬瓜皮、木通各15克，茯苓、当归各12克，熟附子、鸡内金、枸杞子、干姜、白术、泽兰各10克，石菖蒲6克。

【用　法】水煎服。每日1剂。

【功　效】治阴黄型肝炎。

方 16　白蒿汤治黄疸型肝炎

【方　剂】茵陈蒿、白鲜皮各30克。
【用　法】加水煎2遍,去渣,分服。每日1剂。
【功　效】治黄疸型肝炎。

方 17　薏苡根汤治黄疸型肝炎

【方　剂】薏苡根适量。
【用　法】加水煎汤,频频饮服。
【功　效】治黄疸型肝炎。

方 18　大麦芽汤治肝炎后遗症

【方　剂】大麦芽50克,茵陈50克,橘皮25克。
【用　法】水煎汤。每日早、晚分服。
【功　效】用治急慢性肝炎后遗症,如胸闷、痞胀、食欲不振等。

方 19　泥鳅治疗急慢性肝炎

【方　剂】泥鳅若干条。
【用　法】泥鳅放烘箱内烘干(温度以100℃为宜),达到可捏碎为度,取出研粉。每服15克,每日3次,饭后服。小儿酌减。
【功　效】用治急性或亚急性、迁延性肝炎。

方 20　虎杖根治慢性肝炎

【方　剂】虎杖根500克,北五味子250克,蜂蜜1000克。
【用　法】将虎杖、五味子洗净,用砂锅加水浸泡半小时,水量以浸没药物为度,中火煎沸后,改用小火煎半小时,等剩下1大碗药液时,滤出头汁;再加水2

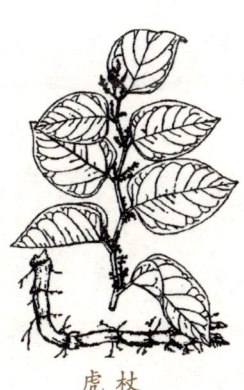

虎杖

大碗，煎约剩下1大碗药液时，滤出，弃渣；最后将头、二汁及蜂蜜一起倒入大砂锅内，小火煎沸5分钟后，离火，冷却，装瓶，盖紧，每日3次，每次1匙，饭后开水冲服，2个月为1疗程。

【功　效】柔肝解毒，去瘀止痛，利湿。适用于慢性肝炎。

方21　蜂蜜猪胆汁治肝炎

【方　剂】猪苦胆1枚，蜂蜜100克。

【用　法】取苦胆汁同蜂蜜调匀，放锅内蒸20分钟。饮服。

【功　效】清热，解毒，祛湿。用治肝炎。

方22　垂盆草治慢性肝炎

【方　剂】垂盆草、阴行草各500克，矮地茶250克。

【用　法】上述各药加工成棕褐色颗粒，每袋重13克；开水送服，每次1袋，每日3次，代茶饮。

【功　效】本方用于慢性肝炎有良效。

方23　柴胡枳壳治慢性肝炎

【方　剂】柴胡、枳壳、川芎、香附、陈皮、半夏各12克，郁金、太子参、茯苓、白术、黄芩各15克。

【用　法】水煎服，每日1剂，早晚服。

【功　效】治疗慢性迁延性肝炎方，功能疏肝理气，健脾和胃。

方24　金钱草治慢性乙肝

【方　剂】金钱草、车前子（包）、泽泻、薏苡仁、山楂、草河车、何首乌各12克，草决明、丹参、白花蛇舌草、生地、黄精各15克，桑枝30克，丹皮、大黄炭、桃仁各10克，生黄芪5克。

【用　法】水煎服，每日1剂，分2次服。

【功　效】本方治疗慢性乙型肝炎，功能清除里邪，扶正补虚，调理气血。

方 25　柴胡茵陈治慢性肝炎

【方　剂】柴胡、当归、莪术、党参、炒白术、茯苓各9克，茵陈、丹参、黄芪、女贞子各20克，板蓝根、五味子各15克。

【用　法】水煎服，每日1剂。头煎、二煎药液相混，早、中、晚分3次服。亦可共碾为末炼蜜为丸，每丸重9克，日服3丸。

【功　效】舒肝解郁，活血化瘀，清解祛邪，培补脾肾。可主治慢性、毒性肝炎，早期肝硬化、肝脾肿大、肝功能异常等。

二、肝硬化

肝硬化是慢性弥漫性肝脏病变，可由多种疾病引起。由于种种原因，肝细胞破坏后得不到修复，形成脂肪浸润和纤维组织增生，造成肝硬变。早期表现与慢性肝炎相似，此时若不注意治疗调养，可发展到肝脾肿大、腹水，甚或呕血、昏迷等。常用的有效临床偏方、验方主要如下。

方 1　益气化积消臌汤治肝硬化腹水

【方　剂】郁金、白术、茯苓、泽泻、当归、莱菔子各12～15克，败酱草、芍药各15～18克，黄芪、丹参、泽兰叶、黑豆皮各20～30克。

【用　法】水煎服，并送紫河车粉、水牛角粉各2～3克，三七粉3～6克，二丑粉3～9克。每日3剂。

【功　效】治肝硬化腹水。

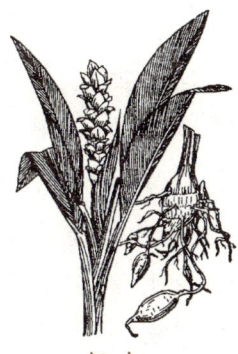

郁金

方 2　苍术白术治肝硬化腹水

【方　剂】苍术、白术、砂仁、茯苓各10克，青皮、陈皮、厚朴、枳实各9克，香附、丁香、灯芯各6克，腹皮、猪苓、泽泻各15克，生姜3片。

第五章　内分泌与新陈代谢疾病

【用　法】水煎服。

【功　效】主治肝硬化腹水。

方3　半边莲玉米须治肝硬化

【方　剂】半边莲、玉米须各50克。

【用　法】水煎服，每日1剂，分2次服完。

【功　效】治肝硬化。

方4　香白芷治肝硬化

【方　剂】香白芷50克。

【用　法】水煎服，每日1剂，分2次服完。

【功　效】治肝硬化。

方5　半边莲治肝硬化

【方　剂】半边莲50克。

【用　法】水煎服，每日1剂，2次服完。

【功　效】治肝硬化。

方6　消胀万应汤治肝硬化腹水

【方　剂】大腹皮、鳖甲各30克，香橼、莱菔子、神曲各20克，川朴、鸡内金各15克，砂仁、干蟋蟀分2次冲服，各10克，益母草100克。

【用　法】上药水煎至300毫升，每日1剂，分2次服。

【功　效】治肝硬化腹水。

方7　健脾分消汤治肝硬化腹水

【方　剂】黄芪、山药、丹参各20克，薏苡仁、车前子、大腹皮各30克，党参、茯苓、白术、仙灵脾、鳖骨各15克，泽泻、郁金、青皮、陈皮各12克，附子、甘草各6克。

【用　法】水煎服，每日1剂，10日为1个疗程。

【功　效】治肝硬化水肿。

方 8　地黄汤治肝硬化

【方　剂】生地黄15克，沙参、麦芽、鳖甲、猪苓各12克，麦门冬、当归、枸杞子、郁金各9克，川楝子、丹参各6克，黄连3克。

【用　法】加水煎沸15分钟，滤出药液，再加水煎20分钟，去渣，2煎所得药液对匀。分服，每日1剂。

【功　效】治肝硬化。

方 9　柴胡甘草治肝硬化

【方　剂】柴胡、杭芍、川芎、苍术各15克，甘草、枳壳、香附、青皮、厚朴各10克。

【用　法】水煎服，每日1剂，分2次服。

【功　效】舒肝理气，消满除胀。适用于气滞肝郁型之肝硬化。

方 10　当归白芍治肝硬化

【方　剂】当归、白芍、郁金、生地、茯苓各9～15克，丹参14～30克，败酱草、鳖甲、黄花各15～30克，栀子、丹皮、白术各6～12克，山栀、茵陈各9～30克。

【用　法】水煎服，1日1剂，分2次服。

【功　效】疏肝祛湿，软坚化瘀。适用于肝郁热蕴型肝硬化。

方 11　当归党参治肝硬化

【方　剂】当归、木香、茵陈各6～12克，白芍、党参、苍术、茯苓、黄精、炙鳖甲各9～15克，丹参、黄芪、山药各15～30克，肉豆蔻6～9克。

【用　法】水煎服，每日1剂，分2次服。

【功　效】活血化瘀，健脾燥湿。适用于脾虚、气虚之肝硬化。

第五章 内分泌与新陈代谢疾病

方 12 水蛭仙鹤草治肝硬化腹水

【方　剂】水蛭10克，仙鹤草60克，接骨草15克，车前子20克。

【用　法】先将水蛭研成细末备用；再将另3味药共水煎，送服水蛭1克，每日2次，分10次服。

【功　效】治疗肝硬化腹水的方剂，有一定疗效。

方 13 虎杖根治肝硬化腹水

【方　剂】虎杖根、竹节黄、金樱根、绒毛鸭脚木（根皮）、土杜仲（根皮）、奶汁藤（藤茎）、三叉苦钩藤各10克。

【用　法】每日1剂，水煎分2次服。另用炮山甲、一匹绸叶各等量，捣烂敷脐部，每日1次。

【功　效】活血去瘀，通络除湿。治疗肝硬化腹水有疗效。

方 14 当归赤芍治肝硬化

【方　剂】当归、赤芍、郁金、太子参、生地、茵陈各9~15克，丹参、小蓟、鸡白花、鳖甲各15~30克，炮山甲、丹皮各6~12克，桃仁、砂仁各3~9克。

【用　法】水煎服，每日1剂，分2次服。

【功　效】本方活血化瘀。适用于血瘀所致的肝硬化。

方 15 二甲丸治肝硬化

【方　剂】穿山甲、鸡内金各500克，醋炙鳖甲300克，蜂蜜2000克。

【用　法】前3味药共为细末，炼蜜为丸，每丸10克。日服3次，每次1丸。

【功　效】治肝硬化。

注 忌生冷、腥荤油腻食物。

方 16 鳗鱼脑治肝硬化

【方　剂】海鳗鱼脑、卵及脊髓各适量。
【用　法】将海鳗鱼卵、脑及脊髓焙干研末。每次3~6克，温开水冲服。
【功　效】滋补强壮。辅助治疗肝硬化及脂肪肝。

方 17 海带治肝硬化

【方　剂】海带30克，牵牛子15克。
【用　法】将上2味放入砂锅，加水煎煮，取汁去渣。每日1剂，分2次服。
【功　效】软坚散结，清热利水。治疗肝硬化腹水。

方 18 木贼草治肝硬化

【方　剂】木贼草（微炒）30克。
【用　法】研细末。空腹服，每服0.5~1克，白开水送服，日服2次。连服2周。
【功　效】用治肝硬化。

三、急性胆囊炎

急性胆囊炎是由于胆汁潴留和细菌感染而引起的胆囊炎症，常因胆囊内结石阻塞胆道使胆汁潴留形成对胆囊的慢性刺激所引起，也可因肝脏的长期炎症，使肝周围组织发生炎性病变所引起。本病多发于中年女性。患病以后可有上腹疼痛及消化不良等症状。腹痛可为针刺样或刀割样，并有规律性发作。有时还会引起恶心、呕吐、发热。常因饱餐、进食高脂肪、油类或寒冷等因素诱发。急性胆囊炎如治疗不及时或伴有胆囊内结石时常发展为慢性胆囊炎。

方 1　大黄芒硝散治急性胆囊炎

【方　剂】大黄、芒硝各 30 克。
【用　法】共为细末。每次服 10 克，每日 3 次。
【功　效】治急性胆囊炎。

方 2　茵陈散治急性胆囊炎

【方　剂】茵陈 20 克，熊胆、郁金、姜黄各 10 克。
【用　法】共为细末。每次冲服 3 克，每日 3~4 次。
【功　效】治急性胆囊炎，右上腹疼痛。

方 3　泥鳅散治急性胆囊炎

【方　剂】泥鳅适量。
【用　法】焙干，研末。每次冲服 9 克，每日 3 次。
【功　效】治急性胆囊炎，腹痛，呕吐。
注 对肝炎、黄疸也有很好的治疗作用。

方 4　大黄雪金汤治急性胆囊炎

【方　剂】生大黄、郁金各 10 克，山楂、金铃子各 120 克，积雪草 20 克。
【用　法】水煎服，每天 1 剂。
【功　效】治急性胆囊炎。

方 5　金钱草治胆囊炎

【方　剂】金钱草 60 克，郁金、鸡内金、元胡、赤芍、丹参、茯苓各 15 克，枳壳、槟榔、陈皮、柴胡各 12 克，广木香 10 克。
【用　法】水煎服。
【功　效】治急性胆囊炎或慢性胆囊炎急性发作，属肝胆郁结、湿热停滞者。右胁下胀痛或绞痛，口干口苦，恶心呕吐，腹胀纳呆，小便黄赤，舌红苔腻，脉弦而数。

方 6　蒲公英汤治急性胆囊炎

【方　剂】蒲公英90克。
【用　法】加水煎，去渣。顿服，每日1~2剂。
【功　效】治急性胆囊炎。

方 7　黄白汤治急性胆囊炎

【方　剂】大黄45克，白芍60克。
【用　法】加水煎，去渣。频服，以缓泻为度。每日2次。
【功　效】治急性胆囊炎。

方 8　大黄黄柏治急性胆囊炎

【方　剂】大黄、黄柏、柴胡各12克，白芍、枳实、半夏、郁金各9克，龙胆草6克，干姜10克。
【用　法】水煎服，每日1剂，分2次服完。
【功　效】治急性胆囊炎。

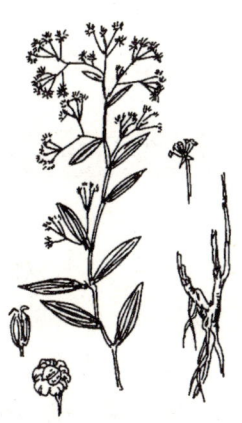
柴　胡

方 9　苍术治急性胆囊炎

【方　剂】苍术、枳壳、甘草各10克，陈皮、广木香、大黄各6克，川楝子12克，厚朴9克。
【用　法】水煎服，每日1剂，分2次服完。
【功　效】治急性胆囊炎。

方 10　嫩柳枝治急性胆囊炎

【方　剂】嫩柳枝20克，猪苦胆1只。
【用　法】将嫩柳枝煎成约50毫升液，然后趁热将猪苦胆汁混入，用白糖水送服，每次25毫升，每日2次。

【功　效】治急性胆囊炎。

方⑪ 扁竹根治急性胆囊炎

【方　剂】扁竹根、淫羊藿各40克。

【用　法】水煎服，每日2次服完。

【功　效】治急性胆囊炎。

方⑫ 小麦秆治胆囊炎

【方　剂】鲜嫩小麦秆100克（采取春天已灌浆，尚未成熟的小麦），白糖少许。

【用　法】麦秆加水煮半小时左右，加白糖使之微甜代茶饮，每次半小碗，1日3次。

【功　效】消炎利胆。适用于胆囊炎。

方⑬ 小白及治胆囊炎

【方　剂】小白及50克。

【用　法】以假鳞茎入药，研碎煮糯米饭吃，每日2次，每日1剂；或研末加熊胆10克调匀，分5次对蜂糖服，每日2次。

【功　效】清肺利胆，解毒清热，补肾，镇痉。彝医用于胆囊炎、胆绞痛有确切疗效，为独特方剂。

四、慢性胆囊炎

慢性胆囊炎是胆囊疾病中最常见的疾病。本病有时为急性胆囊炎的后遗症，但多数病例以往并无急性发作史。大多数的慢性胆囊炎都有胆道梗阻或胆汁流通不畅等因素存在。慢性胆囊炎的临床表现随病理变化的程度及有无

第五章 内分泌与新陈代谢疾病

并发症而有所不同,轻者可无症状,一般患者有轻重不同的腹胀、上腹部或右上腹不适感、持续性疼痛或右肩胛区放射性疼痛、胃中有灼热感、嗳气、泛酸,特别是在饱餐后或食油煎及高脂肪食物后加剧。

中医认为本病是由于饮食不节、进食油腻食品、寒温不调、情志不畅及虫积等因素,导致肝胆气滞、湿热壅阻、通降失常而成。

方1 大黄冰片治慢性胆囊炎

【方　剂】大黄30克,冰片5分。
【用　法】研成细末,用适量醋调成糊状,敷于胆囊区(右乳直下肋缘边左右),1日数次。
【功　效】治慢性胆囊炎。

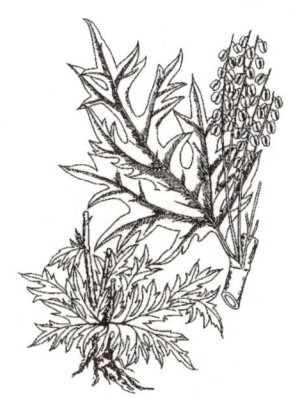

大黄

方2 黑豆散治慢性胆囊炎

【方　剂】鲜牛胆2枚,黑豆100克,郁金、半夏、枳壳、木香、白术各30克。
【用　法】将药物装入牛胆,待胆汁渗完,焙干,为末。每次冲服5克,每日3～4次。
【功　效】治慢性胆囊炎。

方3 柴胡白芍治慢性胆囊炎

【方　剂】柴胡、白术、陈皮、茯苓、泽泻各12克,白芍15克,黄芪19克,黄连6克,党参、半夏、防风、炙甘草、生姜、大枣各10克,羌活、独活各8克。
【用　法】水煎服,每日1剂,分2次服。
【功　效】利胆和胃。适用于慢性胆囊炎。

方4 柴胡青蒿治慢性胆囊炎

【方　剂】柴胡、青蒿、枳实、茯苓、郁金、陈皮、法半夏各10克,白芍6～10克,威灵仙15～30克,生甘草3克。

【用　法】水煎服，每日1剂，分2次服。
【功　效】疏肝，利胆，和胃。主治慢性胆囊炎。

方 5　柴胡郁金治慢性胆囊炎

【方　剂】柴胡、延胡索、木香各10克，白芍、郁金各15克，绵茵陈30克，香附12克，青皮、甘草各5克。
【用　法】水煎服，日1剂，分2次服。
【功　效】疏肝利胆，适用于慢性胆囊炎。

方 6　连翘白蔻仁治慢性胆囊炎

【方　剂】连翘、白蔻仁各10克，板蓝根20克。
【用　法】水煎服。
【功　效】治慢性胆囊炎。

方 7　柴胡香附治慢性胆囊炎

【方　剂】柴胡、川楝、香附各15克。
【用　法】水煎服。
【功　效】治慢性胆囊炎。

方 8　玉米须茵陈汤治慢性胆囊炎

【方　剂】玉米须60克，茵陈30克，栀子、郁金各15克。
【用　法】水煎服。每日1剂。
【功　效】治慢性胆囊炎。

方 9　白术陈皮汤治慢性胆囊炎

【方　剂】白术12克，白芍、陈皮各10克，防风6克。
【用　法】水煎服。每日1~2剂。
【功　效】治慢性胆囊炎。

方⑩ 白芍柴胡汤治慢性胆囊炎

【方　剂】白芍20克，柴胡、黄芩、丹参、元胡、连翘各15克，甘草5克。
【用　法】水煎服。每日1剂。
【功　效】治慢性胆囊炎。

五、糖尿病

糖尿病又称消渴症，是一种由胰岛素相对分泌不足或胰岛血糖素不适当地分泌过多而引起的以糖代谢紊乱、血糖增高为主要特征的全身慢性代谢性疾病。此病早期无症状，随其发展可出现多尿、多饮、多食、疲乏、消瘦、尿液中血糖含量增高，或并发急性感染、肺结核、动脉粥样硬化、末梢神经炎、趾端坏死等。早期诊断依靠化验尿糖和空腹血糖及葡萄糖耐量试验。此病重者可发生动脉硬化、白内障、酮中毒症等。按病情可采用饮食控制、胰岛素等降血糖药治疗，避免精神紧张，加强体育锻炼等也有利于预防本病的发生、发展。中医认为本病是由于饮食不节、情志不调、恣性纵欲、热病火燥等原因造成。本病多见于40岁以上喜欢吃甜食而肥胖的病人，脑力劳动者居多。创伤、精神刺激、多次妊娠以及某些药物（如肾上腺糖类皮质激素、女性避孕药等）是诱发或加重此病的因素。发病时伴有四肢酸痛、麻木感，视力模糊，肝肿大等症。

方① 枸杞茶治疗糖尿病

【方　剂】宁夏枸杞10克。
【用　法】将枸杞加水300毫升，煮沸1～2分钟，待冷后，早餐前将浓汁服完，之后反复冲开水当茶饮，每天4～5杯（每杯200毫升），临睡前将残存枸杞连水一起细嚼咽下。
【功　效】用治糖尿病。

方2 猪小肚治糖尿病

【方　剂】猪小肚10枚（干品）。

【用　法】剪破，烧至烟尽，研为细末。不拘时服，每次3克，用温酒调下。

【功　效】用治上消、饮水不止之糖尿病。

方3 冬瓜子麦冬汤治糖尿病

【方　剂】冬瓜子30克，麦门冬10～15克，黄连5克。

【用　法】水煎服。

【功　效】用治消渴饮水不止、小便频多之糖尿病患者。

方4 园葱治疗糖尿病

【方　剂】园葱（洋葱、葱头）100克。

【用　法】将园葱洗净，开水烫过，切细，加食油少许调味。佐饭食之，每日2次。

【功　效】用于治疗糖尿病、高血压、动脉硬化。

方5 旱蜗牛浸液治糖尿病

【方　剂】旱蜗牛14只。

【用　法】以水浸养一宿，取水饮之。

【功　效】用治消渴饮水不止之糖尿病患者。

方6 土人参金樱子根汤治糖尿病

【方　剂】土人参、金樱子根各60克。

【用　法】水煎服。

【功　效】用治多饮、多尿之糖尿病患者。

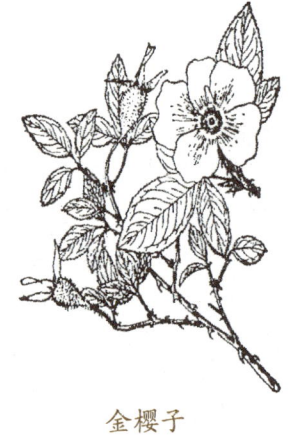

金樱子

方 7 番薯叶冬瓜汤治疗糖尿病

【方　剂】番薯叶 150 克，冬瓜（连皮）200 克。

【用　法】将番薯和冬瓜加水 500 毫升，煮至冬瓜酥烂。分 1~2 次服。

【功　效】适用于糖尿病。

方 8 柿子叶治疗糖尿病

【方　剂】鲜柿叶适量。

【用　法】将柿子叶洗净，以食盐浸渍。每日吃 5~6 片。

【功　效】用于治疗糖尿病。

方 9 蘑菇治疗糖尿病

【方　剂】蘑菇适量。

【用　法】做菜或煮汁饮服，常用。

【功　效】用于治疗糖尿病。蘑菇培养液具有降血糖作用，常食蘑菇有益于改善糖尿病症状。

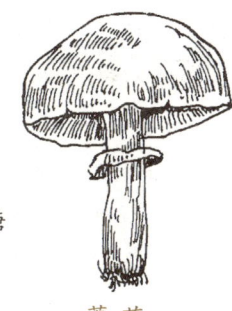
蘑菇

方 10 糯稻秆治疗糖尿病

【方　剂】糯稻秆 10 克。

【用　法】将糯稻秆切碎炒煲，沸水泡，每日 1 剂代茶饮。

【功　效】适用于糖尿病口渴咽干。

方 11 苡仁山药粥治疗糖尿病

【方　剂】苡仁、山药各 50 克，粳米 100 克。

【用　法】洗净加清水 1500 毫升。烧开后，不加油盐，慢熬成粥，分 3~4 次空腹服。

【功　效】补中利湿，固肾止泻。适用于糖尿病，口渴。

方 12　胡萝卜粥治疗糖尿病

【方　剂】新鲜胡萝卜适量，粳米250克。

【用　法】将胡萝卜切碎，同粳米一起煮粥。可供早、晚餐服食。

【功　效】清热解毒，健脾化滞。治疗糖尿病、高血压。

方 13　黑木耳扁豆治糖尿病

【方　剂】黑木耳、扁豆各等份。

【用　法】将上述2味洗净晒干，共研成面。每次9克，白水送服。

【功　效】益气清热，祛湿。用治糖尿病。

方 14　菟丝子丸治糖尿病

【方　剂】菟丝子适量。

【用　法】拣净水洗，酒浸3日，滤干，乘润捣碎，焙干再研细末，炼蜜为丸，如梧子大。日服2～3次，饭前服5～10克。或用胶囊灌服，米汤调下。

【功　效】用治上消饮水不止之糖尿病患者。

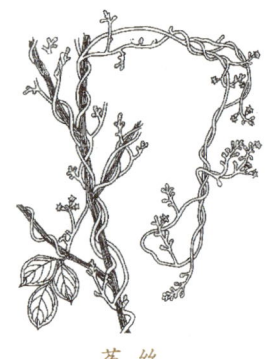

菟 丝

方 15　煮玉米粒治糖尿病

【方　剂】玉米粒500克。

【用　法】加水煎煮至粒熟烂。分4次服食。

【功　效】清热利尿，降低血糖。用治糖尿病。

方 16　蚕茧汤治糖尿病

【方　剂】蚕茧（连蛹）10枚，或乱丝绵15克。

【用　法】煎汤代茶饮。

【功　效】用治上消大渴之糖尿病患者。

方⑰ 野蔷薇根汤治小儿糖尿病

【方　剂】野蔷薇根皮9克。
【用　法】水煎服。日服2次。
【功　效】本方适宜于小儿糖尿病。

方⑱ 天花粉治上消大渴之糖尿病

【方　剂】大栝楼根。
【用　法】洗净削去外皮，切块，长寸许，日夜水浸，连续易水，经5日，取出碎研，以绢袋过滤，如制粉法干之。以沸水冲服1～2克，日3～4次，以愈为度。
【功　效】用治上消大渴之糖尿病。

方⑲ 生地姜汁治糖尿病

【方　剂】生地1500克，生姜250克，麦冬（去心）1000克。
【用　法】共入石臼内捣烂，取自然汁，文火熬，稀稠适度，收贮。每服1匙，不拘时服用，温开水送服。
【功　效】用治消渴型糖尿病。

麦冬

方⑳ 独参汤治糖尿病

【方　剂】生晒参、红参、西洋参（任选其中一味）。
【用　法】每日用2～6克，加开水100毫升，隔水炖2小时。温服，药渣可同时嚼碎服下。
【功　效】用治气阴两虚，尿糖、血糖明显异常之糖尿病。

方㉑ 糯米桑根茶治糖尿病

【方　剂】糯米（炒黄）、桑根（白皮）各等份。

【用　法】每用 30~50 克，水 1 大碗，煮至半碗。渴则饮之，不拘时。
【功　效】用治糖尿病。

方22　冬瓜皮西瓜皮汤治消渴型糖尿病

【方　剂】西瓜皮 50 克，冬瓜皮 20 克，天花粉 15 克。
【用　法】水煎服。
【功　效】用治消渴型糖尿病。

方23　菠菜根粥治糖尿病

【方　剂】鲜菠菜根 250 克，鸡内金 10 克，大米 50 克。
【用　法】菠菜根洗净，切碎，加水同鸡内金共煎煮 30~40 分钟，然后下米煮作烂粥。每日分 2 次连菜与粥服食。
【功　效】止渴，润燥，养胃。用治糖尿病。

方24　李子汁治糖尿病

【方　剂】鲜熟李子适量。
【用　法】去核，将李子肉切碎，以纱布挤取汁。每次 1 汤匙，每日 3 次。
【功　效】清肝，生津，利水。适用于糖尿病。

方25　田螺黄酒汤治疗糖尿病

【方　剂】大田螺 10 个，黄酒 100 毫升。
【用　法】清水静养 2~3 天，取净肉洗净，放于砂锅中，注入黄酒和清水 100 毫升，煮开后，加入姜丝和精盐，转用小火煮至熟透，下味精，淋麻油。分 1~2 次趁热食螺肉喝汤。

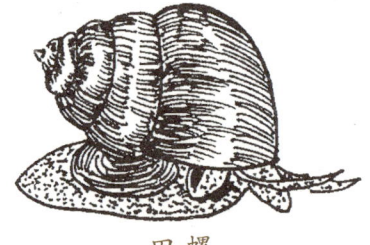
田螺

【功　效】适用于糖尿病口渴多饮，随饮随尿，口干舌燥，唇红。

方 26　绿豆萝梨汤治疗糖尿病

【方　剂】绿豆200克，青萝卜250克（切片），雪梨2个（去皮核，切片）。

【用　法】先将绿豆加水700毫升，煮至豆瓣开裂时，再将青萝卜、雪梨一同加入，共煮至熟透。分多次连渣服。

【功　效】适用于糖尿病。

方 27　豇豆山药汤治疗糖尿病

【方　剂】带皮嫩豇豆50克，山药30克。

【用　法】加水400毫升，煎至200毫升，去渣取汁。分2次服。

【功　效】适用于糖尿病口渴，尿多。

方 28　番茄瓜皮花粉茶治疗糖尿病

【方　剂】番茄40克，西瓜皮、冬瓜皮、天花粉各30克。

【用　法】番茄洗净切片，同西瓜皮、冬瓜皮、天花粉水煎2次，每次用水500毫升，煎半小时，2次混合，去渣取汁。当茶饮。

【功　效】适用于糖尿病。

方 29　醋蛋治疗糖尿病

【方　剂】鸡蛋5个，醋400毫升。

【用　法】将鲜鸡蛋打碎，置碗中，加醋150毫升，调和后放置36小时，再加醋250毫升，搅匀即成。上述量分5~7天服完。

【功　效】降血糖。适用于糖尿病。

方 30　蒸鲜山药治糖尿病

【方　剂】山药120克。

【用　法】将山药洗净蒸熟。饭前1次吃完，每日2次。

【功　效】补脾止泻，补肾收摄。用治糖尿病之口渴、尿多、易饥。

方31 山药黄连汤治糖尿病

【方　剂】山药25克，黄连10克。
【用　法】水煎服。
【功　效】清热祛湿，补益脾肾。用治糖尿病之口渴、尿多、善饥。

方32 桃胶玉米须治糖尿病

【方　剂】桃树胶15～25克，玉米须30～60克。
【用　法】2味加水共煎汁。日饮2次。
【功　效】平肝清热，利尿祛湿，和血益气。用治糖尿病。

方33 豇豆汤治糖尿病

【方　剂】带壳豇豆（干品）100克。
【用　法】水煎。每日1剂，吃豆喝汤。
【功　效】益气，清热。用治糖尿病之口渴、小便多。

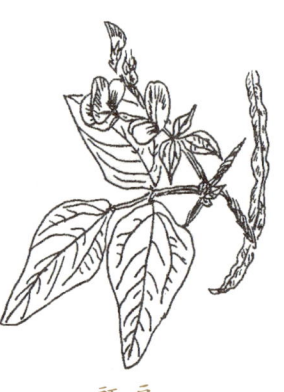

豇豆

方34 双瓜皮天花粉治糖尿口渴

【方　剂】西瓜皮、冬瓜皮各15克，天花粉12克。
【用　法】加水煎服。每日2次，每次半杯。
【功　效】清热，祛湿，利水。用治糖尿病之口渴、尿浊。

方35 嫩笋治糖尿病

【方　剂】嫩笋、酱油、盐各适量。
【用　法】将嫩笋削皮切成长方片，用酱油浸泡一下即捞出。锅内放入植物油烧至八成热，下笋片煎炸成黄色即可。
【功　效】益气，清热。用治糖尿病。

方 36 糯米花汤治糖尿病烦渴不止

【方　剂】糯米爆成的米花、桑根（白皮）各50克。

【用　法】水煎。每日分2次服。

【功　效】补中益气，清热。用治糖尿病之口渴。

方 37 猪脊汤治糖尿病

【方　剂】猪脊骨1具，大枣150克，莲子100克，木香3克，甘草10克。

【用　法】猪脊骨洗净、剁碎，枣及莲子去核、心，木香、甘草用纱布包扎。同放锅内加水适量，小火炖煮4~5小时。分顿食用，以喝汤为主，亦可吃肉、枣和莲子。

【功　效】滋阴，清热，健脾，行气。用治糖尿病之口渴、善饥、尿频等。

六、肥胖症

肥胖症是指由于人体新陈代谢失调而导致脂肪组织过多所造成的病证。一般认为体重超过正常标准的20%为肥胖。脂肪主要沉积于腹部、臀部、乳房、项颈等处。常见于体力劳动较少而进食过多的中年人。肥胖可分为单纯性肥胖和继发性肥胖。单纯性肥胖常常是家族性的，可能与遗传因素有关。继发性肥胖是继发于某些疾病的，例如皮质醇增多症、胰岛素瘤、甲状腺功能低下症、性幼稚多指畸形综合征、多囊卵巢综合征等等。患肥胖症者一般出汗多、善饥多食、腹胀、便秘、心慌、气短、嗜睡、不爱活动、不能平卧，还伴有下肢轻度水肿，女性患者则多伴有月经失调、闭经、不育等症状。

第五章　内分泌与新陈代谢疾病

方1　玫瑰花山楂饮治疗肥胖症

【方　剂】玫瑰花、红花各5克，山楂15克，红茶3克。

【用　法】开水冲泡代茶饮。

【功　效】适用于女性肥胖症兼有肝郁气滞闭经者。

方2　饮醋减肥

【方　剂】醋15～40毫升。

【用　法】将醋倒入杯中，每日饮用1次。

【功　效】降血脂。适用于肥胖者。

方3　黄豆醋减肥

【方　剂】黄豆500克，醋1000毫升。

【用　法】将黄豆炒20～25分钟，不能炒焦，冷后及时装入玻璃瓶内，加醋浸泡，密封7～10日后即可服用。每日早、晚各食6粒。

【功　效】降压，降血脂。适用于肥胖症、Ⅰ期高血压病、高脂血症等。

方4　三瓜皮治疗肥胖病

【方　剂】西瓜皮、黄瓜皮、冬瓜皮各200克。

【用　法】将西瓜皮刮去腊质外皮，冬瓜皮刮去绒毛外皮，与黄瓜皮一起，在开水锅内焯一下，待冷，切成条状，置盘中，用少许盐、味精拌匀，佐餐食用。

【功　效】减肥。治疗肥胖症。

方5　豆腐豆苗减肥

【方　剂】豆腐、豌豆苗尖各500克。

【用　法】将水煮沸后，把豆腐切块下锅，亦可先用菜油煎豆腐一面至黄，再加水煮沸后，下豆苗尖，烫熟即起锅，切勿久煮。每天以此作佐餐菜肴。

【功　效】通便，减肥。适用于气虚便秘的肥胖者。

方 6 山楂助减肥

【方　剂】生山楂500克，蜂蜜250克。

【用　法】将山楂去果柄及果核，放在锅内（勿用铁锅），加水适量，煎煮至7成熟，水将耗尽时，加入蜂蜜，再以小火煎煮熟透，收汁即可。待冷，放入瓶内贮存备用，每日服数次。

【功　效】破气行瘀，消积化滞。用于治疗肥胖病、高血脂。

方 7 赤小豆粥助减肥

【方　剂】赤小豆30克，粳米50克。

【用　法】赤小豆、粳米洗净，入锅，加清水煮至粥成。每日早、晚食粥。

【功　效】治疗肥胖病。

赤小豆

方 8 绿豆芽减肥

【方　剂】绿豆芽50克，米醋、生姜、食盐各适量。

【用　法】绿豆芽择选干净，入开水锅内焯一下，捞出装盘，加米醋、食盐、生姜末拌匀，即可食用。

【功　效】不仅减肥，且有利于保持身体健美。

方 9 魔芋治疗肥胖病

【方　剂】魔芋100克，调料适量。

【用　法】将魔芋和调料入油锅中，翻炒后出勺即可。每日1剂。

【功　效】减肥。适用于老年性肥胖。

方 10 枸杞汤治肥胖病

【方　剂】枸杞子60克。

【用　法】加水煎，去渣，分服。每日1剂。

【功　效】治肥胖症。

方 11　双术汤治肥胖病

【方　剂】苍术、白术各 15 克，茯苓、泽泻、陈皮、半夏、黄芪、防己各 10 克。

【用　法】水煎。服法同上，每日 1 剂。

【功　效】治肥胖病，脾不健运，聚湿成胖。

方 12　九味汤治肥胖病

【方　剂】桂枝、茯苓、陈皮、青皮、姜皮、桑白皮、大腹皮、泽泻各 10 克，附子 3 克。

【用　法】水煎。服法同上，每日 1 剂。

【功　效】治肥胖病，兼有水肿。

第六章 神经和运动系统疾病

一、失　眠

失眠指睡眠不足或睡不深熟。有几种形式：一是难于入睡起始失眠；二是睡眠浅而易于惊醒间断失眠；三是睡眠持续时间早于正常，早醒后不能再入睡（早醒失眠）。引起失眠的主要原因是精神过度紧张或兴奋，并伴以头昏脑涨、头痛、多梦、记忆力减退、神倦胸闷、注意力不集中、食欲不振、手足发冷等，常见于神经官能症、神经衰弱等；如失眠伴以情绪不稳、过敏、潮热、出汗、头痛头晕、血压波动、月经紊乱等，年龄在45～55岁间的可能是更年期综合征；如因环境嘈杂或服用浓茶、饮料、药物、心中有事、忧郁不结、疼痛等各种原因引起的，均应根据病因，镇定安眠，心理调节。

方 1　百合治疗失眠

【方　剂】干百合12克。
【用　法】将百合磨成粉，早、晚分2次冲服。
【功　效】清心安神，养阴润肺。用于治疗伴有心悸、健忘、心神不宁的失眠。平常人久服，可起到保健延年的作用。

方 2　糯稻根治疗失眠

【方　剂】糯稻根60克。

【用　法】水煎,每晚服1大碗。
【功　效】治疗失眠。

方3　芹菜根治疗失眠

【方　剂】芹菜根60克。
【用　法】水煎,睡前服。
【功　效】治疗失眠。

方4　酸枣仁治疗失眠

【方　剂】酸枣仁15克。
【用　法】焙焦为末,顿服,每日1次睡前服。
【功　效】补肝益胆,宁心安神。治疗失眠、心悸。

方5　莲子心治疗失眠

【方　剂】莲子心30个。
【用　法】水煎入盐少许,每晚临睡时服。
【功　效】清热泻火,宁心安神。治疗失眠、心悸、烦躁。

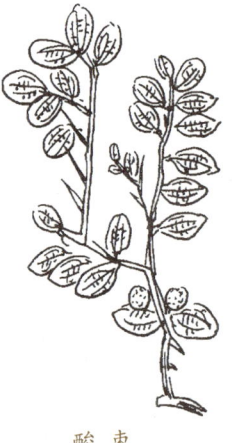

酸枣

方6　大枣小米茯神粥治疗失眠

【方　剂】大枣5枚,小米50克,茯神10克。
【用　法】先将茯神用水煮透,滤取汁液。用茯神汁液再煮小米和大枣为粥。每日分2次服用。
【功　效】健脾养心,安神益智。对于心脾两虚、惊悸怔忡、失眠健忘、精神不集中的情况均可应用。

方7　龙眼酒治疗失眠

【方　剂】龙眼肉100克,60度白酒400毫升。
【用　法】将龙眼肉放在细口瓶内,加入白酒,密封瓶口,每日振摇1

次，半月后可饮用。每日2次，每次10～20毫升。

【功　效】补益心脾，养血定神。适用于虚劳衰弱、失眠、健忘、惊悸等症。

方 8　白糖炖梨治疗失眠

【方　剂】鸭梨3枚，砂糖25克。

【用　法】将梨洗净，去皮，切片，加水煎煮20分钟，以白糖调味，分2次服用，饮汤食梨。

【功　效】清热化痰，和中安神。适用痰热忧心或热病津伤、心失所养的失眠、烦闷之症。

方 9　浮麦红枣甘草汤治疗失眠

【方　剂】浮小麦100克，红枣30克，甘草10克。

【用　法】水煎服。

【功　效】适用于皮肤瘙痒、烦躁失眠、神经衰弱、癫痫。

方 10　黑芝麻治头痛失眠

【方　剂】黑芝麻30克，明天麻、焦黄柏各12克，破故纸15克，焦枣仁、大枸杞各24克，血茸片1.5克。

【用　法】共研细末，炼蜜为丸，早、晚各服4.5克，开水送下。如头痛甚者加羌活、藁本；失眠甚者重用焦枣仁；记忆力减退者，重用茸参。

【功　效】主治头痛、失眠。

黑芝麻

方 11　大枣葱白汤治疗失眠

【方　剂】大枣20枚，葱白10克。

【用　法】将大枣洗净，劈开，与葱白一起入锅，加水煎煮，煮开15～20分钟后取下，滤取汤液；每晚1次，温热饮服。

【功　效】补中益气，养血安神。适用于心脾两虚、心慌无力、食少倦怠、烦闷不得眠者食用。

方 12　小红枣治血虚型失眠

【方　剂】小红枣 10 克，牛舌草 3 克，熏衣草 1 克。

【用　法】共研粗粉，开水浸泡内服，每日数次，亦可当茶饮用。

【功　效】本方对血虚及各种神经衰弱症引起的失眠有良好的治疗作用。

方 13　黄百解治失眠

【方　剂】黄百解 30 克，苘心草 10 克，大枣 15 克，冰糖适量。

【用　法】洗净切片，水煎内服，每日 5 次，或者泡开水当茶频频服用。

【功　效】本方对心慌心跳、失眠患者疗效显著，连服无任何毒副作用。

方 14　柿叶山楂核治失眠

【方　剂】柿叶、山楂核各 30 克。

【用　法】先将柿叶切成条状，晒干，再将山楂核炒焦，捣裂，水煎服，每晚 1 次，7 天为 1 疗程。

【功　效】该方有促进睡眠的作用，适用于各种原因引起的失眠。

方 15　豆蔻治失眠

【方　剂】豆蔻、小茴香、荜拨各 15 克，牛奶 50 毫升。

【用　法】以上 3 味煎汤取汁，最后加牛奶煮沸 10 分钟，内服。每日 2～3 次，每次半碗（约 50～100 毫升）。

【功　效】本方对失眠、多梦、心悸、怔忡，特别是对长期失眠患者效果较好。

二、眩　晕

眩是目眩，即眼花或眼前发黑，视物模糊；晕是头晕，即感觉自身或外界景物旋转，站立不稳。因二者同时并见，故统称为"眩晕"。究其原因有四：

第六章 神经和运动系统疾病

一是外邪袭人，邪气循经脉上扰巅顶，清窍被扰，可发生眩晕。

二是脏腑功能失调，或肾精亏耗，不能生髓，髓海不足，发生眩晕；或是肝阳上亢，上扰清窍，发为眩晕；或是脾胃不足，气血亏虚，脑失所养。

三是痰湿中阻，痰湿上犯，蒙蔽清阳而发眩晕。

四是瘀血内阻，清窍受扰，而生眩晕。

方 1 丹参红花治晕眩

【方　剂】丹参、生珍珠母各30克，红花、泽兰、朱茯神、钩藤、白蒺藜各9克，田七（研末2次分服）、甘草各3克。

【用　法】水煎服，每日1剂。

【功　效】祛瘀通络，清利头目。用治头目晕眩，失眠多梦，甚至精神恍惚，舌边紫黯，脉涩。

方 2 天麻钩藤饮治肝阳上亢型眩晕

【方　剂】天麻、白蒺藜、茯苓各12克，钩藤15克，炒山栀、黄芩各10克，夏枯草、夜交藤、生牡蛎各30克。

【用　法】水煎服，每日1剂。

【功　效】平肝，熄风，潜阳。用治肝阳上亢型眩晕（高血压多属此型），症见眩晕如坐舟车，耳鸣，头涨痛，性情急躁，常因恼怒而眩晕加重，烦热面赤，睡眠多梦，口干苦，苔黄，舌质红，脉弦数。

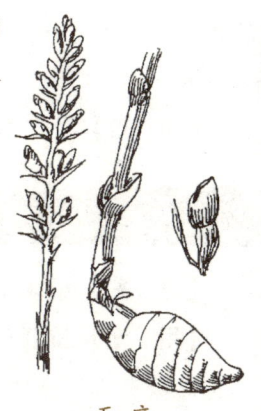
天麻

方 3 女贞子旱莲草治眩晕

【方　剂】女贞子、旱莲草、熟地、当归、白芍、草决明、玄参、沙苑子、白蒺藜、生龙骨、生牡蛎、何首乌各等份。

【用　法】水煎服，每日1剂。

【功　效】滋水涵木，清眩止晕。用治眩晕，证属肝肾阴虚，其症见头目眩晕，身摇如坐舟车，时欲恶心。

方 4 玉米须治头目眩晕

【方　剂】玉米须 30 克。

【用　法】以水 2 盅煎至 1 盅为度。空腹服下，连服 3～6 次。

【功　效】用治高血压引起之头晕眼花、眩晕。

方 5 白果红枣汤治疗头晕

【方　剂】白果 30 克，红枣 10 枚。

【用　法】将白果除去壳、膜和胚芽，研末，红枣煎汤送服。

【功　效】用于老年动脉硬化症、美尼尔氏综合征头晕目眩。

方 6 鱼鳔山药汤治疗头晕

【方　剂】鱼鳔 30 克，鲜山药 100 克。

【用　法】将鱼鳔浸软、切块，鲜山药去皮，洗净切片，同放于砂锅中，注入清水 500 毫升，加入冰糖，小火煮至酥烂。分 2 次乘热食鱼鳔和山药，喝汤。

【功　效】治疗耳源性眩晕。

方 7 菊花粳米治眩晕

【方　剂】干菊花 10 克，粳米 50 克，冰糖少许。

【用　法】将菊花去蒂、择净磨成碎末备用。再将粳米加冰糖煮粥，待粥煮好调入菊花末，再少煮片刻即成。每日 1 剂，分 2 次服。

【功　效】疏风，清热，止眩晕。用于外感风热所致的头晕目眩。

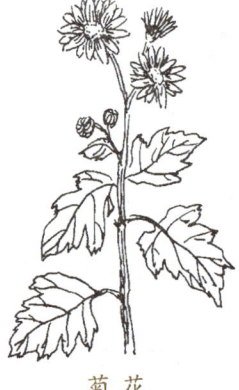

菊花

方 8 首乌枸杞芝麻饮治疗头晕

【方　剂】首乌 20 克，黑芝麻、枸杞各 15 克，菊花 10 克。

【用　法】水煎 2 次，每次用水 400 毫升，煎半小时，2 次混合，去渣留汁，分2次服。

【功　效】适用于肝肾两虚，头晕目眩，腰膝酸软，须发早白，视物模糊，血虚便秘。

方⑨ 猪肉夏枯草治疗眩晕

【方　剂】夏枯草15克，瘦猪肉60克。

【用　法】将夏枯草、猪肉加水适量，煮至肉熟即可。喝汤吃肉，每日分2次。

【功　效】清肝火，散郁结，降血压。适用于伴有高血压、目赤、头痛等肝火上炎之眩晕。

方⑩ 泽泻治痰火上扰型眩晕

【方　剂】泽泻、粳米各50克，川牛膝10克，白术15克。

【用　法】先将泽泻、白术、牛膝同入砂锅中煎水，去渣、取汁。用净药汁，同粳米煮成稀粥，每日早、晚各服1小碗，连服3～5天。

【功　效】利湿涤痰。适用于痰火上扰之眩晕。

方⑪ 荆芥治外感风寒型眩晕

【方　剂】荆芥10克，薄荷、菊花各9克，蝉衣6克，桑叶5克。

【用　法】水煎服，1日1剂，分2次服。

【功　效】解毒祛风。适用于外感风寒所致眩晕。

方⑫ 僵蚕治风邪型眩晕

【方　剂】僵蚕、青皮各9克，荆芥穗、羌活、白芷、明天麻各6克，鸡蛋2枚。

【用　法】将上药与鸡蛋加水适量，共煮之，待鸡蛋熟后去皮，再煮，令药味入透，取出鸡蛋即可。

【功　效】祛风，止眩晕。适用于风邪所致头目眩晕。

三、神经衰弱

神经衰弱是神经官能症中常见病症之一，多因长期情绪失调，用脑过度或病后体弱等原因引起。神经衰弱的临床表现较为广泛，涉及人体大部分器官和系统，但与心血管、神经系统的关系最为密切。主要表现为容易疲劳、易激动、注意力不集中、记忆力减退、头昏、头痛、失眠、乏力、烦躁、多疑、忧郁、焦虑等。一般病程较长，常反复波动。治疗主要是提高病人对疾病的认识，解除顾虑，树立战胜疾病的信心，进行适当的体育锻炼，给予必要的药物治疗。

方 1　枣仁参乌汤治神经衰弱

【方　剂】党参、首乌、桑葚子、茯苓各15克，当归、白术、炙远志各10克，黄芪、丹参、炒枣仁各20克。

【用　法】水煎服。

【功　效】治神经衰弱，以失眠、健忘、脑功能减退为主要症状者。

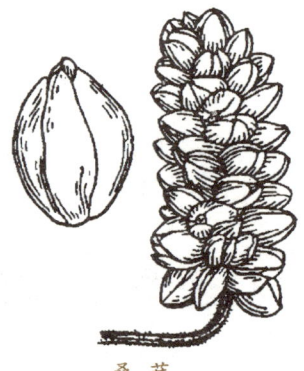

桑葚

注 本方功用健脾养心，益智健脑。用于因思虑过度，劳伤心脾，肝肾亏损，气血两虚而引起的失眠健忘、脑力减退有良好效果。有明显益智安神，补气养血，恢复脑力与抗衰老的作用。

方 2　黄芪母鸡汤治神经衰弱

【方　剂】黄母鸡1只，生黄芪120克，麦门冬、炒枣仁各30克，茯神、枸杞子各15克。

【用　法】将鸡宰好去毛，剖腹去内脏肠杂，洗净切块，诸药用纱布袋装好，与鸡块共煎煮，令其熟烂，然后去药袋，留汤、肉2日内分4次食完，隔2~5天再用。以愈为期。

【功　效】治神经衰弱，头昏眩晕，失眠多梦，心悸健忘，疲乏无力，脉象虚细等。

注 本方黄母鸡为血肉有情之品，补虚扶羸，疗效卓著。再伍诸品益气补虚，滋养肝肾，宁心安神。

方3 猪肉淮山药汤治神经衰弱

【方　剂】瘦猪肉50克，淮山药、枸杞各10克。

【用　法】共煮。饮汤，每日服1次。

【功　效】养血安神。用治神经衰弱。

方4 虾壳枣仁汤治神经衰弱

【方　剂】虾壳25克，酸枣仁、远志各15克。

【用　法】共煎汤。每日服1剂。

【功　效】安神镇静。用治神经衰弱。

方5 糯米苡仁粥治神经衰弱

【方　剂】糯米（捣半碎）100克，苡仁50克，红枣10枚。

【用　法】按常法煮作粥。每日1次。

【功　效】补中，益气，安神。用治神经衰弱。

方6 蝗虫粉治神经衰弱

【方　剂】蝗虫。

【用　法】蝗虫去足、翅，焙燥研粉。每日服10克，分2~3次饭后服。

【功　效】用治神经衰弱、肺结核、咳喘等。

方7 茯神粥宁心安神

【方　剂】茯神末50克，粳米100克。

【用　法】先将粳米煮作粥，临熟，下茯神末同煮食之。
【功　效】养心安神。用治睡不实，欲睡不得睡。

方⑧ 鲜百合治神经衰弱

【方　剂】鲜百合50克，生、熟枣仁各15克。
【用　法】鲜百合用清水浸泡1夜。取生、熟枣仁水煎去渣，用其汁将百合煮熟。连汤吃下。
【功　效】长食清心安神。用治神经衰弱和更年期综合征，适于年老少寐者服食。

方⑨ 百合猪肉汤治神经衰弱

【方　剂】百合50克，瘦猪肉200克，盐少许。
【用　法】瘦猪肉切成小块，与百合加盐共煮烂熟，顿服。
【功　效】清热润肺，养血安神。用治神经衰弱之失眠，肺结核之低热、干咳、气促等。

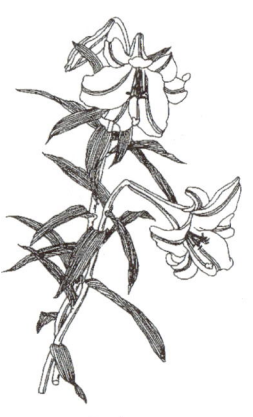

百合

方⑩ 鲜百合蜂蜜治虚烦不眠

【方　剂】鲜百合80克，蜂蜜适量。
【用　法】鲜百合与蜂蜜拌和，蒸熟。睡前食。
【功　效】养阴除烦。用治虚烦不眠。

方⑪ 龙眼莲子枣仁醋治疗神经衰弱

【方　剂】龙眼肉、莲子、枣仁各30克，米醋30毫升。
【用　法】将前3味加水500毫升煮熟，然后倒入米醋再煮3～5分钟。每晚服用1次，经常服用有效。
【功　效】安神催眠。适用于神经衰弱、心悸、失眠。

方12 蜂蜜治失眠多梦

【方　剂】蜂蜜50克。

【用　法】温开水1杯加蜂蜜调和。睡前顿服。

【功　效】养心安神。主治心阴不足所致的失眠多梦。

方13 莲子青心治心烦失眠

【方　剂】莲子青心2克。

【用　法】用开水浸泡。当茶饮。

【功　效】清心开胃。主治心烦失眠、食欲差。

方14 鲜花生叶治神经衰弱

【方　剂】鲜花生叶40克。

【用　法】加水2大碗，煎至1大碗。早晚2次分服，连服3日。

【功　效】镇静安神。适用于神经衰弱所致头痛、头昏、多梦、失眠、记忆力减退。对脑震荡后遗症引起的上述症状，亦有较理想的疗效。

方15 枸杞大枣蛋治疗神经衰弱

【方　剂】枸杞30克，大枣10枚，鸡蛋2个。

【用　法】放砂锅内加水适量同煮，蛋熟后去壳再共煎片刻，吃蛋喝汤，每天1次，连服数天。

【功　效】滋肾养肝。适用于肝肾阴虚所致神经衰弱。

方16 枣仁黄花治疗神经衰弱

【方　剂】枣仁10克，干黄花菜20根。

【用　法】将枣仁、黄花菜炒至半熟，捣碎研成细末，睡前1次服完。

【功　效】疏肝健脾，宁心安神。适用于肝气郁结所致神经衰弱。

四、头痛

头痛是临床上常见的自觉症状,可由多种疾病引起。头痛的病因较多,但不外乎外感和内伤两大类。其病机多因风寒湿热等邪外侵,风阻火毒上扰,痰浊瘀血阻滞,致经气不利,气血逆乱;或因气血营精亏虚,清阳不升,脑神失养等所致。

方1 芎芷二陈汤治头痛

【方　剂】川芎、白芷、升麻、麻黄各9克,姜半夏、天麻、荆芥穗各10克,陈皮、茯苓各12克,生甘草6克,蜈蚣2条。

【用　法】水煎服。每日1剂,早、晚各服1次,小儿量酌减。

【功　效】祛风解表,除湿化痰,疏通经络。用治外感所致痰湿内停、寒邪凝滞、气郁血瘀所引起的头痛。

方2 疏风活血汤治慢性头痛

【方　剂】川芎15克,桃仁、红花、当归、白芍、熟地、防风、羌活、独活、白芷各10克,鸡血藤20克。

【用　法】水煎服,每日1剂。

【功　效】活血,疏风,止痛。用治各种慢性头痛。

方3 大黄苏打片治疗血管性头痛

【方　剂】大黄苏打片。

【用　法】大黄苏打片7~10片,空腹服,每日2~3次,以出现轻度腹泻为度。

【功　效】大黄苏打片含有大黄粉、碳酸氢钠、薄荷油等,主要用于治疗胃酸过多、消化不良、便秘等。大黄苏打片具有扩张血管、改变血液pH、减少血黏度，从而对血管性头痛起到治疗作用。可使头痛在1小时内减轻，1~8小时内消失。

方4 白果治疗头痛

【方　剂】带壳生白果20克。

【用　法】将生白果捣裂，去膜及胚芽，入砂锅，加入水500毫升，水煎，1天分2次服完。

【功　效】补肾益肺，扩张脑血管。治疗脑血管硬化性头痛、头晕。

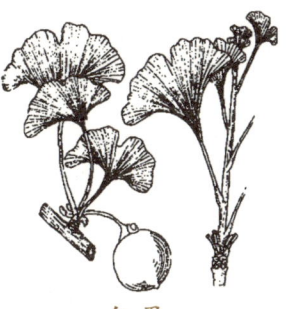

白果

方5 大黄细辛塞鼻孔治疗头痛

【方　剂】大黄、细辛各6克。

【用　法】以上研细末，左侧头痛塞左鼻，右痛塞右鼻。

【功　效】散寒化痰，通窍止痛。治疗鼻炎、鼻窦炎引起的头痛、鼻塞。

方6 草决明治疗头痛

【方　剂】草决明60克（炒）。

【用　法】研为末，用茶调敷两太阳穴，干则换。

【功　效】清热明目。治疗肝火上炎、风热外袭所致头痛、眩晕、目赤。

方7 川芎茶叶治疗头痛

【方　剂】川芎9克，茶叶6克。

【用　法】水煎服。也可川芎加下列之一：加当归18克，治疗血虚头痛；加香附3克，治疗气郁头痛。

【功　效】活血行气，散风止痛。治疗头痛。

方8 荠菜花治疗头晕、头痛

【方　剂】荠菜花不拘量。

【用　法】水煎服。

【功　效】清热凉血。治疗头痛、头晕。

方 9　山豆根治疗热证头痛

【方　剂】山豆根9克。

【用　法】研末，用香油（或菜油）调，涂两太阳穴。

【功　效】清热解毒，止痛。治疗热证头痛。

方 10　米醋治疗头痛

【方　剂】米醋适量。

【用　法】将醋放置锅内煮沸，趁热气出时将头面伸向蒸汽中，以蒸气熏头面，其痛可止。

【功　效】散风止痛。用于外感头痛。

方 11　芹菜香菇治疗头痛

【方　剂】芹菜400克，水发香菇50克。

【用　法】按家常做法佐餐食用。

【功　效】平肝潜阳。适用于伴有眩晕、耳鸣、急躁等肝阳上亢的头痛。

方 12　荞麦陈醋治疗偏头痛

【方　剂】陈荞麦30克，陈醋适量。

【用　法】将荞麦放入锅内炒至老黄色，加醋再炒，然后取出用醋调成稠糊，装布袋趁热敷额上发际处。冷后炒热再敷之，至鼻子流黄臭涕停止。

【功　效】祛风，活血，止痛。用于治疗鼻窦炎、鼻炎、鼻塞引起之偏头痛。

方 13　蚕沙石膏醋调治疗头痛

【方　剂】蚕沙15克，生石膏30克，米醋适量。

【用　法】将前2味研为细末,加醋调成糊状,敷于前额,痛止去糊。

【功　效】清热,利湿,止痛。用于发热、头昏、头痛如裹。

方⑭ 公鸡血治贫血型头痛

【方　剂】公鸡血15克,金花果、双参各10克。

【用　法】将2味药先煮20~30分钟,放入鸡血煮5~6分钟即可,用2~3滴为引,每日服1次。

【功　效】适用于妇女产后失血过多引起的头痛,也可用于贫血引起的头痛。

方⑮ 藁本菊花治前额痛

【方　剂】藁本、薄荷各4.5克,菊花、鲜石斛、黄芩、淡豆豉各6克,甘松3克,大葱白9克。

【用　法】水煎,每日服2次。

【功　效】用于前额痛。

方⑯ 地肤子川芎治偏头痛

【方　剂】地肤子50克,川芎、菊花各15克。

【用　法】水煎服,1日3次。

【功　效】清头明目,散瘀止痛。用治偏头痛、三叉神经痛。

方⑰ 黄芩生军治偏头痛

【方　剂】黄芩3克,生军(研)9克。

【用　法】和白酒1小碗煮服。

【功　效】适用于偏头痛属热者。

方⑱ 全虫末治偏头痛

【方　剂】全虫末。

【用　法】以全虫末少许置于"太阳穴",以胶布封固,每日1换。
【功　效】祛风平肝,解痉定痛。用治偏头痛。

方 19　川芎白芷治偏头痛

【方　剂】川芎、白芷、炙远志各50克,冰片7克。
【用　法】共研极细末,瓶装密贮勿泄气。以绸布或的确良一小块,包少许药末,塞入鼻孔,右侧头痛塞左鼻孔,左侧头痛塞右鼻孔。
【功　效】养血活血祛风,芳香开窍醒脑。用治偏头痛。

方 20　川芎治血管神经性头痛

【方　剂】川芎、白芷各30克,全蝎12克,细辛10克。
【用　法】将上药共研细末,分装3克1包,每日服3次,每次1包,温开水送服。
【功　效】本方对血管神经性头痛、三叉神经痛引起的偏头痛疗效显著,对单侧或双侧头痛如刀割,头痛连目、连牙、连耳也有一定的效果。

方 21　荆芥穗治偏头痛

【方　剂】荆芥穗适量。
【用　法】将荆芥穗研细末内服。每日3次,每次15克,热水冲服。
【功　效】本方有发汗解热作用,对偏头痛有较好的疗效,无副作用。

方 22　白芷治感冒头痛

【方　剂】白芷9克。
【用　法】水煎分2~3次服。或研末,每服3克,1日3次。
【功　效】用于偏头痛及感冒头痛。

方 23　蔓荆子治头痛

【方　剂】蔓荆子、香附各10克,野菊花12克,草决明18克。

【用　法】水煎服，每日1剂，日服3次。

【功　效】疏风清热，清利头目。治疗风热上攻，头痛目眩，面红耳赤，口干舌燥等症。本方药性偏寒，脾胃虚寒者不宜长服。

五、中　风

中风又称为急性脑血管疾病，是一种非外伤性而又发病较急的脑局部血液供应障碍引起的神经性损害。因其发病急骤，故也称为卒中或脑血管意外。一般分为出血性和缺血性两类。属脑出血、脑血栓形成、脑栓塞等范畴。临床表现为突然昏厥，不省人事，并伴有口眼歪斜、舌强语謇、半身瘫痪、牙关紧闭或目合口张、手撒肢冷、肢体软瘫等。重者可突然摔倒、意识丧失、陷入昏迷、大小便失禁等。中医学认为，脑溢血大体属于中脏、中腑范畴。脑血栓、脑栓塞为中经、中络范畴。乃因患者平素气虚血亏，心、肝、肾三脏阴阳失调，或招受外邪，或内伤七情而致病。老年人易患此症。

方1　槐花茶防中风

【方　剂】槐花6克。

【用　法】开水泡。当茶饮。

【功　效】预防中风。

方2　牛胆汁绿豆粉汤防中风

【方　剂】牛胆汁120克，绿豆粉60克。

【用　法】混合拌匀，晒干研细粉。开水冲泡，频服。

【功　效】可预防中风症。

方3　莲心茉莉花茶防中风

【方　剂】茉莉花茶适量，莲子心2克。

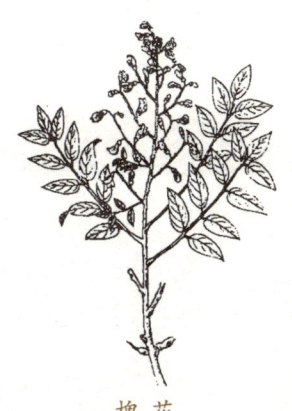

槐花

【用　法】开水冲泡。频服。
【功　效】可预防中风。

方4　芹菜汁治中风

【方　剂】芹菜适量。
【用　法】将芹菜取汁。每次服1酒杯，每日3次，连服3~4日。
【功　效】用治中风。

方5　白鸭血治中风

【方　剂】白鸭血2小杯。
【用　法】每日服1次，早、晚饭前1小时饮服。
【功　效】用治中风。

方6　猪牙皂角治中风

【方　剂】猪牙皂角6克，细辛1.5克。
【用　法】共研细末。少许吹入鼻孔，即醒。如无细辛，皂角一味亦可。
【功　效】用治中风不省人事、牙关紧闭、痰涎壅盛。

方7　乌梅冰片治中风

【方　剂】乌梅6克，冰片3克。
【用　法】加水少许，捣烂，搽牙龈即开。
【功　效】用治中风口噤不开、牙关紧闭、不省人事。

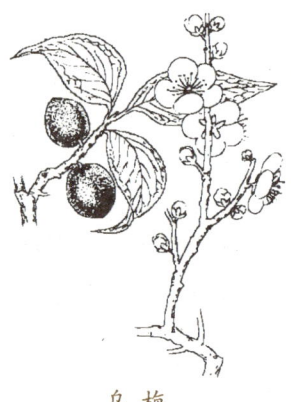

乌梅

方8　乌梅天南星粉治中风

【方　剂】乌梅6克，冰片1.5克，天南星3克。
【用　法】共研末。搽牙齿。
【功　效】用治中风口噤不开、牙关紧闭、不省人事。

方⑨ 皂角白矾粉治中风

【方　剂】皂角6克，细辛1.5克，白矾3克。
【用　法】共研细末。少许吹入鼻孔。
【功　效】用治中风牙关紧闭、不省人事。

方⑩ 桑叶汤治摇头风

【方　剂】桑叶3~6克。
【用　法】水煎服。日服2次。
【功　效】祛风，安神。用治摇头不止、言语不清、口流涎水之摇头风。

方⑪ 冬麻子粥治中风偏枯

【方　剂】冬麻子30克，荆芥穗10克，薄荷叶6克，白粟米100克。
【用　法】先将芥穗、薄荷叶煎汤取汁，用此汁研麻子仁，滤过后下白粟米煮粥。空腹食之。
【功　效】祛风，润肠。用治中风偏枯、言语蹇涩、手足不遂。

方⑫ 龟血炖冰糖治半身不遂

【方　剂】乌龟3只，冰糖5克。
【用　法】将乌龟头切下取血，碗中放入冰糖隔水共炖熟。服食。
【功　效】养血通脉。用治腰肌劳损，中风后半身不遂、四肢麻木。

方⑬ 黑豆膏治中风不语

【方　剂】黑豆适量。
【用　法】将黑豆洗净，加水煮汁，煎至稠如饴膏状。用时先含于口中不咽，片刻后再咽下，每日数次。
【功　效】除热，活血。用治中风不语。

方14 蒜泥治中风不语

【方　剂】大蒜2瓣。

【用　法】将蒜瓣去皮,捣烂如泥。涂于牙根部。

【功　效】宣窍通闭。用治中风不语。

方15 古方"豆淋酒"治产后中风

【方　剂】马料豆、黄酒各适量。

【用　法】将豆放入锅中炒焦,冲入热黄酒半杯。趁热服,服后盖被卧,得微汗则愈。

【功　效】利水,祛风,活血,解毒。用治妇女产后中风之四肢麻痹、口眼歪斜。

方16 细辛末治中风

【方　剂】细辛(又名杜衡)适量。

【用　法】研为细末,吹入鼻孔。

【功　效】用治中风不省人事。

方17 当归荆芥治中风

【方　剂】当归、荆芥各等份。

【用　法】炒黑,共研细末,每用9克,水1杯,酒少许,煎服。

【功　效】用治中风不省人事、口吐白沫、手足拘挛、产后风瘫。

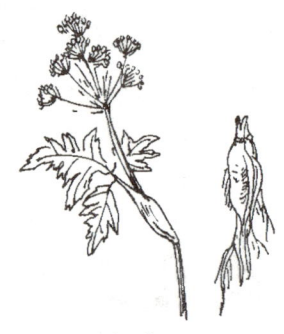

当归

方18 当归全蝎粉治中风

【方　剂】当归36克,天麻9克,全蝎去尾7.5克。

【用　法】共研细末。日服2次,每服6克。

【功　效】用治中风半身不遂。

第六章 神经和运动系统疾病

方19 陈艾木瓜酒治中风

【方　剂】陈艾、木瓜、酒、醋各250克。

【用　法】加水煎汤。熏洗偏瘫部位，每日熏洗3～5次，不拘时洗。

【功　效】用治中风半身不遂。

方20 蛇蜕治中风

【方　剂】蛇蜕1.5克，黄酒120克。

【用　法】用酒1杯，将蛇蜕点燃烧灰。用热黄酒调服。

【功　效】用治中风牙关紧闭、两眼流泪、胡言乱语、产后风瘫。

方21 羌活姜汤治中风

【方　剂】羌活6克，煨干姜3克，黑芥穗15克。

【用　法】水煎服。

【功　效】用治中风牙关紧闭、两眼流泪、胡言乱语、产后风瘫。

方22 穿山甲川芎汤治中风

【方　剂】穿山甲3克，川芎、当归、羌活各6克。

【用　法】水煎服。

【功　效】通络，搜风，止痛。用治中风四肢拘挛、半身不遂以及类风湿、风湿性关节炎。

方23 鳝鱼治中风

【方　剂】鳝鱼1条100～150克。

【用　法】手拿鱼头，向上拖，左歪拖右，右歪拖左，视正即停，否则，向反方歪斜。

【功　效】用治中风口眼㖞斜有奇效。

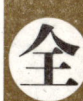

第六章 神经和运动系统疾病

方 24 葱白治中风

【方　剂】葱白适量。
【用　法】煮葱白食之。
【功　效】用治中风麻痹不仁者。

方 25 天南星治中风

【方　剂】天南星、生姜汁各适量。
【用　法】将天南星研细末,生姜汁和匀,摊于纸上。左歪贴右,右歪贴左,正则洗去,免得其反。
【功　效】用治中风口眼㖞斜。

方 26 荆芥薄荷丸治中风

【方　剂】鲜荆芥、鲜薄荷各500克。
【用　法】同捣绞汁,煎熬成膏,余渣取2/3份晒干研末,以膏和为丸。日服3次,每服4~6克。
【功　效】用治中风口眼㖞斜。

方 27 白附子全蝎粉治中风

【方　剂】白附子、僵蚕、全蝎各等份。
【用　法】共研为细末。每服1.5~3克,开水冲服,避免风寒。
【功　效】用治中风口眼㖞斜。

方 28 四枝一皮汤治中风年久瘫痪

【方　剂】槐枝、柳枝、椿皮、楮枝、茄枝各500克。
【用　法】煎水3大桶,大盆当洗,水冷添热,洗后覆被取大汗,禁风3~7日,如未愈再洗。
【功　效】治疗年久瘫痪。

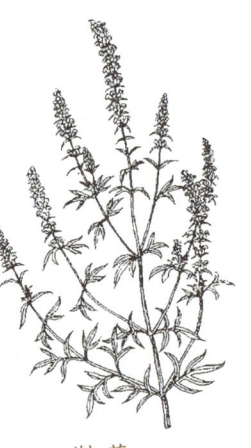

荆芥

第六章 神经和运动系统疾病

方29 黄芪蜈蚣治疗脑中风

【方　剂】黄芪120克，赤芍、地龙各15克，蜈蚣1条。

【用　法】水煎口服，每日2次。

【功　效】适于半身不遂兼有面色萎黄、肢体无力者。

方30 黑豆独活汤治疗中风后遗症

【方　剂】黑豆100克，独活15克。

【用　法】加水500毫升，煮至黑豆"开花"后，将独活洗净切片放入，小火再煮20分钟，去渣取汁，分1～2次冲酒服。

【功　效】适用于脑溢血后遗肢体强直，瘫痪，活动不便，语言障碍。

方31 鸡血藤豨莶草治疗中风

【方　剂】豨莶草、鸡血藤各20克。

【用　法】水煎口服，每日2次。

【功　效】适于突然口眼歪斜，语言不利，半身不遂，伴有手足麻木、肌肤不仁之患者。

方32 人参附子治疗脑中风

【方　剂】人参、附子各10克。

【用　法】水煎灌服，每日2次。

【功　效】适于突然昏倒，不省人事，张口伸手，二便自遗，肢体软瘫者。

方33 白芍治脑血管疾病

【方　剂】白芍60克，桃仁、生甘草、当归、赤芍各10克，生地20克，全蝎3克，蜈蚣1条，木瓜12克。

【用　法】水煎服。

【功　效】治脑血管病恢复期，半身不遂、肢体僵硬拘挛。

方 34 太子参治中风后遗症

【方　剂】太子参 30~50 克，生水蛭、川芎、川地龙、鸡内金各 15 克，当归 20 克。

【用　法】水煎，每日 1 剂，2 次分服。

【功　效】治中风后遗症半身不遂，口眼歪斜，语言謇涩，口角流涎，小便频数或失禁。

方 35 川乌半夏子治中风后遗症

【方　剂】川乌 30 克，白附子 60 克，南星 90 克，半夏 210 克。

【用　法】上 4 味药研极细，细袋盛置瓷盆泉水摆出粉尽，俟澄清则换水，漂。露晒 3、5、7 日，阴干，糯米煮稀糊丸如绿豆。每服 20 丸，姜汤下。

【功　效】治口眼歪斜，痰涎上涌，惊风。

方 36 天麻蝎梢治小儿中风

【方　剂】天麻 15 克，白附子、朱砂各 9 克，蝎梢 15 克，麝香 3 克，白花蛇肉酒炙，天竺黄、青黛各 6 克。

【用　法】上药研末，炼蜜为丸，如皂角子大。薄荷汤下。

【功　效】治小儿中风，昏闷呵欠，手足微冷。

方 37 红葡萄酒治脑血栓后遗症

【方　剂】红葡萄酒 400 毫升。

【用　法】每次饮 20~50 毫升，每日 2~3 次，可随饭一起饮服。

【功　效】治脑血栓后遗症，轻度偏瘫。

方 38 老姜韭根治中风

【方　剂】老生姜 1500 克，红糖 250 克，白酒 500 克，韭菜根适量。

【用　法】将姜、韭菜根切碎，纳入锅内，炒至冒青烟为度，入白酒，加盖片刻，取出去火气。睡时敷于患处，一夜去之。

【功　效】用治中风口眼㖞斜、四肢抽搐、产后风瘫。

方39 松毛酒治中风

【方　剂】松毛1千克，酒1.5千克。

【用　法】将松毛在酒中浸7日。每饮1杯，日服2次。

【功　效】用治中风口眼㖞斜，症见两脚疼痛、腰痛、两足不能立地。

六、癫痫

癫痫是以脑功能短暂异常为特征的一组临床综合征，有原发性癫痫和继发性癫痫两种。癫痫的发作大多具有间歇性、短暂性、刻板性三个特点，以突然昏扑，口吐涎沫，肢体抽搐，移时自醒，反复发作为主要表现。临床上有大发作（羊痫风）、小发作、局限性发作和精神运动性发作四种形式。中医称本病为"痫病"，其病机因先天遗传，或大惊卒恐，情志失调，饮食不节，以及继发于脑部疾患，或患他疾之后，使风痰、瘀血等蒙蔽清窍，扰乱神明，其中以痰邪为患最为重要。

方1 白矾蝉衣散治癫痫

【方　剂】雄黄20克，白矾12克，蝉衣30克，蜈蚣20条。

【用　法】将上药共研细末，成人每次2克，日服2次，开水送服。儿童每次1克，或酌情加减。服药后如有大便稀，或吐痰涎，为正常情况，不需停药。

【功　效】清热化痰，祛风利窍，清心镇惊，安神止痫。用治痫病。

方2 生石决明治癫痫

【方　剂】生石决明12克，天麻、菖蒲、僵蚕各6克，蜈蚣2条，南红花、胆草各5克,广郁金、神曲、桑枝各10克,全蝎3克,朱砂(分冲)1.2克。

【用　法】水煎服,每日1剂。

【功　效】清肝熄风,开窍醒神,镇痉止搐。用治惊痫、羊痫。

方3　全蝎治疗癫痫

【方　剂】全蝎30克。

【用　法】先用白酒泡透,再用生甘草炒黄,去甘草,研成细面。成人分10次,患儿12岁以下分20次,空腹米汤送下。忌醋。

【功　效】镇惊熄风,通络止痛。治疗癫痫。

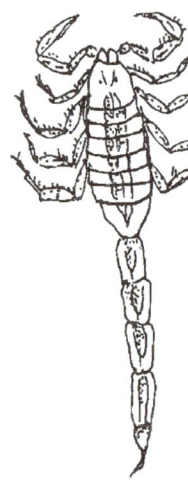

全蝎

方4　珍珠母治疗癫痫

【方　剂】珍珠母6克,生代赭石9克。

【用　法】研细末,每服3克,1日2次,开水送。

【功　效】治疗癫痫。

方5　附子外敷治疗癫痫

【方　剂】熟附子9克。

【用　法】研细末,用白面粉少许,合面做饼。把饼放在丹田穴上,用艾绒团,灸数次。

【功　效】治疗癫痫。

方6　吴茱萸敷肚脐治疗癫痫

【方　剂】吴茱萸适量。

【用　法】将吴茱萸研为细末,撒入脐窝内,外用膏药固定,7至10天换1次。

【功　效】治疗癫痫。

方 7　蜈蚣鸡蛋治癫痫

【方　剂】蜈蚣1条，鸡蛋3个。

【用　法】蜈蚣研细末，把鸡蛋打入锅中，倒入白酒，水适中，煮开后加入蜈蚣面，将鸡蛋煮熟后分早、中、晚3次将鸡蛋吃完，汤喝尽。

【功　效】祛风止痉，通络止痛。治疗癫痫，惊风抽搐。

方 8　白鸽心治羊痫风

【方　剂】白鸽子2只。

【用　法】将鸽子宰杀取心。发作前1次生吃，2次可愈。

【功　效】补虚镇惊。用治羊痫风。

方 9　蛋黄人乳治疗癫痫

【方　剂】鸡蛋黄、人乳汁各15克。

【用　法】将蛋黄与乳入杯中和匀，1次食之。

【功　效】养心安神，益气补血。适用于癫痫。

方 10　蚯蚓煨黄豆止痉挛

【方　剂】蚯蚓干60克，黄豆500克，白胡椒30克。

【用　法】将上物放入锅内，加清水2000毫升，以文火煨至水干，取出黄豆晒干，存于瓶内。每次吃黄豆30粒，日用2次。

【功　效】祛风，镇静，止痉。可用于癫痫病的辅助治疗。

方 11　猪心朱砂川贝治羊痫风

【方　剂】猪心1个，朱砂、川贝各15克。

【用　法】将猪心用黄泥裹好，焙干，去泥研末。另取朱砂、川贝捣碎，研末。共拌匀。每次服15克，开水送下。

【功　效】益心补血。用治羊痫风。

方12 山药青黛粉治癫痫

【方　剂】山药 2 克,青黛 0.3 克,硼砂 1 克。

【用　法】将山药晒干,与青黛、硼砂共研成末。每服 3 克,日服 3 次。

【功　效】清热化痰。用治癫痫。

方13 白矾散治羊痫风

【方　剂】净白矾。

【用　法】将白矾研成细粉,备用。成人每次服 3~4.5 克,每日早、晚饭后、睡前各服 1 次,温开水冲服。

【功　效】清热解毒。用治羊痫风。

方14 蓖麻根治羊痫风

【方　剂】蓖麻(红茎红叶)根 100 克,鸡蛋 2 个,黑醋适量。

【用　法】将鸡蛋破壳煎煮,再入黑醋、蓖麻根共煎。每日 1 剂分服,连服数日。

【功　效】安心神,通经络。用治羊痫风。

方15 羊苦胆治小儿癫痫

【方　剂】蜜蜂 9 只,羊苦胆 1 个,黄酒适量。

【用　法】将蜜蜂装入羊苦胆内,外用黄表纸包七八层,再以绳扎好,黄酒封固,置木炭火上烧烤半小时,去掉泥土后研细末。以黄酒适量冲服,小儿每次 3~6 克。

【功　效】清热解毒,强心安神。用治小儿癫痫。

方16 羊脑龙眼肉治羊痫风

【方　剂】羊脑 2 个,龙眼肉 25 克。

【用　法】加水共炖熟。吃饮。

第六章 神经和运动系统疾病

【功 效】养血祛风。用治羊痫风，症见发作时昏倒、牙关紧闭、口吐白沫、不省人事。经常服食有效。

方17 猪脑治似痫非痫

【方 剂】猪脑1个，冬虫夏草3克。

【用 法】猪脑（剔去红筋不用），同冬虫夏草炖熟。食脑饮汤，每日服1～2次。

【功 效】补脑髓，除脑中邪热，理虚通窍。用治似痫非痫症。

方18 橄榄郁金明矾治小儿癫痫

【方 剂】橄榄500克，郁金、明矾各250克。

【用 法】橄榄捣烂，同郁金加水适量煮成浓汁，去渣后再微火浓煎2次，过滤后加明矾，收成膏。每次1匙，温水送服，每日2～3次。

【功 效】行气解郁。用治小儿癫痫。

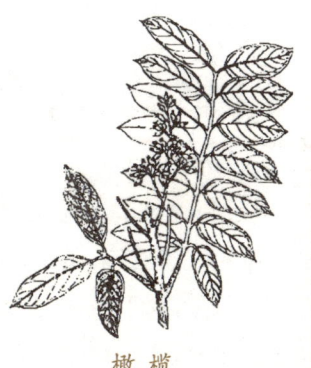

橄榄

方19 酒精烧鸡蛋治羊痫风

【方 剂】酒精100克，鸡蛋2个。

【用 法】将上2味放入大铁碗内，燃酒烧蛋，不时翻动鸡蛋，使蛋熟匀，待酒干后去蛋壳。每早空腹食用，连吃50个。

【功 效】补虚损，理气血。用治羊痫风。

方20 鸡心血治羊痫风

【方 剂】公鸡9只，白及9个，黄酒适量。

【用 法】公鸡杀死取出鸡心，将鸡心血挤压出来，放于碗内，再将研成细末的白及粉倒入碗内，同捣为泥。分为2次服，每次以黄酒60克为引，2天内服完。

【功 效】解热毒，疗惊痫。用治羊痫风。

七、风湿性关节炎

风湿性关节炎是一种常见的急性或慢性结缔组织炎症，可反复发作并累及心脏。临床以关节和肌肉游走性酸楚、重著、疼痛为特征。中医称本病为"三痹"，根据感邪不同及临床主要表现，有"行痹""痛痹""着痹"的区别，其病机主要为风寒湿邪三气杂至，导致气血运行不畅，经络阻滞所致。

方1 木瓜治疗风湿痛

【方　剂】木瓜1个。

【用　法】水酒各半，煮令极烂，研成粥浆样，用布摊敷于患处，凉即更换，连用3~5次。

【功　效】舒筋活络，祛风湿。治疗风湿性关节炎、关节痛。

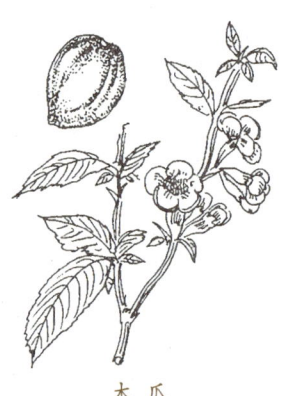

木瓜

方2 四树枝治疗风湿痛

【方　剂】椿树枝、柳树枝、桑树枝、榆树枝各60克。

【用　法】煎汤洗澡。

【功　效】治疗风湿性关节炎引起的关节痛。

方3 小茴香治疗寒湿疼痛

【方　剂】食盐500克，小茴香120克。

【用　法】共入锅内炒热，用布包熨痛处，凉了再换，往复数次。

【功　效】祛风理气，散寒止痛。治疗风湿性关节痛。

方4 炒盐敷治关节炎

【方　剂】食用精盐500克。

【用法】每晚将盐放锅内炒热用布包好,睡前敷患处,每日1次,连用3～4日有效。

【功效】祛风湿。用治关节炎。

方5 五枝熏汤治风湿性腰腿痛

【方剂】鲜桃树枝、鲜柳枝、鲜槐树枝、鲜桑枝各50克,透骨草30克。

【用法】水煎20分钟,入透骨草,再煎10分钟,即可熏洗患部,每日2～3次,每次约1小时。

【功效】用治风湿性腰腿痛。

方6 当归玫瑰花治疗关节炎

【方剂】玫瑰花20克,当归15克,红花10克。

【用法】将上药水煎2次,每次用水300毫升,煎半小时,2次混合,分2次乘热用黄酒送服。

【功效】活血化瘀,止痛。适用于急、慢性风湿、类风湿性关节炎。

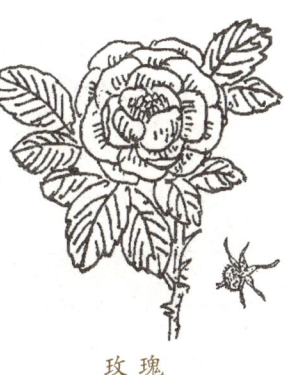

玫瑰

方7 葵花盘治关节炎

【方剂】向日葵盘适量(开花时摘下)。

【用法】将葵盘放入砂锅内,加水煎成膏状。外敷关节处,包扎固定,每日1次。

【功效】清热解毒,驱邪外出。常用于治疗风湿性关节炎、肩关节周围炎,均有一定效果。

方8 五桑四藤防己汤治风湿性关节炎

【方剂】桑枝、桑葚子、桑寄生、忍冬藤各12克,桑白皮、桑叶、钩藤、鸡血藤各9克,天仙藤、防己各6克。

【用法】水煎服,每日1剂。

【功　效】调和气血，驱逐风湿，止痹痛。用治风湿性关节炎，症见四肢关节疼痛，或酸木，面色少华，舌淡，苔白滑，脉迟或弦。

方 9　海燕汤补肾祛风湿

【方　剂】海燕2只。
【用　法】将海燕洗净，水煎取汁。每日3次，温服。
【功　效】补肾壮阳，祛风湿。治疗肾虚夹有风湿所致的腰腿痛。

方 10　防己生地汤治急性风湿性关节炎

【方　剂】木防己、生地、羌活各15克，桂枝9克，防风12克，甘草6克，忍冬藤或西河柳、蒲公英或野菊花各30克。
【用　法】水煎服。
【功　效】治急性风湿性关节炎。

方 11　半夏乳香散治急性风湿性关节炎

【方　剂】半夏、当归、没药各20克，乳香18克，红花30克，制川乌、草乌各15克。
【用　法】煎汤，熏洗患处。
【功　效】治急性风湿性关节炎。

方 12　黄芪丹参当归汤治风湿性关节炎

【方　剂】黄芪、丹参各30克，川芎、赤芍各25克，当归、威灵仙各20克，独活、乌梢蛇各15克，全蝎10克。
【用　法】每日1剂，水煎服。病情重者每天2剂，1个月为1疗程。
【功　效】治风湿性关节炎。

方 13　苍术薏苡仁汤治风湿性关节炎

【方　剂】炒苍术、川牛膝、当归、秦艽、木瓜、桑枝片各30克，生薏苡仁、忍冬藤各15克,黄柏6克,生甘草5克。

【用　法】水煎服。

【功　效】治风湿性关节炎。

方14　青麻蘑菇散治风湿性关节炎

【方　剂】蘑菇300克,青麻皮煅焦、血余炭各120克,当归、川芎、金毛狗脊各30克。

【用　法】研末煮酒服。

【功　效】治风湿性关节炎、类风湿性关节炎、腰腿痛。

方15　丝瓜络酒治风湿性关节痛

【方　剂】丝瓜络50克,白酒500克。

【用　法】将丝瓜络放入白酒里浸泡7天,去渣服用。每次饮15克,能饮酒者饮30～90克,每日2次,对关节痛有疗效。

【功　效】通经活络。用治风湿性关节痛。

方16　生姜花椒汤熏治风湿性腰腿痛

【方　剂】生姜、花椒各60克,葱500克。

【用　法】将各味共煎水。放盆中,边熏边洗,使患处出汗为度。

【功　效】适用于风湿性腰腿痛。

方17　薏苡仁白术汤治湿气性腰痛

【方　剂】薏苡仁24克,白术15克。

【用　法】水煎服。

【功　效】用治湿气性腰痛。

方18　鸡血藤汤治风湿性腰痛

【方　剂】鸡血藤、伸筋草各9克。

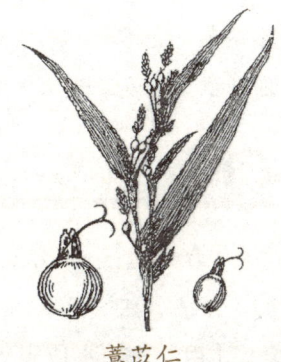

薏苡仁

【用　法】水煎服。
【功　效】用治风湿性腰痛。

方19 生姜醋治关节炎

【方　剂】生姜、醋各适量。
【用　法】将生姜洗净切片，放醋佐餐食用。长期坚持，有特效。
【功　效】用治关节炎。

方20 花椒葱蒜治疗风湿性关节痛

【方　剂】花椒、葱根、蒜瓣各少许。
【用　法】煎汤擦洗患部。
【功　效】治疗风湿性关节炎引起的关节痛。

八、类风湿性关节炎

类风湿性关节炎是一种以关节滑膜炎为特征的慢性全身性自身免疫性疾病，其发病与细菌、病毒、遗传及性激素有一定关系。临床以慢性对称性多关节肿痛伴晨僵、晚期关节强直畸形和功能严重受损为特征。中医称本病为"尪痹"，其病机为风寒湿热之邪留滞于筋骨关节，久之损伤肝肾阴血所致。

方1 乌蛇祛风通络汤治类风湿性关节炎

【方　剂】乌梢蛇15克，黄芪、伸筋草、老鹳草、豨莶草各20克，当归、羌活、独活各30克，防风、细辛各6克。
【用　法】水煎服。
【功　效】治类风湿性关节炎。

方② 苏枝黄芪汤治类风湿性关节炎

【方　剂】苏枝节、竹枝节、桂枝节、松枝节、杉枝节各15克，桑枝节、黄芪各20克，甘草3克，当归18克，白芍16克，川芎6克。

【用　法】水煎服。

【功　效】治类风湿性关节炎。

方③ 两乌散治类风湿性关节炎

【方　剂】制草乌、制川乌、薏苡仁各100克，生地黄200克，制乳香、制没药各150克，马钱子50克。

【用　法】研末水冲服。

【功　效】治类风湿性关节炎，寒型。

方④ 生苡仁治类风湿性关节炎

【方　剂】生苡仁15克，苍术、羌活、独活、威灵仙、云茯苓各12克，防风先煎10克，川乌先煎、炙甘草各6克，炙麻黄3克。

【用　法】水煎服。

【功　效】治关节疼痛、肿胀、沉重或肌肤麻木、舌苔白腻、脉濡缓为主要症状的湿痹型类风湿性关节炎。

方⑤ 蛇虫丸治类风湿性关节炎

【方　剂】白花蛇10条，炙蜈蚣20条，炙全蝎30克，制马钱子20克，炙蜂房、广地龙、白僵蚕各100克。

【用　法】将马钱子与绿豆同煮，煮至绿豆开花为度，剥去皮，切片晒干，用土炒至褐色。余6味文火焙干。共研细末，过极细筛，装入零号胶囊900～1000粒。每天服3次，每次8粒，连服40天为1疗程。

【功　效】治类风湿性关节炎。

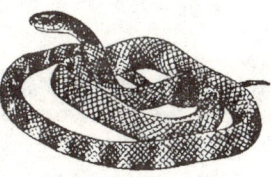

白花蛇

方 6　熟地治寒痹型类风湿性关节炎

【方　剂】熟地20克，骨碎补、威灵仙各15克，淫羊藿、补骨脂、炙山甲、牛膝、桂枝、赤白芍、苍术、知母各10克，川断12克，制附片、炙麻黄、松节各6克，防风9克。

【用　法】水煎服。

【功　效】治病程较久，关节变形，强直挛缩，屈伸少利，舌质淡或瘀暗，尺脉弱为主要症状的寒痹型类风湿性关节炎。

方 7　防风茯苓治风痹型类风湿性关节炎

【方　剂】防风、茯苓各12克，炙麻黄、葛根、炙甘草各6克，当归、桂枝各10克，秦艽15克，生姜3片，大枣5枚。

【用　法】水煎服。

【功　效】治肢体关节疼痛游走不定，屈伸不利，多见于上肢及肩背，初起可兼表证，舌苔薄白，脉浮为主要症状的风痹型类风湿性关节炎。

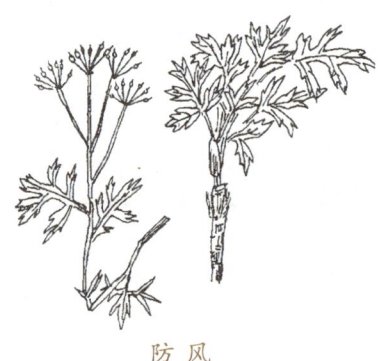

防风

方 8　乌头通痹汤治类风湿性关节炎

【方　剂】制乌头（先煎）、蜂房各9克，芍药12克，黄芪、穿山龙、地龙、青风藤、钻地风、僵蚕、乌梢蛇各15克，桂枝、甘草各6克。

【用　法】水煎服，每日1剂。

【功　效】温经散寒，驱风除湿，通络扶正。用治类风湿性关节炎。

方 9　消痛饮治类风湿性关节炎

【方　剂】黄芪、桑寄生、生龙骨、生牡蛎各20克，桂枝、白芍、秦艽、威灵仙、川乌、穿山甲各10克，独活14克，细辛3克。

【用　法】每日1剂，早、晚饭后2次水煎服。

【功　效】补气血，祛风湿，止痹痛。用治类风湿性关节炎，手指、足趾、腕、踝等小关节肿痛，功能障碍，屈伸不利。

方⑩　黄芪秦艽白芷汤治类风湿性关节炎

【方　剂】黄芪、秦艽、青风藤、海风藤各20克，防己、红花、桃仁、地龙、桂枝、牛膝、甲珠、白芷、白鲜皮、甘草各15克。

【用　法】水煎服，每日1剂。

【功　效】驱风散寒，除湿清热，通痹行瘀。用治类风湿性关节炎。

方⑪　补肾活血汤治类风湿性关节炎

【方　剂】当归、赤芍、泽泻、木瓜各10克，生地15克，茯苓12克，桃仁、红花、川芎、露蜂房、桂枝各6克，丹皮9克。

【用　法】水煎服，每日1剂。

【功　效】补肾活血，调肝养阴，强筋壮骨。用治类风湿性关节炎。

方⑫　加味龙蛇散治类风湿性关节炎

【方　剂】干地龙、白花蛇（或金钱蛇2条）各30克，蜈蚣5条，全蝎15克，玄胡20克，胃复安200毫克。

【用　法】晒干，微焙，研细末，去粗皮，再对入胃复安粉，装入胶囊，每粒约0.25克，每次4~5粒，每日3次口服。

【功　效】消炎镇痛，调整免疫功能。用治类风湿性关节炎（早期、活动期）。

方⑬　加味四藤汤治类风湿性关节炎

【方　剂】钩藤、排风藤、银花藤、鸡血藤各30克，老鹳草、黄芪、石斛各20克，生地、川芎各15克，赤芍12克，制没药、制乳香、甘草各6克。

【用　法】水煎服，每日1剂，分3次服，10日为1疗程。

【功　效】活血通络，散风除痹。用治类风湿性关节炎。

方⑭ 蠲痹定痛汤治类风湿性关节炎

【方　剂】乌梢蛇、红花各9克，蜈蚣2条，川桂枝6~8克，细辛3~4克，雷公藤10克，甘草节、制乳香、制没药、制草乌、制川乌各4克。

【用　法】上药加冷水浸泡2小时，置砂罐中煎沸后小火煮1小时，药渣再加水煎沸后小火煮半小时。晚睡前热服头汁，次日清晨热服2汁。

【功　效】用治类风湿性关节炎、风湿性关节炎、系统性红斑狼疮，症见关节疼痛或肿胀者。

方⑮ 通络熄风汤治慢性类风湿性关节炎

【方　剂】桑枝、忍冬藤、白芍、萆薢、当归尾各12克，秦艽、蚕砂各10克，豨莶草、薏苡仁各15克，甘草1.5克。

【用　法】水煎服，每日1剂。

【功　效】活络祛湿，熄风缓痛。用治慢性风湿性关节炎，类风湿性关节炎，关节疼痛不利，日久不愈或反复发作者。

第七章 外科疾病

一、烧烫伤

烧烫伤亦称灼伤，是指高温（包括火焰、蒸汽、热水等）、强酸、强碱、电流、某些毒剂、射线等作用于人体，导致皮肤损伤，可深在肌肉、骨骼，严重的合并休克、感染等全身变化。按损伤深浅分为三度。Ⅰ度烧伤主要表现为皮肤红肿、疼痛；Ⅱ、Ⅲ度烧伤主要表现为皮肤焦黑、干痂似皮革，无疼痛感和水泡。Ⅱ、Ⅲ度烧伤常常产生感染、脱水、休克、血压下降的症状。

方1 黄瓜汁治疗烧伤

【方　剂】生黄瓜数斤。

【用　法】用冷开水反复洗净，捣烂取汁放在事先消毒好的容器中，用消毒棉签蘸黄瓜汁涂于伤面，轻者每天涂3次，重者每天涂6～9次。

【功　效】治疗烧伤，复原快，愈后无瘢痕。

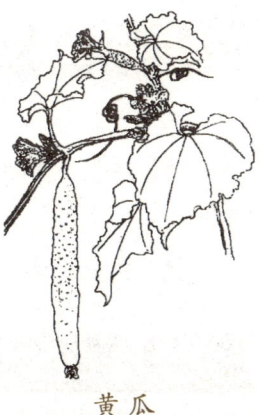

黄瓜

方2 醋调大黄燕窝泥治疗烧伤

【方　剂】大黄50克，燕子窝泥20克，冰片4.5克，米醋适量。

【用　法】将前3味研为细末，用米醋调匀，涂敷患处，1日2次。

【功　效】清热解毒，散瘀止痛。用于Ⅰ度烫伤、烧伤。

方 ③ 冰片醋治疗烧伤

【方　剂】冰片3克，米醋250毫升。

【用　法】将冰片放入醋瓶内，使冰片溶化。用时摇匀，涂搽患处，1日数次。

【功　效】解毒止痛。用于烫伤水疱未破者。

方 ④ 五倍子蛋清治疗烧伤

【方　剂】五倍子、鸡蛋清各适量。

【用　法】将五倍子研末调鸡蛋清成糊状，敷患处。

【功　效】治疗烧伤。

方 ⑤ 鲜牛奶治灼伤

【方　剂】鲜牛奶适量。

【用　法】将消毒过的纱布浸于牛奶中。将纱布敷于伤口。

【功　效】生津润燥。用治火灼致伤。

方 ⑥ 马铃薯汁治皮肤烧伤

【方　剂】马铃薯适量。

【用　法】将马铃薯去皮，洗净，切碎，捣烂如泥，用纱布挤汁。以汁涂于患处。

【功　效】清热，防腐。用治轻度烧伤及皮肤破损。

方 ⑦ 猪蹄甲治烧烫伤

【方　剂】猪蹄甲适量。

【用　法】将蹄甲烧制成炭，研极细面，以油混合成膏。将伤面用凉水洗净，局部涂敷。

【功　效】解毒，收湿，敛疮。用治烧烫伤。

方 8　糖醋丝瓜叶治疗烧伤

【方　剂】鲜丝瓜适量，食醋、白糖各等份。

【用　法】将鲜丝瓜叶捣成蓉，浸于糖、醋中，取适量敷于伤处，1日2次。

【功　效】清热解毒。适用于烧烫伤。

方 9　海螺灰治水火烫伤

【方　剂】海螺壳适量。

【用　法】海螺壳烧灰研成细末，放在瓷瓶中密封，存于井水中，隔3日后即可使用。用前先将患部洗净，再将海螺灰撒布伤面，然后以纱布绷带包扎，每日上药2次。

【功　效】清热收湿，消肿止痛。治水火烫伤。

方 10　蟹治水烫伤

【方　剂】蟹（河蟹、海蟹不限）1只。

【用　法】将蟹捣烂。涂敷患处。

【功　效】清凉，消炎，止痛。用治水烫伤、灼伤、漆疮、疥癣等。

方 11　白矾花椒末治烫伤

【方　剂】白矾、花椒各适量，香油少许。

【用　法】将白矾及花椒用砂锅炒至花椒呈金黄色，然后共轧成粉末，用芝麻香油调成膏。涂于患处，包扎好。

【功　效】止伤口痛，促进渗出物吸收，促嫩肉生长。

方 12　冰片西瓜皮治烧烫伤

【方　剂】西瓜皮、冰片、香油各适量。

【用　法】日久晒干的西瓜皮烧灰，加冰片少许研成粉末，用香油调匀。敷于患处。

【功　效】清热，解毒，防腐。用治烧伤、烫伤及口腔炎等。

第七章 外科疾病

方⑬ 陈年小麦粉治烫伤

【方　剂】陈年小麦粉。

【用　法】将陈年小麦粉炒至黑色，以筛过细。如皮已烂，干敷于患处；如尚未破，用陈菜油拌匀调涂。

【功　效】清热凉血，止痛。用治火、油烫伤。

方⑭ 泡桐叶治轻度烧伤

【方　剂】泡桐叶、芝麻香油各适量。

【用　法】将泡桐叶洗净晒干，研末，过筛备用。用时取香油少许与泡桐叶粉调成糊状，清洁创面后将药敷于创面，每日换药3次。

【功　效】清热，止痛，消肿。主治新鲜Ⅰ、Ⅱ度烧伤及小面积Ⅲ度烧伤。

方⑮ 老白菜叶治烫灼伤

【方　剂】大老白菜叶5片，香油适量。

【用　法】将白菜叶焙干研成细末，用香油调匀。涂于患处。

【功　效】消肿解毒。用治烫伤、灼伤。

方⑯ 蒲公英白糖治烫灼伤

【方　剂】蒲公英适量，白糖、冰片各5克。

【用　法】蒲公英绞汁，调入白糖及冰片各5克。敷或涂于患处。

【功　效】清热，凉血，解毒。用治烫伤、烧伤。

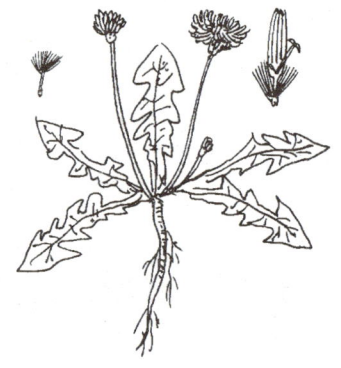

蒲公英

方⑰ 烂橘子抗菌治烫灼伤

【方　剂】烂橘子。

【用　法】鲜橘子放于湿潮处日久自烂。亦可把烂橘子放在有色玻璃器皿里，密封贮存。越陈越好。烂橘子中含橘霉素，有强力抗菌作用。用烂橘子涂擦患处，不需包扎。

【功　效】杀菌，解火毒。用治烫伤、灼伤。

方18　胡萝卜泥治火伤

【方　剂】胡萝卜。

【用　法】洗净，捣烂如泥。敷于患处。

【功　效】解火毒，生肌。用治火伤。

方19　南瓜露治烫灼伤

【方　剂】老南瓜1个。

【用　法】将瓜切片装入罐内密封，埋于地下，候其自然腐烂化水（越久越好），然后过滤，即为南瓜露。每日2～3次涂于患处，连涂数天即愈。

【功　效】清实热，解火毒。用治水烫伤、火灼伤。

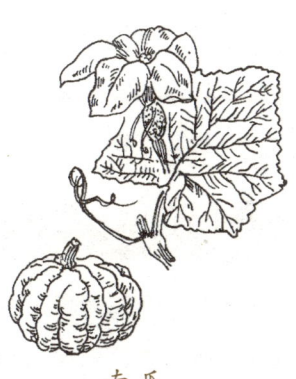

南瓜

方20　枣柏汤治水火烫伤

【方　剂】酸枣根皮60克，黄柏皮20克。

【用　法】水煎，过滤，缩成浓汁30毫升，外用涂患处，1日3～5次，连用2日。一般暴露伤口，结痂后以无菌纱布包扎。

【功　效】治水火烫伤。

方21　黄连红药散治烧伤

【方　剂】黄连、红药子各30克，冰片3克。

【用　法】研细末，香油调外用，1日涂1次，包扎患处。

【功　效】治Ⅰ度、浅Ⅱ度烧伤。

第七章 外科疾病

方 22 蜂蜡豆油治烧伤

【方　剂】蜂蜡50克，豆油45克。
【用　法】煮成膏，将膏敷于创面，每日3～5次。
【功　效】治烧伤、烫伤。

注 本膏制作简单，价廉，而且用之方便。

方 23 生石灰治烧伤

【方　剂】生石灰500克，凉开水1000毫升。
【用　法】将石灰溶于凉开水中，搅拌，静置，取其澄清水，加等量麻油，搅匀即成。外涂于患处。
【功　效】治烧伤。

方 24 蜂蜜治烧伤

【方　剂】蜂蜜适量。
【用　法】用蜂蜜涂敷伤面。每日3～5次。
【功　效】治烧伤。

方 25 生地榆生川军治烧伤

【方　剂】生地榆、炒地榆、生川军、寒水石各31克，冰片15.6克。
【用　法】用香油或凡士林适量调成膏状，外涂患处，每日2次。
【功　效】清热，消炎，止痛。用治Ⅰ～Ⅱ度中小面积烧伤。

方 26 诃子地榆治烧伤

【方　剂】诃子、地榆各250克，虎杖150克，乳香10克，没药50克，冰片20克，香油2000克。
【用　法】除冰片外，香油及诸药入锅，将药煎枯去渣，再将研细之冰片加入油中调匀，以贮备用。首先在严格遵守无菌操作下，用38℃左右的消毒等渗盐水，或2％黄连水冲洗创面，并以纱布轻轻地抹去污染及异物，大水疱应刺破，流出积液，用纱布吸干，再用棉球蘸烫伤油涂于创面，每日涂3～4次。疮面宜暴露，不予包扎。

【功　效】用治Ⅰ度、浅Ⅱ度烧伤，尤以手足头面为宜。

方27　当归金银花治烧伤

【方　剂】当归、黄芪各12克，金银花、黄柏各15克，生甘草、桔梗各9克，白芷10克。

【用　法】水煎，1日1剂，分3次服。

【功　效】和营固卫，解毒排脓。适用于烧伤或疮痈余毒不尽，营卫不和而微红微肿，或出现痂下脓水不尽之患者。

方28　复方紫草油治烧伤

【方　剂】紫草片300克，黄连片90克，冰片3克，植物油500毫升。

【用　法】先将紫草片、黄连片放入植物油内，浸泡48小时后，以文火熬沸为度，勿熬枯焦，过滤去渣，稍冷后放入冰片即成，装入无菌瓶内备用。视创面的情况和部位，采用暴露或包扎疗法。①暴露疗法：对头、面、颈、胸、会阴部Ⅰ度烧伤，创面按常规清创，用棉签或消毒毛刷将油涂患处即可。②包扎疗法：适用于四肢Ⅱ度烫伤，用2～3层纱布包扎。

【功　效】用治Ⅰ、Ⅱ度烧伤。

二、疥疮

疥疮是一种由疮毒细菌传染而引起的疾病。此症初起，形如芥子之粒，故名疥疮。大多是因个人卫生不良，或接触疥疮之人而被传染，也有的是因风、湿、热、虫郁于肌肤而引起。一般是由手指或手丫处发生，渐渐蔓延到全身，只有头面不易波及，其搔痒过度，会使皮肤破裂，流出血水，结成干

第七章 外科疾病

疬，其中有虫，日久化脓，又痛又痒，难过至极。内服可吃清热、凉血、散风、解毒的食物，外治也应同时实行。

方 1 土烟草治疗疥疮

【方　剂】土烟草30克（取新鲜叶上有毛者佳）。
【用　法】捣烂，泡开水洗浴。
【功　效】治疗疥疮。

方 2 苦参花椒治疗疥疮

【方　剂】苦参30克，花椒9克。
【用　法】煎汤洗。
【功　效】治疗疥疮。

方 3 苍术苦参治疗疥疮

【方　剂】苍术500克，苦参250克。
【用　法】共研为末，炼蜜为6克左右的蜜丸。每次服1丸，日服2次。
【功　效】适于疥疮水疱破溃流黄水者。

方 4 花椒雄黄治疗疥疮

【方　剂】花椒15克，雄黄30克，胡萝卜1个。
【用　法】前2味研末与胡萝卜共捣烂，敷于患处。
【功　效】杀虫解毒。治疗疥疮。

方 5 黑狗脊雄黄治疥疮

【方　剂】黑狗脊、寒水石、蛇床子炒、雄黄、另研硫黄各15克，斑蝥3个去翅足。
【用　法】研末，油调搽患处。
【功　效】治疥疮。

方 6　韭菜大蒜治疗疥疮

【方　剂】韭菜 100 克，大蒜 3 瓣。
【用　法】将韭菜和大蒜捣烂，敷于患处。
【功　效】解毒杀虫。治疗疥疮。

方 7　大腹子硫黄治疥疮

【方　剂】大腹子 15 克，硫黄 120 克。
【用　法】研末，油调搽患处。
【功　效】治疥疮。

方 8　苦参散治疥疮

【方　剂】苦参、槟榔各等份。
【用　法】研末，油调搽患处。
【功　效】治脓疥湿热疮疡。

方 9　白矾白芷吴茱萸治疥癣

【方　剂】白矾、白芷、吴茱萸、硫黄、川椒各等份。
【用　法】研末涂之。
【功　效】治疥癣。

方 10　荆芥地黄膏治疥疮

【方　剂】荆芥末、地黄各适量。
【用　法】研末调为丸，茶酒送下。
【功　效】治疥疮。

方 11　杏仁大枫膏治疥疮

【方　剂】杏仁、大枫子各 49 个，枯矾、樟脑、轻粉、蛇床子各 9 克，柏油烛 90 克。

【用　法】研末涂之。

【功　效】治疥疮。

方 12　苦参荆芥丸治疥癣

【方　剂】苦参 120 克，荆芥穗 30 克。

【用　法】研末炼蜜为丸，清茶送服。

【功　效】治疥癣。

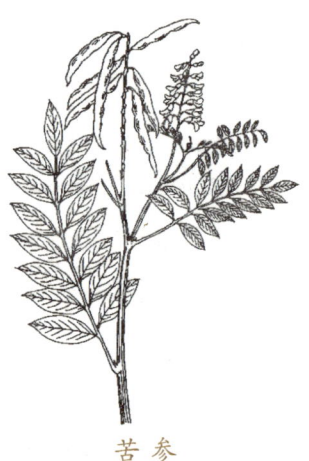

苦参

方 13　硫黄末油核桃治脓湿疥

【方　剂】硫黄末、油核桃、生猪脂油各 30 克，水银 3 克。

【用　法】捣药成膏擦患处。

【功　效】治脓湿疥。

方 14　雄黄硫黄治疥疮

【方　剂】雄黄、硫黄、三仙丹各 25 克。

【用　法】研成粉末，用布包起来，蘸樟脑油擦在患处，3 天后，即可全好，有脓的疥疮，擦过 5 天，也可消除。

【功　效】治疥疮。

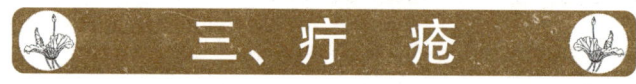

三、疔　疮

疔疮是一种由金黄色葡萄球菌所引发的疾病。该病发病迅速，身体各部都可发生，尤以颜面和手足多见。临床表现为，疖肿发展迅速，疮形如栗，坚硬如钉，常伴有发热、恶寒等全身症状。本病多因外感疫毒、内蕴内毒，毒疫积于皮肤，使气血凝滞而发病。

第七章 外科疾病

方1 三花败毒汤治化脓性疔疮

【方　剂】金银花、板蓝根各30克，菊花、连翘各12克，槐花、甘草各6克，黄芩、赤芍、紫地丁、丹皮各9克。

【用　法】水煎服，每日1剂。

【功　效】清热，凉血，解毒。用治疔疮（局部化脓性感染）。

方2 黄连消毒饮治疔疮

【方　剂】黄连、生地黄、苏木、羌活、独活、汉防己、桔梗、防风各10克，黄芩15克，黄柏、连翘、当归、知母各12克，甘草3克。

【用　法】水煎，每日1剂，分3次服。

【功　效】清火解毒，和营散结。用治疔疮初起，红肿明显，寒热麻痒等。

方3 芩连消毒饮治颜面疔疮

【方　剂】黄芩、生山栀、制川军、野菊花、草河车、赤芍各9克，黄连、生甘草各3克，银花、连翘各12克，紫地丁15克。

【用　法】先将上药用水浸泡15分钟，再煎20分钟，每剂煎2次，每日1剂，分2次服。

【功　效】用治颜面疔疮、头面丹毒等。

方4 疔疮二虫散治疔疮

【方　剂】苍耳虫、青蒿虫各100条，百草霜6克，梅片1克。

【用　法】将前2虫捣烂，和入百草霜，放在石灰甏中，吸去水分，使之干燥后研细，再加入梅片研匀。置膏药中贴患处，或敷患处用纱布覆盖，橡皮膏固定。

【功　效】止痛消散，拔毒提脓。用治疔疮初起，肿痛较剧，或疔毒走黄，肿势散漫者。

方 5　金银紫花汤治疗疮

【方　剂】金银花、野菊花各12克，蒲公英15克，紫花地丁、紫背天葵子各6克。

【用　法】煎15~30分钟，取汁约200毫升。日服3次，黄酒为引，每日1剂。

【功　效】治疗毒、痈疮。

方 6　荔枝肉治疗疮

【方　剂】荔枝肉2个，吸铁石0.3克，雄黄1.5克。

【用　法】共捣烂，做3个饼，分3次敷患处。

【功　效】用于疗疮。

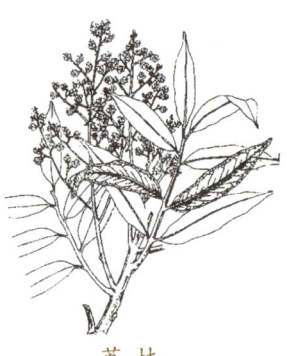

荔枝

方 7　苦胆雄黄散治手上疗疮

【方　剂】新鲜猪苦胆1个，雄黄3克，全蝎2只，蜈蚣2条，冰片1克。

【用　法】药研末装入猪胆内包患指。

【功　效】治手上疗疮。

方 8　轻粉松香散治未化脓型疗疮

【方　剂】轻粉、樟丹各15克，银杏、银朱、桃仁、血竭、乳香、没药各10克，松香25克，蓖麻仁50克，蟾酥、冰片各5克。

【用　法】共研细末，锤成膏状，如膏太干可适量加蓖麻油。疗疮初起适量的药膏敷在周围。

【功　效】治各种疗疮未化脓者。

方 9　木飞榕治各种疗疮

【方　剂】木飞榕鲜叶30~60克，红糖6克。

第七章 外科疾病

【用　法】共捣烂绞汁顿服，药渣敷患部，每日2～3次。
【功　效】清热解毒，活血散瘀，消肿止痛。治各种疔疮痈毒。

方⑩ 巴豆治疔毒恶疮

【方　剂】巴豆、斑蝥各1个，胡椒7个，大枣1枚，葱白3片，蜂蜜少许。
【用　法】将6味共捣如泥，团成2个豆形。分男左女右，一个放入鼻孔，一个放手心，盖被取汗。
【功　效】用于疔毒恶疮。取出稍迟，恐在鼻孔蒸成毒疱。此方孕妇慎用。

方⑪ 生南星生附子治疔疮

【方　剂】生南星、生附子等份。
【用　法】上药等量研细末，用香油搅拌敷在患处。
【功　效】本方有解毒消肿作用，对各种疔毒有较好的疗效。

四、慢性阑尾炎

阑尾炎是一种常见的腹部疾病。可分为急性和慢性两种。慢性阑尾炎经常腹部发生剧痛，脐之右侧，其痛更厉害，用手按之，患者蹙眉呼痛，几乎跳起来，如吃得太多，往往会引起阑尾的疼痛。有的患者由于畏惧开刀，有的因时间上不允许或不方便，也有人主张阑尾自有其用途，所以都采用药服，既能治好病痛，又免受开刀之苦。

方① 石膏苡仁汤治慢性阑尾炎

【方　剂】生石膏、薏苡仁、蒲公英、金银花各25克，大黄、败酱草、牡丹皮、桃仁各15克，元胡、川楝子各12克。

【用　法】水煎服。每日1剂。

【功　效】治慢性阑尾炎。

方2 赤芍汤治慢性阑尾炎

【方　剂】赤芍50克，泽泻25克，白术、茯苓各12克，当归、川芎各10克，败酱草30克。

【用　法】水煎服。每日1剂。

【功　效】治慢性阑尾炎。

方3 白红草汤治慢性阑尾炎

【方　剂】白毛夏枯草、红藤各30克，枳壳、木香各15克。

【用　法】水煎服。每日1剂。

【功　效】治慢性阑尾炎。

方4 香附汤治慢性阑尾炎

【方　剂】香附15克，栀子、枳实、桃仁、麦芽、山楂、木香、鸡内金各10克，远志、神曲、枳壳、甘草各5克。

【用　法】水煎服。每日1剂。

【功　效】治慢性阑尾炎。

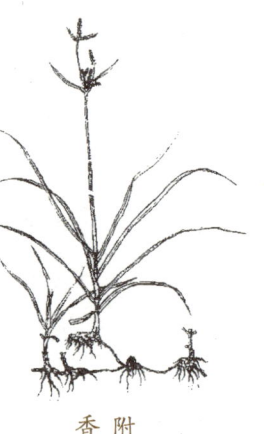

香　附

方5 凤仙花汤治慢性阑尾炎

【方　剂】凤仙花全草1000克。

【用　法】加水煎。分数次服。每日1剂。

【功　效】治慢性阑尾炎。

方6 大田螺治慢性阑尾炎

【方　剂】大田螺30个。

【用　法】将肉捣烂用荞麦粉拌和，再捣之，摊于布上，贴敷于阑尾部位。

【功　效】治慢性阑尾炎。

方 7　桃仁治慢性阑尾炎

【方　剂】桃仁、红花、紫荆皮、当归、赤勺、乳香、没药、白芷、石菖蒲各10克。

【用　法】为末，醋调敷。

【功　效】治慢性阑尾炎，毒热型，高热不退，腹胀痛拒按，右下腹剧痛，乃至全身疼痛。

方 8　赤芍败酱草治慢性阑尾炎

【方　剂】赤芍12克，败酱草、蒲公英、金银花各50克，木香、元胡、桃仁、大黄（后下）各10克，当归20克，紫花地丁30克。

【用　法】水煎服。早、晚饭前2小时服。

【功　效】治慢性阑尾炎及慢性阑尾炎急性发作者。

方 9　蒲公英治慢性阑尾炎

【方　剂】蒲公英30克，败酱草24克，薏苡仁15克，乳香、没药、甘草各6克。

【用　法】水煎服。

【功　效】治慢性阑尾炎，右下腹部疼痛，压痛明显，但无反跳痛，舌红苔黄腻，脉沉滑者。

方 10　繁缕治急性阑尾炎

【方　剂】繁缕200克，大血藤50克，冬瓜30克。

【用　法】煎成汤，去渣后，1日2～3次分服。

【功　效】治急性阑尾炎。

第七章 外科疾病

方 11 木香汤治慢性阑尾炎

【方　剂】木香、金银花、蒲公英各25克，牡丹皮、川楝子、大黄各12克。

【用　法】加水煎沸15分钟，滤出药液，再加水煎20分钟，去渣，2煎所得药液对匀。分服。每日1～2剂。

【功　效】治慢性阑尾炎。

方 12 大田螺荞麦治阑尾炎

【方　剂】大田螺、荞麦面各适量。

【用　法】大田螺捣碎，去壳，将其肉捣成烂泥，用荞麦面拌成糊，再捣和。摊于布上贴在腹上阑尾部，每日换药2次。

【功　效】清热解毒。用治阑尾炎。

方 13 苦菜汤治化脓性阑尾炎

【方　剂】苦菜（即败酱草）100克。

【用　法】水煎。日分2次服。

【功　效】消炎解毒。用治化脓性阑尾炎、妇女乳痈、无名肿毒等。

方 14 鲜姜芋头泥治急性阑尾炎

【方　剂】鲜姜、鲜芋头、面粉各适量。

【用　法】先将姜和芋头去粗皮，洗净，捣烂为泥，再加适量面粉调匀。外敷患处，每日换药1次，每次敷3小时。

【功　效】散瘀定痛。用治急性阑尾炎及痈。

方 15 葫芦子大血藤治阑尾炎

【方　剂】葫芦子、大血藤、繁缕各50克。

【用　法】水煎。分早、晚2次服。

【功　效】润肠消炎。用治阑尾炎。

方 ⑯ 败酱草治慢性阑尾炎

【方　剂】败酱草、田基黄、苦职各 30 克，鬼针草 60 克。

【用　法】鲜品洗净切碎，开水炖服，每日 1 剂。

【功　效】该方临床应用中，对慢性阑尾炎疗效颇佳。

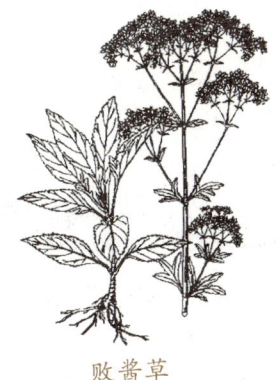

败酱草

方 ⑰ 银花当归治急性阑尾炎

【方　剂】银花 90 克，当归 60 克，生地榆、玄参、黄芩各 30 克，麦冬 3 克，生甘草 9 克，苡仁 15 克。

【用　法】清水煎 2 次，滚后 5 分钟，分 2 次空腹服，隔 6 小时服 1 次。

【功　效】用于急性阑尾炎。

方 ⑱ 丹皮苡仁治慢性阑尾炎

【方　剂】丹皮 15 克，苡仁 30 克，栝楼仁或冬瓜仁 6 克，桃仁 20 粒（去皮研末）。

【用　法】水煎服。

【功　效】用于化脓期，或腹中急痛，烦热不安，或胀满不食。还可应用于慢性阑尾炎。

方 ⑲ 大茴香丁香治急慢性阑尾炎

【方　剂】大茴香 1 粒，丁香 10 粒，大山茶 1 个。

【用　法】共研细末，和膏药脂内摊成膏药，贴患处。如病势较重的，膏药面上加白洋樟 1.5 克。

【功　效】用于急、慢性阑尾炎。

方 ⑳ 大黄芒硝治慢性阑尾炎

【方　剂】大黄、牡丹皮各 10 克，桃仁 6 克，芒硝 16 克，葵花子、薏苡仁、延胡各9克。

【用　法】水煎服，每日1剂，早、晚各煎服1次。

【功　效】治疗急慢性阑尾炎。

方21 千里光治化脓性阑尾炎

【方　剂】千里光、白花蛇舌草、鬼针草、败酱草各15克。

【用　法】每日1剂，水煎2次服，连服数剂。鲜黄蜀葵根适量捣烂敷患处。

【功　效】主治化脓性阑尾炎。

方22 五灵脂赤小豆治慢性阑尾炎

【方　剂】五灵脂、蒲黄各9克，乳香、没药各6克，赤小豆、败酱草各30克，玄胡、川楝子、乌药、桃仁各10克，赤芍12克，冬瓜仁15克。

【用　法】水煎服，每日1剂。

【功　效】活血化瘀，消肿止痛。用治慢性阑尾炎，本病初起疼痛多在胃脘，恶心呕吐，继则局限于右下腹，阑尾点处压痛，偶或触及索状物，脉多缓和。

五、痔　疮

痔疮又称痔，是肛门直肠下端和肛管皮下的静脉丛发生扩张所形成的一个或多个柔软的静脉团的一种慢性疾病。这种静脉团俗称痔核。按其生成部位不同分为内痔、外痔、混合痔三种，中医一般通称为痔疮。多因湿热内积、久坐久立、饮食辛辣或临产用力、大便秘结等导致浊气瘀血流注肛门而患病。内痔的临床特征以便血为主；外痔则以坠胀疼痛、有异物感为主。在患痔过程中，皆因大便燥结，擦破痔核，或用力排便，或负重屏气，使血液壅注肛门，引起便血或血栓。痔核经常出血，血液日渐亏损，可以导致血虚。如因痔核黏膜破损，感染湿热毒邪，则局部可发生肿痛。痔核日渐增大，堵塞肛门，在排便时可脱于肛外。患痔日久者，因年老体弱，肛门松弛，气虚不能升提，痔核尤易脱出，且不易自行回复。

方 1　鳖头骨治疗痔疮

【方　剂】鳖头骨1个，陈醋适量。
【用　法】用鳖头骨磨醋，取汁抹于肛门患处，1～2次即愈。
【功　效】消肿止痛。用治痔疮肿痛。

方 2　马钱子治疗痔疮

【方　剂】生马钱子数枚，醋适量。
【用　法】将生马钱子去皮放在瓦上用醋磨成汁，敷于患处，每日1～3次。
【功　效】散结消肿，通络止痛。适用于外痔。

方 3　猪胆汁治疗痔疮

【方　剂】猪胆汁、红糖各等份。
【用　法】熬成膏，摊在布上贴患处。
【功　效】用治肛门肿裂、痔疮。

方 4　香菜外洗治疗痔疮

【方　剂】香菜250克。
【用　法】洗净香菜，热水煎，熏洗患处。
【功　效】治疗痔疮。

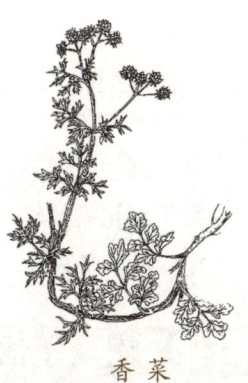

香菜

方 5　蚯蚓蝌蚪治疗痔疮

【方　剂】蚯蚓、蝌蚪各等份。
【用　法】用瓦焙干，共为细面，每次服1克，1日2次。服药期间，忌鱼、羊肉。

【功　效】适于内痔、痔核。

方⑥ 生地苦参汤治痔核出血

【方　剂】生地、苦参各30克，生大黄、槐花各9克。

【用　法】水煎服。

【功　效】治痔核出血。

方⑦ 地榆汤治痔核出血

【方　剂】地榆、红鸡冠花各30克，生大黄15克。

【用　法】水煎服。

【功　效】治痔核出血。

方⑧ 大黄汤治外痔

【方　剂】大黄、酒黄芩各适量。

【用　法】水煎服。

【功　效】治外痔。

方⑨ 鱼腥草汤治内痔

【方　剂】鱼腥草、马齿苋各9克，槐花18克，五倍子4.5克。

【用　法】煎汤趁热洗患处。

【功　效】治内痔。

方⑩ 南瓜子治疗痔疮

【方　剂】南瓜子100克。

【用　法】加水煎煮，趁热熏肛门，每日最少2次。熏药期间禁食鱼类发物。

【功　效】对内痔有效，连熏数天即愈。

方 11　花椒艾叶皮硝治痔漏

【方　剂】花椒、艾叶、葱白、五倍子、马齿苋、茄根、皮硝各等份。
【用　法】锉碎水煎先熏后洗。
【功　效】治痔漏。

方 12　丝瓜治疗痔疮

【方　剂】丝瓜适量。
【用　法】烧存性,研末,酒服6克。每日1剂。
【功　效】主治肛门久痔。

方 13　茄子治疗痔疮

【方　剂】茄子适量。
【用　法】将其切片,烧成炭,研成细末。每日服3次,每次10克,连服10天。
【功　效】清热止血。适用于内痔。

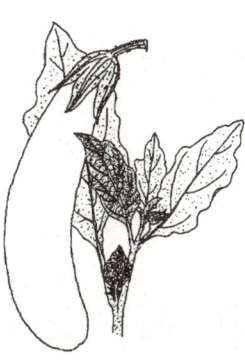

茄子

方 14　木耳治疗痔疮

【方　剂】黑木耳30克。
【用　法】将木耳择去污物,洗净。加水少许,文火煮成羹,服食。
【功　效】益气,凉血,止血。适用于内外痔疮患者。

方 15　银花大黄芒硝

【方　剂】银花、红花、黄芩各30克,大黄、芒硝各60克。
【用　法】上药加水浸泡10~15分钟,煮沸25分钟,去渣,药液倒入盆中。先熏洗肛门,药液稍冷后坐浴。每日1剂,熏洗2次。
【功　效】治外痔肿痛,内痔外脱及肛门水肿。

方 16 丝瓜叶治内外痔

【方　剂】丝瓜叶 10 克，马齿苋、桑枝各 30 克。
【用　法】水煎服，每日 2 次。
【功　效】治内外痔。

方 17 木耳白糖治内外痔

【方　剂】木耳 50 克，白糖 100 克。
【用　法】用水煮汤 1 碗吃。
【功　效】治内外痔。

方 18 金针菜红糖治内外痔

【方　剂】金针菜、红糖各 100 克。
【用　法】用水 1 碗煮熟吃。
【功　效】治内外痔。

方 19 绿豆猪大肠治内外痔

【方　剂】绿豆 200 克，猪大肠 1 节。
【用　法】将绿豆放入猪大肠内，两头扎紧，炖熟吃。
【功　效】治内外痔。

方 20 鲫鱼韭菜治内外痔

【方　剂】鲫鱼 1 条，韭菜 200 克。
【用　法】用水煮熟吃。
【功　效】治内外痔。

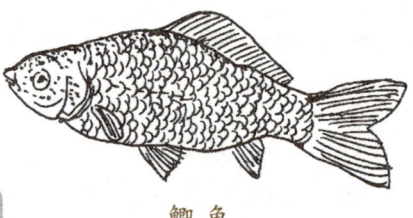

鲫鱼

方 21 鲜藕治痔疮

【方　剂】鲜藕 500 克，红糖 50 克，僵蚕 7 个。

【用　法】洗净切片，3者共煮，连汤食用。

【功　效】治痔疮。

方22　硝黄桃红汤治血栓性外痔

【方　剂】大黄、桃仁、黄连、夏枯草各30克，红花、芒硝各20克。

【用　法】将前5味药煎水去渣。加芒硝20克入煎液中拌匀。先用蒸汽熏洗肛门2～3分钟，待药液不烫时，坐入其内约20～30分钟，每日1～2次。

【功　效】治疗血栓性外痔，一般1～2剂即可见效，2～3天痊愈。

方23　鲜案板草治外痔

【方　剂】鲜案板草2000克，干品500克。

【用　法】上药为1次药量，加水煎开10分钟后倒入盆中，待温时，坐浴30分钟，再将药渣敷于患处30分钟，每天3次，4天为1疗程。

【功　效】治外痔。

方24　止痛如神汤治痔疮疼痛肿胀

【方　剂】秦艽、核仁、防风各6克，皂刺、苍术、黄柏、当归尾、泽泻、槟榔、制大黄、槐花各10克。

【用　法】水煎服，每日1剂。

【功　效】清热祛风，行气化湿，活血止痛。用治诸痔疼痛、肿胀者。

六、脱　肛

脱肛是指肛管和直肠的黏膜层以及整个直肠壁脱落坠出，向远端移位，脱出肛外的一种疾病。中医称脱肛为直肠脱垂。脱肛发病原因与人体气血虚弱，机体的新陈代谢功能减弱，自身免疫力降低，疲劳、酒色过度等因素有关。

本病多见于老人、小孩、久病体虚者和多产妇女。发病之初，患者可有肛门发痒、红肿、坠胀等表现，排便后脱出的黏膜尚能够自动收缩，但随着病情的加深，患者可能出现大便脓血、脱肛不收，此时则需要用手将直肠托回肛门，甚至严重的咳嗽、打喷嚏均可引起直肠再次脱出。脱出的黏膜、肠壁如不能及时收缩，时日一久就可引起肛门发炎、红肿、糜烂、溃疡，直到最后变成绞窄坏死。因此在病变中，若脱出部分摩擦损破，感受邪毒，酿湿生热，出现湿热之证，治疗则当先清利湿热。

方 1　黄花木耳治脱肛

【方　剂】黄花菜 100 克，木耳 25 克，白糖 5 克。

【用　法】将黄花菜、木耳洗净去杂质，加水煮 1 小时。原汤加白糖调服。

【功　效】清热，除湿，消肿。用治脱肛、大便时肛门痛或便后滴血。

方 2　陈醋煮大枣治脱肛

【方　剂】陈醋 250 克，大枣 120 克。

【用　法】将大枣洗净，用陈醋煮枣，待煮至醋干即成。分 2～3 次将枣吃完。

【功　效】益气，散瘀，解毒。用治久治不愈的脱肛。

方 3　泽兰叶治疗小儿脱肛

【方　剂】泽兰叶 30 克。

【用　法】将泽兰叶水煎，乘热熏洗 1～2 次。

【功　效】治疗小儿脱肛。

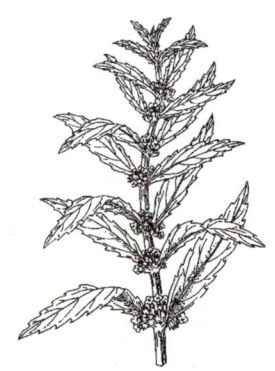

泽兰

方 4　香菜子米醋治疗脱肛

【方　剂】香菜、香菜子、米醋各适量。

【用　法】用香菜煮汤熏洗患部；同时用醋煮香菜子，用布包后趁热覆盖患部。

【功　效】消肿化瘀。适用于痔疮肿痛、肛门脱垂。

方5　马勃治疗脱肛、肛门红肿

【方　剂】马勃15克。

【用　法】将马勃焙干,研末,香油调搽。

【功　效】解毒,止血。治疗脱肛、肛门红肿。

方6　王不留行治疗便秘脱肛及气虚脱肛

【方　剂】王不留行30克。

【用　法】将王不留行焙干,研为细末,每早、晚开水送服。

【功　效】治疗便秘脱肛及气虚脱肛。

方7　乌梅醋洗治疗脱肛

【方　剂】乌梅30克,米醋20毫升。

【用　法】将乌梅加水煎煮,取汁放入米醋,趁热熏洗患处,用毛巾将直肠托回肛门内。

【功　效】敛肺涩肠,解毒散瘀。适用于脱肛。

方8　中药敷脐治疗脱肛

【方　剂】黄芪、升麻、枳壳、五倍子各等量,陈醋适量。

【用　法】将前4味研为细末,临用时取药末30克,以米醋适量调成薄糊,把药摊于纱布中间,敷于脐窝,以胶布固定。药干后再换药敷之。每日3～5次,频换频敷。

【功　效】益气固脱,缩肛。用于肛脱不能回缩,日久不愈者。

方9　石榴皮白矾治疗脱肛

【方　剂】石榴皮30克,明矾15克。

【用　法】水煎,洗患处。
【功　效】治疗脱肛。

方⑩ 黄芪党参治脱肛

【方　剂】黄芪30克,党参20克,升麻、白术、当归各10克,五倍子5克,乌梅、小茴香各6克。
【用　法】煎服法同上。每日1剂。
【功　效】治脱肛。

方⑪ 水圣散治小儿脱肛

【方　剂】浮萍草适量。
【用　法】杵为细末,干贴患处。
【功　效】治小儿脱肛不收。

方⑫ 黄芪续断治脱肛

【方　剂】生黄芪30克,续断、菟丝子、知母、桔梗各9克,山茱萸肉15克,柴胡1.5克,防风、升麻各6克。
【用　法】加水煎沸15分钟,过滤取液,渣再加水煎20分钟,滤过去渣,2次滤液对匀,分2~3次服,每日1剂。
【功　效】治脱肛。

方⑬ 五倍子黄连治脱肛

【方　剂】五倍子、地榆、黄连各30克。
【用　法】加水煎沸20分钟,不去渣。熏洗坐浴20分钟,每日2次。
【功　效】治脱肛。

方⑭ 茄子根苦参治脱肛

【方　剂】茄子根、苦参各60克。

【用　法】加水煎。熏洗患处。每日2次。

【功　效】治脱肛。

方⑮ 五倍子艾叶治脱肛

【方　剂】五倍子、艾叶各15克。

【用　法】加水煎汤，先熏后洗肛门患处。

【功　效】治脱肛。

方⑯ 蜣螂丸治肛门痒出脓血

【方　剂】蜣螂7枚，新牛粪25克，肥羊肉50克。

【用　法】将蜣螂翅足除去，炙成末，将羊肉炒香备用，混合制成膏，做成莲子大小的丸子。炙热后用新棉薄裹。服后半天少吃饭，虫便随大便排出，3～5年不会发。

【功　效】治肛门痒，出脓血。有虫傍生孔窍内。

方⑰ 鳖头冰片治脱肛

【方　剂】鳖头（干透）30克，冰片4克。

【用　法】将鳖头烧灰存性，再与冰片合研成细末，嘱患者大便后用温开水洗肛门，左侧向卧位由其家属将药末撒上，再右侧向同样撒药，然后轻轻托入。

【功　效】用治脱肛。

方⑱ 猪肝散治痢久性脱肛

【方　剂】猪肝250克，黄连3克，阿胶珠、川芎、艾叶各6克，乌梅12克。

【用　法】把猪肝放入锅内焙干，与上药共研末，每服3克，1日3次。

【功　效】养血厚肠，收敛固涩。用治痢久肛脱不收者。

七、肛　裂

肛裂是一种肛管齿线以下皮肤全层皲裂的疾患。此病多发于肛管后方正中线上。由于肛管解剖上的特点，此处皮肤在排便时因肛管扩张极易受创伤而造成全层撕裂。若齿线邻近发生慢性炎症，因纤维化而失去弹性更易受损。撕裂创面常因继发感染而形成溃疡，创面较平硬，灰白色，溃疡下端呈一袋状皮赘，酷似外痔，俗称"哨兵痔"。且伴有后肛门疼痛的特征。患者因惧怕疼痛不敢排便，使粪便在肠腔积存过久，变干变硬，下次排便时疼痛更加剧烈，如此形成恶性循环，甚至身感极为痛苦，严重影响工作和学习。

方 1　大黄治肛裂

【方　剂】大黄3克，肉桂4.5克，代赭石2克。
【用　法】共研细末，冲服，日服1剂。
【功　效】治肛裂。

方 2　白及蜂蜜治肛裂

【方　剂】白及150克，蜂蜜40克。
【用　法】将白及入锅，加水适量，煮沸至汁稠，除去白及，用文火将药汁浓缩至糊状，离火，与煮沸的蜂蜜混合均匀，冷后入瓶制成白及膏。便后涂患处，敷料固定，每日1次。
【功　效】治肛裂。

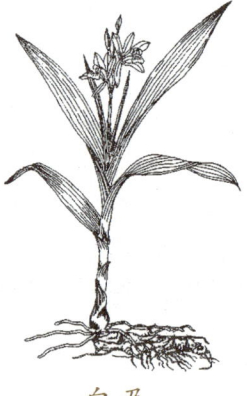

白及

方 3　熟石膏治肛裂

【方　剂】熟石膏15克，辰砂1克，甘草5克，玄明粉1.5克，腰黄0.5克，梅片1克。

【用　法】共研细末，过筛装瓶备用。用香油或凡士林调糊状涂患处，每日2~3次。

【功　效】治肛裂。

方 4 鸡蛋黄治肛裂

【方　剂】鸡蛋黄1个。

【用　法】将熟蛋黄揉碎用文火加热，取油涂患处，每日1~2次。

【功　效】治肛裂，出血、疼痛者。

方 5 银花藤治肛裂

【方　剂】银花藤、天冬、麦冬、大生地、玄参、生山栀各9克，连翘12克，黄连、莲心、生甘草各1.5克，灯芯3克，绿豆30克。

【用　法】先泡后煎，每剂煎2次，取2次药液混合，再浓缩成100毫升，备用。每日服2~3次，每次服30毫升。

【功　效】用治肛裂。

方 6 增液通便汤治肛裂疼痛

【方　剂】玄参、麦冬各20克，生地、火麻仁各15克，冬瓜仁、枇杷叶各12克，杏仁6克。

【用　法】水煎服，每日1剂，饭前服。

【功　效】增液滋阴，通便泄热。用治粪便干结，肛门裂痛。

方 7 斑蝥蝓治肛裂出血

【方　剂】斑蝥蝓2个，红糖少许。

【用　法】取粗大斑蝥蝓2个，撒红糖少许，待斑蝥蝓化成水后，涂患处，可止血。

【功　效】本方用2~3日，可治愈肛裂出血。

方 8 大蒜治肛裂

【方　剂】大蒜若干头。
【用　法】大蒜埋入炭灰烧软后，纱布包，挟肛门，1日换2～3次。
【功　效】轻微肛裂用本方1周，可根治。

方 9 无花果叶治肛裂

【方　剂】无花果叶。
【用　法】水煎，1日3～5次洗患处，或浸毛巾湿敷。
【功　效】本方治肛裂疗效佳。

八、疝　气

疝气俗称"小肠气"，一般泛指腔体内容物向外突出的病证。可因部位不同而分多种类型，常见有腹股沟疝、股疝和小儿脐疝等。其发病多与肝经有关，故有"诸疝皆属于肝"之说。

方 1 山楂红糖治小肠疝气

【方　剂】山楂30克，红糖适量。
【用　法】将山楂洗净，加水煮烂后放糖。每日分2次服完。
【功　效】活血化瘀，温中散寒。用治小肠疝气、肠炎下痢。

方 2 姜汁治疝气

【方　剂】鲜生姜适量。
【用　法】鲜姜洗净，捣烂绞取其汁，去渣，将汁贮于碗中。阴囊浸入姜汁内片刻即成。
【功　效】解肌散寒。用治疝气。

第七章 外科疾病

方3 向日葵秆汤治肠疝

【方　剂】向日葵秆（陈年者更佳）1棵，红糖适量。

【用　法】将向日葵秆去皮，取内白心，切碎，加水煎熬。每次饮1碗，红糖冲服。

【功　效】利尿通淋。用治小肠疝之睾丸偏坠。

方4 红皮蒜治疗疝气疼痛

【方　剂】红皮蒜2头，柑核50克，金橘2个，白糖50克。

【用　法】蒜去皮，同其他3味用水2碗，煮成1碗。顿服。

【功　效】消肿，止痛。用治疝气疼痛异常。

方5 陈醋煮鸡蛋治小肠疝气

【方　剂】鸡蛋2个，米醋500克。

【用　法】先将鸡蛋用醋浸泡1日，次日将醋与鸡蛋倒入锅内煮，至醋一半。趁热吃蛋饮汤。

【功　效】养血散瘀。用治小肠疝气。

注 服用此方后，应避风寒，吃完如有汗出则疗效更佳。

方6 炒食盐治小儿疝气

【方　剂】食盐、醋各适量。

【用　法】食盐1撮，炒热。醋调涂脐中，上以艾绒搓成黄豆大，燃火灸之。

【功　效】散寒，止痛。用治小儿疝气。

方7 茄蒂汁治小儿疝气

【方　剂】青茄蒂适量。

【用　法】将茄蒂煎成浓汁。2岁每次用茄蒂4个；3岁用5个；8岁用7

个，服后再饮白糖水 1~2 杯。见效后继续服用 2 次，可痊愈。

【功效】理气，止痛。用治疝气。

方 8　小茴香炒鸡蛋消疝气

【方剂】小茴香 25 克，鸡蛋 2 个，食盐、黄酒各适量。

【用法】小茴香加食盐炒至焦黄色，研末，然后以鸡蛋拌和煎炒。每晚睡前与温黄酒同食，每日 1 剂，连吃 4 剂为 1 疗程，数日后再服用。

【功效】顺气，消肿。用治小肠疝气。

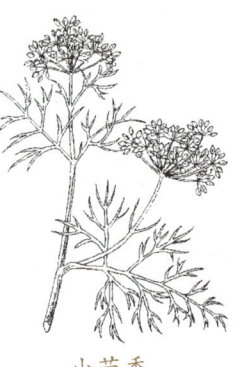

小茴香

方 9　猪肉茴香丸子治小儿疝气阴囊肿大

【方剂】瘦猪肉 200 克，小茴香 15 克。

【用法】将肉剁如泥，小茴香研为末，撒在肉上，抓匀，制成肉丸子，加水煮熟。黄酒送服。

【功效】顺气，消肿。用治小儿疝气致阴囊肿大。

方 10　玉米茎心饮治疝气

【方剂】玉米茎心（玉米茎内之白色柔软绵状物质）10 条。

【用法】加水煮汤。代茶饮用。

【功效】清热利尿。用治疝气、尿道刺痛、溺白等。

方 11　荔枝核大茴香治疝气痛

【方剂】荔枝核、大茴香等份，黄酒适量。

【用法】将荔枝核炒黑，大茴香炒焦，捣碎，研末。每服 5 克，以温酒送下。

【功效】解郁止痛。用治小肠疝气致阴囊肿胀、偏坠、疼痛。

方⑫ 三核末解郁结消阴囊肿痛

【方　剂】橄榄核、荔枝核、山楂核各等份。
【用　法】烧炭存性，研成细末。每服10克，空腹小茴香煮汤送服。
【功　效】用治小肠疝气致阴囊肿痛。

方⑬ 丝瓜陈皮汤治疝气

【方　剂】干老丝瓜1个，陈皮10克。
【用　法】丝瓜焙干，研细。陈皮研细。2味混合，开水送服，每服10克，日服2次。
【功　效】理疝消肿。用治小肠疝气肿痛。

方⑭ 龙眼核治疗疝气疼痛

【方　剂】生龙眼核50克。
【用　法】将龙眼核洗净，瓦上焙干为末，每日9克，用黄酒服。
【功　效】温阳散寒。治疗疝气疼痛。

方⑮ 胡椒治寒疝

【方　剂】胡椒10余粒。
【用　法】研细，掺膏药上，烘热。贴阴囊上，痛即止，偏缩者贴小半边。
【功　效】治寒疝、痛连小腹及睾丸偏缩者。

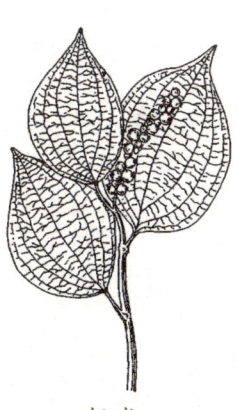

胡椒

方⑯ 樱桃核治疗疝气疼痛

【方　剂】樱桃核（陈醋炒）60克。
【用　法】将樱桃核研为细末，每服15克，开水送下。
【功　效】治疗疝气。

方17 荔枝核治疗疝气疼痛

【方　剂】荔枝核15克。

【用　法】将荔枝核焙干为末，空腹白糖调服。

【功　效】温阳散寒。治疗疝气疼痛。

方18 黑豆治疝气胀痛

【方　剂】黑豆5～6大碗。

【用　法】将黑豆分为2等份，用清水洗净，其中1份趁湿置于锅中，小火翻炒，时时洒以清水，片刻后，锅中即蒸汽飞腾。立刻将炒好的黑豆趁热包扎于黑色布中，马上给患者使用，包扎时不可太紧，使黑豆在包中有转动余地。治疗时以日落时候较适当，患者卧于床上（室不可通风），脱去下衣覆大被，将热豆布包置于生殖器官之周围，慢慢移动而烫之，如温度降低，应马上再换新炒热之黑豆包，继续加烫，如此反复约10数次，待患者全身出汗，疝疾可好。

【功　效】治疝气胀痛。

第八章 妇科疾病

一、月经不调

月经不调是妇科常见的一种疾病，表现为月经周期紊乱，出血期延长或缩短，出血量增多或减少，甚至月经闭止。卵巢功能失调、全身性疾病或其他内分泌腺体疾病影响卵巢功能者，都可能诱发此病。此外，生殖器官的局部病变如子宫肌瘤、子宫颈癌、子宫内膜结核等也可表现为不规则阴道流血，应注意二者的区分。

方1 藕节散治月经不调

【方　剂】藕节500克，白酒适量。
【用　法】将藕节焙干研末。每日3次，1次3克，用白酒送服。
【功　效】用治月经不调。

方2 山楂红糖水治月经期错后

【方　剂】生山楂肉50克，红糖40克。
【用　法】山楂水煎去渣，冲入红糖，热饮。非妊娠者多服几次，经血亦可自下。
【功　效】活血调经。用治月经错后。

方 ③ 黑豆苏木汤养阴调经

【方　剂】黑豆 50 克，苏木 20 克，红糖少许。

【用　法】黑豆炒熟研末，与苏木加水共煎。加红糖调服。

【功　效】行血祛瘀，利水消肿。用治月经不调。

方 ④ 豆腐羊肉汤治月经不调

【方　剂】豆腐 2 块，羊肉 50 克，生姜 25 克，盐少许。

【用　法】煮熟加盐。饮汤食肉及豆腐。

【功　效】益气血，补脾胃。用治体虚及妇女月经不调、脾胃虚寒。

方 ⑤ 米醋豆腐治月经不调

【方　剂】米醋 200 克，豆腐 250 克。

【用　法】将豆腐切成小块用醋煮，以文火煨炖为好，煮熟。饭前吃，一次吃完。

【功　效】活血调经。用治身体尚壮妇女的月经不调如经期过短、血色深红、量多。

方 ⑥ 雄鸡冠煮食调经养血

【方　剂】雄鸡（未经阉割）冠 2 个，食盐少许。

【用　法】将鸡冠煮熟（不宜过烂），蘸盐吃。每月吃 3~5 次。

【功　效】养血调经。用治月经不调。

方 ⑦ 鸡蛋红糖治月经不调

【方　剂】鸡蛋 2 个，红糖 100 克。

【用　法】红糖加水少许，水开后打入鸡蛋至半熟即成。应在月经干净后服用，连用 2~3 次，每天 1 次。

【功　效】滋阴养血，调经止痛。用治妇女月经不调、血虚。

方 8　西瓜秧治月经不调

【方　剂】西瓜秧、红糖各30克。
【用　法】水煎服，每日2次。
【功　效】治月经不调。

方 9　菱角赤小豆治月经不调

【方　剂】菱角100克，荷叶10克，赤小豆30克。
【用　法】水煎服，每日2次。
【功　效】治月经不调。

方 10　棉花子治月经不调

【方　剂】棉花子炒香研成细末。
【用　法】饭前用酒送服，每次服10克。
【功　效】治月经不调。

方 11　干芹菜金针菜治月经不调

【方　剂】干芹菜50克，金针菜（黄花菜）25克。
【用　法】用水1碗，煮成半碗服。
【功　效】治月经不调。

方 12　玫瑰花蕊治月经不调

【方　剂】玫瑰花蕊300朵，初开，去心蒂。
【用　法】在锅内煎成浓汁，去渣后加入红糖500克，熬成膏服用。
【功　效】治月经不调、痛经。

方 13　荔枝核香附治经前腹痛

【方　剂】荔枝核、香附等份。

【用　法】将2味捣碎，研末。黄酒调服，每次6克，每日早、晚各1次。

【功　效】散寒祛湿，理气散结，调经止痛。用治行经前小腹疼痛。

方14　猪肉益母草治经血不调

【方　剂】瘦猪肉50克，益母草10克。

【用　法】水煎煲汤。日饮2次。

【功　效】活血调经，利尿消肿。用治月经不调如经血过多、经期不准。

方15　艾叶母鸡治月经不净

【方　剂】艾叶25克，老母鸡1只，白酒125克。

【用　法】先将鸡开膛去肠及杂物，切块，锅内加水1大碗，下鸡、艾叶和酒共炖，烧开后改用文火煨熟。食肉饮汤，日用2次。

【功　效】补中益气，温经散寒，止痛止血。用治月经来时点滴不断，日久身体虚弱者。

方16　补骨脂菟丝子治月经不调

【方　剂】补骨脂、菟丝子、蛇床子、吴萸、肉桂、香附、乌药、仙灵脾、巴戟天各等量，研粉。

【用　法】取少量拌以麻油敷于肚脐，外盖薄塑膜片和胶布固定，每日调换。

【功　效】治月经不调。

方17　丹参治月经不调

【方　剂】丹参不拘多少。

【用　法】为末。每服6克，酒调下。

【功　效】治妇人经脉不调，或前或后、或多或少，产前胎不安、产后恶血不下。

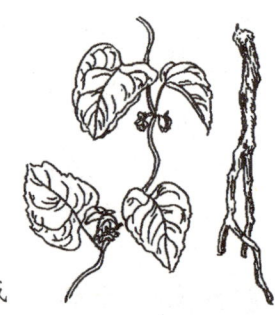

丹参

第八章 妇科疾病

方18 母鸡胶艾汤治崩漏

【方　剂】母鸡（去头爪）半只，艾叶、阿胶各15克。

【用　法】母鸡去内杂，洗净，加水煮熟。取鸡汤1碗另煎煮艾叶，5分钟后下阿胶，待阿胶溶化后立即饮服，每日1次。

【功　效】补血止血，滋阴安神。用治月经淋沥不断、下腹痛、崩漏。

方19 红糖木耳治血崩

【方　剂】黑木耳120克，红糖60克。

【用　法】将木耳洗净，用水煮熟，加红糖拌食。1次吃完，血渐止，再以木耳、红糖各60克拌食即愈。

【功　效】益气，凉血，止血。用治崩中漏下、血崩不止。

方20 活鲫鱼当归治血崩

【方　剂】活鲫鱼1尾（约200克），当归15克，血蝎、乳香各5克，黄酒适量。

【用　法】鲫鱼去肠留鳞，腹内纳入当归、血蝎及乳香，泥封烧存性，研成细末。温黄酒送服，每服5克，每日2次。

【功　效】补脾，益气，行瘀，止痛，止血。用治血崩。

二、痛　经

痛经是指妇女在经期前后或是在行经期间出现的一系列身体不适状况，常以腹痛为主要表现。严重的将影响工作和给生活带来烦恼。

痛经有两种情况，一种是指生殖器官无明显器质性病变月经痛，称功能性痛经。这种病常发于月经初潮或初潮后一两周，多见于未婚或未孕妇女，一般在生育后可有不同程度的缓解或消失。另一种是指生殖器官有器质性病变,由子宫内膜异位,子宫黏膜下肌瘤和盆腔炎等病证引起的月经疼痛,称继发性痛经。应针对发病原因进行治疗。

方1 老丝瓜汤治痛经

【方　剂】干丝瓜1条。

【用　法】将干丝瓜加水1碗煎服。每日1次,连服3~4天。

【功　效】用治痛经。

方2 艾叶治疗痛经

【方　剂】炒艾叶9克。

【用　法】加红糖,用开水煎煮沸后温服。

【功　效】温经散寒。治疗小腹冷痛的痛经。

方3 盐姜葱治疗痛经

【方　剂】食盐500克(研细),生姜120克(切碎),葱头1握(洗净)。

【用　法】炒热熨痛处。

【功　效】散寒通经,止痛。治疗痛经。

方4 艾叶藕节治痛经

【方　剂】艾叶、藕节各15克,五灵脂12克。

【用　法】水煎服,每日2~3次。

【功　效】治痛经。

方5 玫瑰花治疗痛经

【方　剂】初开玫瑰花蕊50克。

【用　法】去蒂,洗净,加清水500毫升,煎取浓汁,去渣后加入红糖,熬制成膏。每日服2~3次,每次1~2匙,用温开水送服。

【功　效】适用于月经不调、痛经。

方 6 鸡血藤茄子根治痛经

【方　剂】鸡血藤 30 克,茄子根 15 克。

【用　法】水煎服,每日 2 次。

【功　效】治痛经。

方 7 荔枝核茄子根香附治疗痛经

【方　剂】荔枝核、香附、黄酒各 30 克。

【用　法】将荔枝核、香附研成细末,混合装入瓷瓶密封保存,每到痛经发生之前 1 天开始服用,每次服 6 克,以黄酒适量调服,1 日 3 次。

【功　效】行气通经。适用于以气滞为主的实证痛经。

方 8 益母草苎麻根治痛经

【方　剂】益母草、苎麻根各 100 克。

【用　法】洗净切碎,加黄酒少许炒热,敷于小腹部,1 日 2 次。

【功　效】治痛经。

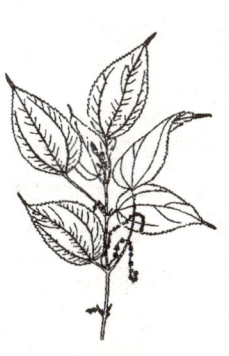

苎麻根

方 9 肉桂小茴香治痛经

【方　剂】肉桂、吴茱萸各 10 克,小茴香 20 克。

【用　法】共研细末,加白酒适量炒热,用布包好,敷脐部,冷后再炒再敷。

【功　效】治痛经。

方 10 白芷青盐治痛经

【方　剂】白芷 10 克,五灵脂 6 克,青盐 100 克。

【用　法】共炒热用布包好,敷于小腹部,1 日 2 次。

【功　效】治痛经。

第八章 妇科疾病

方 11 当归元胡酒治痛经

【方 剂】当归、元胡、制没药、红花各15克，白酒1000毫升。

【用 法】将上药共捣碎，白夏布包，用酒浸泡于净器中，1周后即可取用。每早、晚各空心温饮1杯。

【功 效】治月经欲来，腹中胀痛。

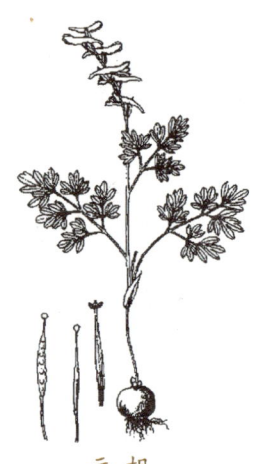

元胡

方 12 樱桃叶治痛经

【方 剂】樱桃叶（鲜或干品）、红糖各20~30克。

【用 法】水煎取液300~500毫升，加入红糖熔化，1次顿服，经前服2次，经后服1次。

【功 效】治痛经。

方 13 酒渍核桃干治疗痛经

【方 剂】黄酒、红糖各400克，核桃仁200克。

【用 法】共加热使糖溶化，取出用碗装好，将核桃仁200克放入，浸渍1~2日，晒干。每日服3次，每次15~20克。

【功 效】适用于经后腰酸、腹痛的虚寒性痛经。

方 14 艾叶红花饮治痛经

【方 剂】生艾叶10克，红花5克。

【用 法】上药放入杯内，冲入开水300毫升，盖上杯盖，20~30分钟后服下。一般在经来前1天或经值时服2剂。

【功 效】治痛经。

方 15 山楂当归汤治疗痛经

【方 剂】山楂30克，当归片15克，红糖适量。

第八章 妇科疾病

【用　法】水煎2次，每次用水300毫升，煎半小时，2次混合，去渣，下红糖，继续煎至糖溶。分2次服，连服7天。

【功　效】活血行气。适用于气滞血瘀、寒湿凝滞型痛经，月经量少，色暗紫，或有瘀块。

方⑯ 南瓜红花汤治痛经

【方　剂】南瓜蒂1枚，红花5克，红糖32克。

【用　法】前2味药先煎2次，去渣，加入红糖熔化，于经前分2天服用。

【功　效】治痛经。

方⑰ 炒醋盐治疗痛经

【方　剂】粗盐（或粗砂）250克，陈醋50毫升。

【用　法】将粗盐（或粗砂）爆炒，再将陈醋慢慢地洒入，边洒边炒，洒完后再炒片刻，装入布袋，热熨腰和腰骶部。

【功　效】温经，理气止痛。适用于经期小腹痛和腰痛者。

方⑱ 海马肉桂治虚寒性痛经

【方　剂】海马、肉桂各3克，红糖适量。

【用　法】将海马、肉桂共研细末，红糖用开水溶化。每次取药粉3克，每日2次，用红糖水冲服。3~5日为1个疗程。

【功　效】温经补阳，散寒止痛。治疗虚寒性痛经。

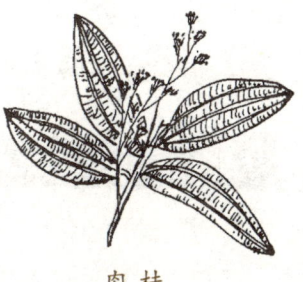

肉桂

方⑲ 母鸡当归治痛经

【方　剂】母鸡1只，当归30克，醪糟汁60克。

【用　法】将鸡去毛并内脏洗净，当归洗去浮灰；把鸡放入砂锅内，同时加水、醪糟汁、当归、姜、葱、盐，盖严锅口，先在旺火上烧开，再用小火炖 3 小时，出锅时撒胡椒面，佐餐食。

【功　效】本方适用于气血不足所致之痛经。

方20 荔枝核香附治痛经

【方　剂】荔枝核、香附各等份，黄酒适量。

【用　法】荔枝、香附共研末，每服 6 克，黄酒调服，每日 2 次。

【功　效】本方适用于阳虚内寒之痛经。

方21 鸡蛋元胡治痛经

【方　剂】鸡蛋 2 个，元胡 20 克，益母草 50 克。

【用　法】3 物加水同煮，蛋熟后去壳，再煮片刻。食蛋饮汤，于经前开始，日服 1 次，连服 5～7 天。

【功　效】本方适用于阳虚内寒之痛经。

方22 蔷薇根七叶莲治痛经

【方　剂】鲜蔷薇根 60 克（干者 30 克），七叶莲 9 克，鸡蛋 2 只。

【用　法】将蔷薇根、七叶莲加清水 3 碗煎至 1 碗，去渣，再把鸡蛋 2 只煮熟去壳放入药液中同煮，加少量米酒服食。在月经来潮前 1～2 天开始服，每日 1 次，连服 2～4 天。

【功　效】本方适用于湿热下注所致之痛经。

方23 山楂向日葵子治痛经

【方　剂】山楂、红糖各 30 克，向日葵子 15 克。

【用　法】先将山楂、向日葵子一齐放在锅内炒，以葵花子炒香熟为度。再加水，熬成浓汁后，将红糖放入熬化即成。每次于经前 1～2 天，连服 2～3 剂，正痛时亦可服用。

【功　效】本方适用于血瘀为主的痛经。

三、闭 经

闭经是指超过青春期年满 18 岁以上者,月经仍未来潮或月经周期建立之后因怀孕、哺乳,又未到绝经期,月经突然停止而超过 3 个月以上仍未来潮的症状。前者称为原发性闭经,后者称为继发性闭经。本病在中医学中分为虚实两类。虚者为阴亏血虚,无经可下;或肝肾亏损,精血不足。多因先天不足,后天缺乏补养,大量失血,房劳过度等造成。实者皆为气滞血瘀,经脉不畅,血不运行。由经期冒雨涉水,感受风邪,或饮食失节,过食寒物所致。

方 1　桑葚鸡血藤汤治闭经

【方　剂】桑葚 25 克,红花 5 克,鸡血藤 20 克,黄酒适量。
【用　法】加黄酒水煎。每日 2 次温服。
【功　效】补血行血,通滞化瘀。用治闭经。

方 2　益母草乌豆水治闭经

【方　剂】益母草 30 克,乌豆 60 克,红糖适量。
【用　法】益母草与乌豆加水 3 碗,煎至 1 碗。加糖调服,并加黄酒 2 汤匙冲饮。每天 1 次,连服 7 天。
【功　效】活血,祛瘀,调经。用治闭经。

方 3　蚯蚓粉治经闭

【方　剂】蚯蚓 4 条。
【用　法】将蚯蚓放瓦上焙黄。研末用黄酒送服,每日 1 剂,连服 5 日。
【功　效】用于多日不来月经,经闭。

方 ④ 中华绒鳌蟹治闭经

【方　剂】中华绒鳌蟹适量，黄酒1盅。
【用　法】每次取蟹15克，用黄酒蒸熟。日服1次，经行停药。
【功　效】活血调经。治疗血瘀闭经。

方 ⑤ 木耳苏木治月经忽然停止

【方　剂】木耳、苏木各50克。
【用　法】用水、酒各1碗，将上药煮成1碗服。
【功　效】治妇女月经忽然停止，过1～2个月有腰胀、腹胀现象者。

方 ⑥ 人乳韭菜汁治闭经

【方　剂】人乳、韭菜汁各1杯。
【用　法】蒸热，早晨空腹1次服。
【功　效】治闭经。

方 ⑦ 猪肝红枣治闭经

【方　剂】猪肝200克，红枣20枚，番木瓜1个。
【用　法】将红枣去核、番木瓜去皮后，加水煮熟吃。
【功　效】治闭经。

方 ⑧ 老母鸡木耳治闭经

【方　剂】老母鸡1只，木耳50克，红枣10枚。
【用　法】鸡去毛、内脏，合木耳、红枣，加水煮烂吃。
【功　效】治体虚闭经。

方 ⑨ 桃仁墨斗鱼汤治妇女血滞

【方　剂】桃仁10克，墨斗鱼200克，油、盐各适量。

【用　法】墨斗鱼洗净切片，加水与桃仁共煮，以油、盐调味。食鱼饮汤。
【功　效】滋阴养血，活血祛瘀。用治血滞经闭。

方⑩ 乌鸡丝瓜汤治血虚经闭

【方　剂】乌鸡肉150克，丝瓜100克，鸡内金15克。
【用　法】共煮至烂，服时加盐少许。
【功　效】健脾消食，养阴补血。用治因体弱血虚引起的经闭、月经量少。

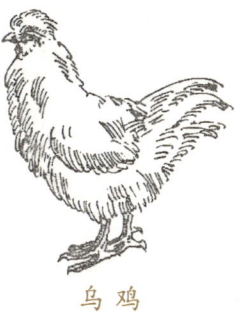
乌鸡

方⑪ 红糖姜枣治闭经

【方　剂】红糖、红枣各100克，生姜25克。
【用　法】水煎。代茶饮，连续服用至见月经来潮为止。
【功　效】补血活血，散寒调经。用治闭经。

方⑫ 生地当归汤治实证闭经

【方　剂】生地、当归、赤芍、桃仁、五灵脂、大黄、丹皮、茜草、木通各15克。
【用　法】上药加水1500毫升，共煎，去渣。取汤淋脐下，1日1次，每次30分钟，7天为1疗程。
【功　效】治热结血闭的实证闭经。

方⑬ 香附桃仁治闭经

【方　剂】香附2克，桃仁1克，水蛭1条。
【用　法】前药研末再同水蛭捣成膏状，敷于脐部，外贴伤湿止痛膏，2~3天1换。
【功　效】治闭经。

方⑭ 蒲黄穿山甲治闭经

【方　剂】蒲黄、五灵脂、穿山甲各2克。

【用　法】共研末，敷于防湿止痛膏上，贴于脐部。

【功　效】治闭经。

方15　淮山药玄参治室女经闭

【方　剂】淮山药50克，玄参、怀牛膝各25克，白术、牛蒡子、桃红各15克，生鸡内金、大黄各10克，䗪虫7.5克。

【用　法】水煎服，每日1剂，2煎。分早、午、晚各服1次。

【功　效】推陈下瘀。用治室女经闭，继发性闭经。

方16　泽兰叶治阴虚血燥型闭经

【方　剂】泽兰叶10克，水鱼1只，米酒少许。

【用　法】将活的水鱼用热水烫，使其排尿后，切开去肠脏。泽兰叶研末，纳入水鱼腹内（甲与肉同用），加清水适量，放瓦盅内隔水炖熟，加少许米酒服食。每隔1天1次，连服3～5次显效。

【功　效】本方适用于阴虚血燥之闭经。

方17　向日葵梗猪爪治气滞血瘀型闭经

【方　剂】向日葵梗9克，猪爪250克。

【用　法】先将猪爪（猪蹄壳）洗净，刮去污垢，用河沙在锅中炒泡，再淘洗干净后放入砂锅内，用文火煨炖至烂熟。猪爪煨烂后，加入向日葵梗，煮几沸熬成浓汁，去渣，饮汁，每日2～3次，每次20～30毫升。

【功　效】本方适用于气滞血瘀之闭经。

四、阴道炎

阴道炎是较常见的一种妇科疾病。由阴道环境酸碱度改变或局部黏膜变薄、破损、抗病力减低，被滴虫、霉菌或细菌入侵引起。临床主要表现为外

第八章　妇科疾病

阴瘙痒、性交痛、白带增多呈白色乳酪状，如合并有尿道口感染时，可有尿频尿痛。本症分为以下三种：①滴虫性阴道炎阴道毛滴虫。②霉菌性阴道炎白色念珠菌。③老年性阴道炎。滴虫性阴道炎白带多为黄色稀薄的泡沫状，有臭味。霉菌性阴道炎的白带典型为灰白色稠厚的豆渣样。

方 1　鲜桃叶治疗阴痒

【方　剂】鲜桃叶 120 克。
【用　法】将鲜桃叶洗净，煎汤，冲洗阴道。
【功　效】治疗滴虫性阴道炎。

方 2　萝卜汁醋治疗滴虫性阴道炎

【方　剂】白萝卜汁、醋各适量。
【用　法】用醋冲洗阴道，再用白萝卜汁擦洗及填塞阴道。一般 10 次为 1 个疗程。
【功　效】清热解毒，杀虫。适用于滴虫性阴道炎。

方 3　鸦胆子治疗滴虫性阴道炎

【方　剂】鸦胆子 20 个（去皮）。
【用　法】将鸦胆子用水 1 杯半，煎至半茶杯，将药汁倒入消毒碗内。用消过毒的大注射器将药注入阴道，每次注 20～40 毫升。轻者 1 次，重者 2～3 次。
【功　效】杀虫祛湿。治疗滴虫性阴道炎。

方 4　桃仁治疗滴虫性阴道炎

【方　剂】桃仁适量。
【用　法】将桃仁捣碎为膏状，纱布包，塞入阴道。每日 1 换，连续数次。
【功　效】治疗滴虫性阴道炎。

方 5　芦荟治疗滴虫性阴道炎

【方　剂】芦荟6克，蛇床子、黄柏各15克。

【用　法】以上3味煎水。用时先用棉花洗净阴部，后用线扎棉球蘸药水塞入阴道内，病人仰卧，连用3晚，每晚1次。

【功　效】消炎，杀菌，杀虫。治疗滴虫性阴道炎。

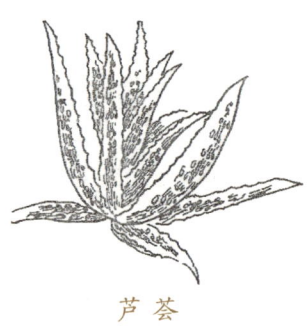

芦荟

方 6　蛇床黄柏散治阴道炎

【方　剂】蛇床子、黄柏、苦参各等份。

【用　法】共研为细粉，过100目筛，灌装胶囊每粒0.5克。早、晚各1粒，塞入阴道。

【功　效】治疗阴道炎、滴虫病及附件炎、子宫内膜炎。

方 7　龙胆三七散治各种阴道炎

【方　剂】龙胆草、黄连、黄柏各15克，乌贼骨、苦参、枯矾、硼砂各30克，冰片、三七粉各5克。

【用　法】先将龙胆草、黄连、黄柏、苦参烘干研粉，装入空心胶囊，每丸0.5克，每晚1粒，塞入阴道深处，7日为1疗程。

【功　效】治各型阴道炎、慢性宫颈炎。

方 8　矾蛇汤治阴道炎

【方　剂】白矾、鹤虱、黄柏各9克，蛇床子30克。

【用　法】煎汤熏洗，早、晚各1次。

【功　效】治阴道炎。

方 9　狼毒汤治阴道滴虫

【方　剂】狼毒、苦参各30克。

【用　法】煎汤冲洗阴道。
【功　效】治阴道滴虫。

方 10　蛇床子地肤子治阴道炎

【方　剂】蛇床子、百部各15克，地肤子30克，白芷9克。
【用　法】煎汤洗阴道，分2次洗。
【功　效】治阴道炎。

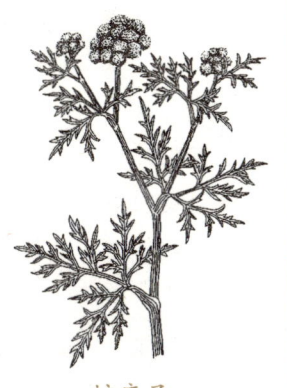

蛇床子

方 11　蛇椒汤治阴道滴虫

【方　剂】蛇床子50克，花椒、白矾各15克。
【用　法】煎汤冲洗阴道，每日1次。
【功　效】治疗阴道滴虫。

方 12　蛇麻子苦参治阴道炎

【方　剂】蛇床子、苦参、川椒、甘草各15克。
【用　法】煎汤熏洗。
【功　效】治阴道炎。

方 13　苦参根百部治阴道炎

【方　剂】苦参根、百部各30克，花椒9克。
【用　法】煎汤熏洗。
【功　效】治阴道炎。

方 14　苍耳子蒲公英治阴道炎

【方　剂】苍耳子、蒲公英各30克。
【用　法】煎汤频洗，每日3~4次。
【功　效】治阴道炎。

五、盆腔炎

盆腔炎是指女性盆腔器官组织发生的炎症性病变,一般以子宫内膜炎和输卵管炎为多见,又分为急性和慢性两种。临床研究表明,以下腹部持续性疼痛和白带增多为其主要症状。在盆腔炎急性发作期常伴有发热、头痛、怕冷等症状,而慢性在发病期间常伴有腰酸、经期腹痛、经量过多等症状,若不及时治疗,可因输卵管闭锁而造成继发性不孕。

方1 忍冬藤蜀红藤治盆腔炎

【方　剂】忍冬藤、蜀红藤各30克,大黄、大青叶、紫草根(后下)、牡丹皮、赤芍、川楝子、制延胡索各9克,生甘草3克。

【用　法】水煎服,每日1剂。

【功　效】清热解毒利湿,凉血活血化瘀。用治盆腔炎。

方2 银花连翘治急性盆腔炎

【方　剂】银花、连翘、丹参各24克,蒲公英、土茯苓各15克,赤芍、黄芩、丹皮、车前子各10克,败酱草30克,当归12克,甘草3克。

【用　法】水煎服,每日1剂。

【功　效】清热解毒,化瘀利湿。用治急性盆腔炎湿热瘀结型,症见发热,恶寒,小腹胀痛拒按,带下量多,色黄,质稠,呈脓样有臭气,舌质红,苔稍黄或白腻,脉弦滑而数。

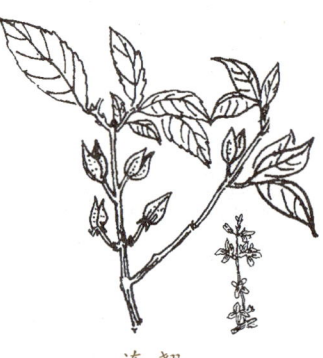

连翘

方3 杏仁半夏治急性盆腔炎

【方　剂】杏仁、生薏仁、淡竹叶、川朴、半夏、陈皮、茯苓、泽泻、车前子各10克，蔻仁6克。

【用　法】水煎服，每日1剂。

【功　效】化湿，清热，宣畅三焦。用治湿热内蕴所致的妇人急慢性盆腔炎，症见头痛身重，口淡乏味，胸闷不舒，少腹隐痛，带下量多，色黄，舌淡红，苔黄厚腻，脉滑。

方 4 蚤休地丁草治盆腔炎

【方　剂】蚤休、地丁草、虎杖各15克，当归、川楝子、玄胡索各10克，川芎5克。

【用　法】水煎服，每日1剂。

【功　效】疏肝理气，活血化瘀，清利湿热。用治盆腔炎。

方 5 珍珠菜蒲公英治盆腔炎

【方　剂】珍珠菜、穿心莲、蒲公英、忍冬藤、白花蛇舌草、紫花地丁、大青叶、鱼腥草各15～50克。

【用　法】任选上药2～3种，水煎服，每日1剂。

【功　效】治盆腔炎。

方 6 血竭藕节末治盆腔炎

【方　剂】血竭末2克，制大黄9克，大蓟、小蓟、木花、藕节各15克，血余炭、丹皮、玄胡各10克。

【用　法】将上药除血竭外用水浸泡30分钟，再煎30分钟，每剂煎2次。将血竭研极细末分2次吞服，2次煎出的药液分为上、下午2次服。

【功　效】用治盆腔炎、子宫内膜炎，症见经前、经时下腹胀痛，阴道下血时多时少，色紫夹块，块下腹痛缓解，舌边紫，脉弦或弦数。

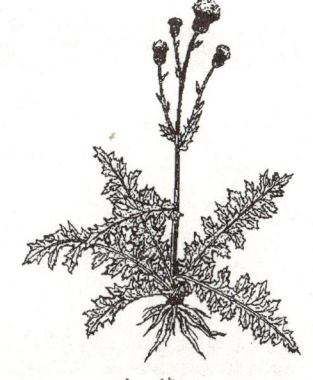

大蓟

方 7 地枇汤治盆腔炎

【方　剂】米口袋20克,地龙10克,土枇杷25克。

【用　法】用鲜品或干品,水煎服,每天煎1剂,服3次。

【功　效】治盆腔炎或尿道炎等。

方 8 蛇牛汤治盆腔炎

【方　剂】白花蛇舌草50克,入地金牛10克,穿破石15克。

【用　法】水煎服,每日1剂,服药至盆腔炎症消失即可停。

【功　效】治疗盆腔炎。

注 对盆腔脏器的炎性肿块并伴有感染病灶者,疗效也较显著。

方 9 皂角刺治盆腔炎

【方　剂】皂角刺、生黄芪各20克,生蒲黄包12克,制大黄(后下)6克。

【用　法】水煎服,每日1剂。

【功　效】托毒排脓,益气生肌,活血化瘀。用治盆腔炎及盆腔炎性肿块。

方 10 毛茛鲜草治盆腔炎

【方　剂】毛茛鲜草,适量。

【用　法】捣烂外敷,1日1次。局部起疱即取去,外涂龙胆紫,勿用针刺破。

【功　效】治盆腔炎。

方 11 大青盐治盆腔炎

【方　剂】炒大青盐500克或醋拌坎离砂500克。

【用　法】布包敷于下腹部。

【功　效】治盆腔炎。

六、子宫颈炎

子宫颈炎是指妇女子宫颈发生的炎症性病变，可分为急、慢性两种。急性子宫颈炎较为少见，但不及时治疗，就可能转变成慢性子宫颈炎。主要症状是患者子宫颈部红肿、疼痛、宫颈糜烂、宫颈肥大、子宫颈息肉、宫颈腺体囊肿、子宫颈管炎等。

方1 猪胆汁白矾治子宫颈炎

【方　剂】鲜猪胆汁1个，白矾9克。

【用　法】将白矾放入猪胆汁内，阴干或烘干，研末，过箩极细，备用。一般轻者上药5次即愈，重者上药10次。

【功　效】清热，解毒，防腐。用治慢性宫颈炎。

方2 苦荬汤治子宫颈炎

【方　剂】细叶苦荬菜、广西黄柏树皮、阔叶十大功劳茎、灵香草各适量。

【用　法】水煎，趁热熏患处，待温坐盆，每日1剂。

【功　效】治宫颈炎。

方3 蛇床子治宫颈炎

【方　剂】蛇床子、黄柏、苦参、贯众各15克。

【用　法】煎水每天冲洗阴道，7天为1疗程。

【功　效】治宫颈炎。

方4 仙人掌治宫颈炎

【方　剂】仙人掌肉质茎块连同果实鲜品80克，瘦猪肉70～90克。

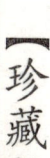

【用　法】上2味药加烹调作料入钵中，隔水炖服。另以仙人掌鲜品全草每次100克，捣碎，加食盐少许煎液，先熏后洗。10天为1疗程。经期停用。
【功　效】治宫颈炎。

方5　冬瓜治宫颈炎

【方　剂】冬瓜120克，焙黄，研面。
【用　法】每次15克，用冬瓜汤送服。
【功　效】治宫颈炎。

方6　白扁豆治宫颈炎

【方　剂】白扁豆250克，炒后研末。
【用　法】1日2次，每次16克，米汤送服。
【功　效】治宫颈炎。

方7　冬瓜子治宫颈炎

【方　剂】冬瓜子90克，捣烂。
【用　法】加等量冰糖和水煎，早、晚各服1次。
【功　效】治宫颈炎。

方8　鸡蛋艾叶治宫颈炎

【方　剂】鸡蛋2个，艾叶15克。
【用　法】艾叶煎汤，去渣，放鸡蛋同煮。
【功　效】治宫颈炎。

方9　鸡蛋治子宫颈炎

【方　剂】鸡蛋1个。
【用　法】取蛋白敷患处，须连续敷7~8次。
【功　效】治子宫颈炎。

方⑩ 生黄芪治慢性宫颈炎

【方　剂】生黄芪、煅龙骨、煅牡蛎、凤尾草、红藤各30克，制黄精、金樱子、乌贼骨各15克，炮姜炭3克。

【用　法】每天1剂，水煎分早、晚服，7剂为1疗程。在冷冻术后第1天开始服药。

【功　效】治慢性宫颈炎。

七、子宫脱垂

子宫脱垂是指子宫偏离正常位置沿着阴道下降，低于子宫颈外阴道口到坐骨棘水平以下甚至完全脱出阴道口外的症状。中医称"阴挺""阴㿉""阴疝"等。多发于产后体质虚弱，气血受损，分娩时用力太大，或产后过早参加重体力劳动，致使气弱下陷，脉络胎宫松弛，不能稳固胞体，因而形成下坠。由于胞宫经络与肾相连，所以肾气衰虚，或产育多，内耗肾气，也可使胞宫脉络松弛导致子宫脱垂。妇女在过劳、排便时用力太过、剧咳等情况下，都可能反复发作。

方① 升草汤治子宫脱垂

【方　剂】升麻15克，甘草6克，缩葫芦1个。

【用　法】水煎，连服数剂。

【功　效】治子宫脱垂。

方② 青山羊血治子宫脱垂

【方　剂】青山羊血10余滴。

【用　法】青山羊之耳尖消毒后取血，对入少许温开水。一次服，每日1次。

【功　效】补中益气。用治子宫脱垂。

方 3　首乌鸡汤治子宫脱垂

【方　剂】首乌20克，老母鸡1只，盐少许。

【用　法】老母鸡宰杀去毛及内脏，洗净，将首乌装入鸡腹内，加水适量煮至肉烂。饮汤吃肉。

【功　效】补中益气。用治妇女子宫脱垂、痔疮和脱肛。

方 4　鳖头灰治子宫脱垂

【方　剂】鳖头、黄酒各适量。

【用　法】将鳖头置火上烧炭存性，研末。每次6克，每日3次，黄酒送服。

【功　效】益气补虚。用治子宫脱垂、脱肛。

方 5　山药汤治子宫脱垂

【方　剂】山药120克。

【用　法】每晨煮服。

【功　效】治子宫脱垂。

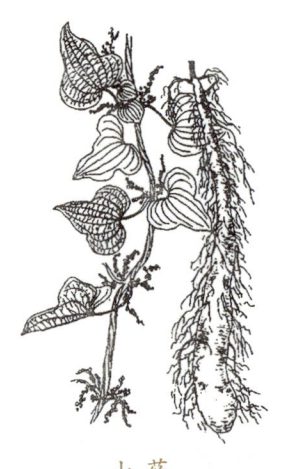

山药

方 6　乌梅汤治子宫脱垂

【方　剂】乌梅30克。

【用　法】水、酒各半煎服。

【功　效】治子宫脱垂。

方 7　核桃皮治子宫脱垂

【方　剂】生核桃皮50克。

【用　法】上药加水煎成2000毫升，早、晚用药液温洗患部1次，每次20分钟，7天为1疗程。若Ⅱ、Ⅲ度子宫脱垂者，可配服补中益气汤水煎内服，并加土炒生核桃皮6克研细冲服，每天2次。

【功　效】治子宫脱垂。

方 8 升麻黄芪汤治子宫脱垂

【方　剂】升麻12克，黄芪15克。
【用　法】水煎服。
【功　效】治子宫脱垂。

方 9 苦参治子宫脱垂

【方　剂】苦参30克。
【用　法】1~2天用药1剂。水煎去渣，熏洗患部，每天3~6次。
【功　效】治子宫脱垂。

方 10 椿根皮汤治子宫脱垂

【方　剂】荆芥穗、藿香叶各15克，椿根皮60克。
【用　法】上药加水煎汤。每日数次外洗患处。
【功　效】治疗子宫脱垂。

方 11 银花蒲公英治子宫脱垂

【方　剂】银花、紫花地丁、蒲公英各30克，苦参、蛇床子各15克，黄连、黄柏、枯矾各10克。
【用　法】上药加水煎煮，去渣。先熏后洗，并可坐浴。
【功　效】治疗子宫脱垂并发感染者。

方 12 艾叶治疗子宫脱垂

【方　剂】陈艾叶15克，鸡蛋2个。
【用　法】先用净水煮艾叶出味后，滤渣取汁，煮蛋，略加红糖。每隔3天空腹时服1次。
【功　效】温经止痛，散寒除湿。适用于子宫脱垂，愈后复发者。

方⑬ 黄芪当归治疗子宫脱垂

【方　剂】嫩黄芪60克，当归30克，升麻15克，糯米90克，猪脬1具。

【用　法】前4味共研末，同猪脬炖服。

【功　效】益气，升提。治疗子宫脱垂。

方⑭ 马齿苋公英黄柏治疗子宫脱垂感染

【方　剂】马齿苋30克，公英15克，黄柏10克。

【用　法】煮水外洗。

【功　效】清利湿热，解毒。治疗合并感染的子宫脱垂。

方⑮ 茶子醋治疗子宫脱垂

【方　剂】茶子（又名茶麸）150克，醋250毫升。

【用　法】将醋煮沸后加茶子末，待出味时，盛盆中熏阴部，每日3次。

【功　效】治疗子宫脱垂。

方⑯ 醋熏法治疗子宫脱垂

【方　剂】醋250毫升。

【用　法】痰盂内加醋250毫升，将小铁块或小铁器烧红放入盂内，醋即沸腾，患者坐痰盂上熏15分钟。每日1次。治疗期间注意营养、休息，忌房事。

【功　效】收敛破瘀。治疗子宫脱垂。

方⑰ 老丝瓜壳治子宫脱垂

【方　剂】老丝瓜壳1个，烧灰存性。

【用　法】白酒50°以上送服，每次服10克，每日服2次。

【功　效】治子宫脱垂。

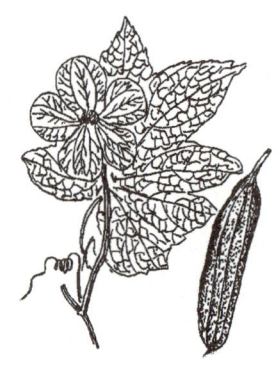

丝瓜

第八章　妇科疾病

方 18　团鱼头治子宫脱垂

【方　剂】团鱼头5~10个。

【用　法】洗净切碎，置锅内炒黄，研末，每晚临睡前服3克，用米酒或黄酒送服。

【功　效】治子宫脱垂。

方 19　无花果叶外洗治疗子宫脱垂

【方　剂】无花果枝叶共250克。

【用　法】加水3碗，煎汤洗患处。

【功　效】治疗子宫脱垂。

八、白带增多症

白带是指妇女在青春期、月经前期或妊娠期，从阴道中排泄出的少量无臭异气味的白色或淡黄色分泌物。如果妇女在经前期或妊娠期、青春期带下量多，颜色深黄或淡黄，或混有血液，质黏稠如脓或清稀如水，气味腥臭，称为白带增多症，是妇女生殖器官炎症或肿瘤疾病的先导。

方 1　白胡椒治白带增多

【方　剂】白胡椒30粒，银杏、母丁香各25粒，雄黄3克，白牡丹1个，麝香1.8克，石榴皮、海螵蛸各5.4克。

【用　法】上药混合成细末，与万应膏300克搅匀，分摊10张。

【功　效】治妇女白带增多。

方 2　荞麦蛋清汤治疗白带过多

【方　剂】荞麦米50克，炒焦，鸡蛋清2个。

【用　法】注入清水200毫升，烧开后，打入鸡蛋清2只，煮熟。乘热服，每日服2次。

【功　效】适用于妇女带下，白带黄浊。

方3 白毛藤治白带增多

【方　剂】白毛藤15克。

【用　法】水煎服。

【功　效】治白带增多。

方4 黄荆子治白带增多

【方　剂】黄荆子35克。

【用　法】炒焦为末，空腹酒服6克。

【功　效】治白带增多。

黄荆子

方5 冬瓜仁败酱草治湿热带下

【方　剂】冬瓜仁（捣）、败酱草各30克，麦冬15克。

【用　法】水800毫升，煎取300毫升，每日1剂，以7天为1疗程。

【功　效】清利湿热，止带。用治妇女湿热带下。

方6 荆芥地肤子治白带增多

【方　剂】荆芥（后下）25克，防风、枯矾（冲）各15克，蒲公英、黄柏、地肤子各30克，百部20克。

【用　法】煎水作外阴熏洗，俟药液温和时坐盆约30分钟，每日2次。

【功　效】祛风，清湿热，止痒。用治带下量多，外阴瘙痒。

方7 土茯苓治白黄带下

【方　剂】土茯苓、山药、芡实、苡仁米各15克，莲须、稽豆衣、樗白衣各10克。

【用　法】水煎服，每日1剂。

【功　效】健脾化湿，清热止带。用治白、黄带下。

方8　冬瓜子治赤白带下

【方　剂】冬瓜子20克。

【用　法】炒熟，研末。米汤调服，每次6克。

【功　效】治赤白带下。

方9　黑木耳治赤白带下

【方　剂】黑木耳30克，焙干，研末。

【用　法】以红糖水冲服，每日3～6克，每日2次。

【功　效】治赤白带下。

方10　白术车前子治疗脾虚带下

【方　剂】白术15克，茯苓、车前子、鸡冠花各9克。

【用　法】水煎服。

【功　效】补脾燥湿。治疗白带过多、黄带、臭味。

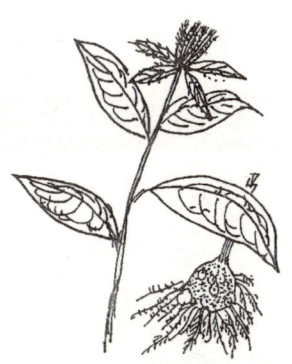

白术

方11　苦菜银花汤治疗白带过多

【方　剂】苦菜50克，金银花、蒲公英各20克。

【用　法】水煎2次，每次用水500毫升，煎半小时，2次混合，去渣取汁。分2～3次服。

【功　效】适用于妇女子宫内膜炎、宫颈炎之子宫颈糜烂、白带腥臭。

方12　向日葵荷叶治疗白带过多

【方　剂】向日葵茎或根、荷叶各12克，红糖适量。

【用　法】以水3碗，煎向日葵茎或根、荷叶至半碗，加红糖溶化或熬化成糖浆即成。1日2次，饭前空腹饮下。

【功　效】适用于湿热之黄带过多。

方13 棉花子治疗赤白带下

【方　剂】棉花子30克。

【用　法】炒黑去壳，研末和米糊为丸，每服9克，糖水送下。

【功　效】治疗赤白带下。

方14 槐树枝治疗赤白带下

【方　剂】槐枝1把。

【用　法】烧灰，食前酒下1匙，1日2次。

【功　效】凉血燥湿。治疗白带过多、赤白带下。

方15 芹菜子治疗白带过多

【方　剂】芹菜子30克。

【用　法】每服15克，黄酒引，水煎服。

【功　效】治疗白带过多。

方16 蛇床子治疗湿热白带，气味腥臭

【方　剂】蛇床子30克，苦参120克，雄黄、甘草各6克。

【用　法】煎汤冲洗阴道。

【功　效】清热利湿。治疗黄白带过多、阴部湿痒。

方17 小米黄芪粥治疗白带过多

【方　剂】黄芪50克，小米100克。

【用　法】黄芪切片，注入清水1000毫升，煮至600毫升时，去渣留汁。再将小米淘净放入，慢熬至粥将成时，下冰糖，熬溶。分3次空腹服，连服

3～5天。

【功　效】治疗白带过多。

方18　金樱花治疗虚寒白带

【方　剂】金樱花适量。

【用　法】焙干研末，每晚临睡前服6～9克，开水送服，或加糖送服。

【功　效】治疗白带过多而稀，味腥。

方19　蛇床子地肤子治白带

【方　剂】蛇床子、地肤子各30克，赤皮葱10支。

【用　法】上方用纱布包好，放在砂锅内煎煮，乘热先熏后洗。

【功　效】燥湿止痒。用治白带、外阴瘙痒、外阴溃烂。

方20　凤仙花梗治疗白带过多

【方　剂】白凤仙花梗适量。

【用　法】去叶、花、子，切碎。每次干者9克，鲜者30克，用白水、酒煎服。

【功　效】治疗白带过多。

方21　小丝瓜治赤白带下

【方　剂】经霜打的3指长小丝瓜适量。

【用　法】将小丝瓜置新瓦焙焦黄，研末。每服6克，临睡时开水送服。

【功　效】清热凉血，止带浊。用治年久不愈的赤白带下。

方22　蜂蜜硼砂治黄白带

【方　剂】蜂蜜10毫升，硼砂1克。

【用　法】先将硼砂以水溶化，加入蜂蜜调匀。以棉球系线蘸药塞入阴道，每日更换1次。

【功　效】消炎杀菌。用于滴虫性阴道炎、黄白带过多、阴部痒。

九、宫颈糜烂

宫颈糜烂是指宫颈外口处的宫颈阴道部分，因分娩、流产或手术损伤宫颈后，细菌侵入引发感染所致的一种妇科常见疾病。临床主要表现为局部表面的鳞状上皮因炎症而丧失，很快被颈管的柱状上皮所覆盖，使这部分组织呈细微颗粒状的红色区。是宫颈炎最常见的病变。且常伴有白带增多，有时为淡黄色脓性白带，腰痛，盆腔下部坠痛，每月经前、排便及性交时加重等特性。根据病变糜烂的深浅程度，可分为单纯型、乳突型、颗烂型三种。根据糜烂面的大小，一般又可分三度：轻度，指糜烂面小于整个宫颈面的1/3；中度，指糜烂面占整个宫颈面积的1/3～1/2；重度，指糜烂面占整个宫颈面积的2/3以上。

方1 猪苦胆石榴皮治宫颈糜烂

【方　剂】猪苦胆5～10个（阴干后约30克），石榴皮60克。

【用　法】共研成细粉，用适量花生油调成糊状，装瓶备用。用前先以温开水清洗患部，擦干宫颈分泌物，再将扎线的棉球蘸药塞入宫颈糜烂处。每日1次，连用多次。

【功　效】解毒杀虫，生肌。有较强的抗菌作用。主治宫颈糜烂。

方2 紫草香油治疗子宫颈糜烂

【方　剂】紫草、香油各适量。

【用　法】将紫草放入香油中，浸渍7天。或将香油煮沸，将草泡入沸油中，成玫瑰色即可。每日1次，涂于子宫颈，外用带线棉球塞于阴道内，第2天取出。

【功　效】治疗宫颈糜烂。

方 3　五倍子治疗子宫颈糜烂

【方　剂】五倍子 60 克。

【用　法】将五倍子研极细粉末，加水适量，放器皿中炖热搅成糊状，涂患处。

【功　效】治疗宫颈糜烂。

方 4　鸡蛋清治子宫颈糜烂

【方　剂】鸡蛋 1 个。

【用　法】将鸡蛋用消毒水洗净，打破，取蛋清。阴道用高锰酸钾冲洗后，将带线纱布棉球蘸上鸡蛋清后填入子宫颈口，过 5 小时后取出，每日换 1～2 次。

【功　效】清热，解毒，消肿。用治子宫颈糜烂。

方 5　狼毒车前汤治宫颈糜烂

【方　剂】狼毒 200 克，茯苓、生甘草各 50 克，车前子 100 克。

【用　法】上药煎取 500 毫升，经纱布滤液冲洗阴道。每日 1 次。

【功　效】治宫颈糜烂、阴道炎。

方 6　益母川芎汤治宫颈糜烂

【方　剂】益母草 60 克，车前子 30 克，熟地黄 15 克，当归、川芎、白芍药、赤芍药、甘草各 10 克。

【用　法】加水煎沸 15 分钟，过滤取液，渣再加水煎 20 分钟，滤过去渣，2 次滤液对匀，分早、晚 2 次服，每日 1 剂。

【功　效】治宫颈糜烂。

方 7　冰片麝香治宫颈糜烂

【方　剂】冰片、麝香各 1 克，雄黄 5 克，儿茶、乳香、没药各 10 克，白矾 500 克。

【用　法】上药共研细末，过筛，分包，每包 2 克备用。使用时备好直径约 4 厘米的扁圆形消毒棉球，将 1 包药粉撒于宫颈外部。

【功　效】治宫颈糜烂。

十、女子不孕

育龄夫妇同居 2 年以上，因女方病理原因而不能生育的，称为女子不孕。女子不孕分为原发不孕和继发不孕。有正常性生活、配偶生殖功能正常，未避孕而不受孕者，为原发性不孕；如果曾一度怀孕，但此后就未能受孕为继发性不孕。女性不孕的原因有生殖道堵塞、生殖道炎症、卵巢功能不全和免疫因素等。此外，严重的生殖系统发育不全或畸形、全身性疾病、营养缺乏、内分泌紊乱、肥胖病、神经系统功能失调等，也会影响卵巢功能和子宫内环境而导致不孕。

方 1　当归治女子不孕

【方　剂】当归、白芍、胎盘各 60 克，枸杞、鹿角胶、党参、杜仲、巴戟、淫羊藿、桑寄生、菟丝子各 30 克，川芎 20 克，鸡血藤膏 120 克。

【用　法】共研细末，炼蜜为丸。每日早、中、晚各服 9 克。

【功　效】用治妇女不孕。

方 2　大熟地治女子不孕症

【方　剂】大熟地、全当归、仙灵脾、阳起石各 10 克，白芍、桑葚子、桑寄生、女贞子各 15 克，蛇床子 3 克。

【用　法】水煎分 2 次服，隔天 1 剂。月经期间，或遇感冒、腹泻等症时，暂停服。

【功　效】滋补肝肾，温补冲任。用治女子不孕症。

方 3 乌梅治女子不孕

【方　剂】乌梅、党参各30克，远志、五味子各9克。
【用　法】每天1剂，水煎服。
【功　效】治女子不孕。

方 4 当归白芍治女子不孕

【方　剂】当归、通草、栝楼、枳壳、川楝子各15克，白芍25克，怀牛膝、王不留行各20克，青皮10克，皂角刺、甘草各5克。
【用　法】隔日服1剂，以经期药为主，每日1剂，早、晚各服1次，黄酒送服。
【功　效】疏肝理气，通络调经。用治女性不孕。

方 5 桃仁治输卵管不通

【方　剂】桃仁、当归、赤芍各10克，三棱、莪术、昆布各12克，路路通、地龙各18克，川芎6克。
【用　法】水煎服，每日1剂。
【功　效】活血化瘀，通经活络。用治输卵管不通。

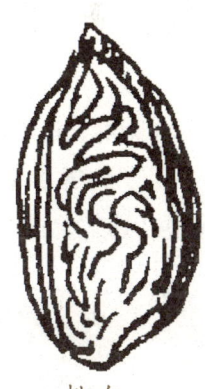
桃仁

方 6 当归制香附治不孕症

【方　剂】当归、制香附、菟丝子各15克，益母草、丹参、葛根各30克，丹皮12克，红花、川牛膝、沉香（分吞）各10克，炒杜仲、川断各24克。
【用　法】水煎服，每日1剂。
【功　效】疏肝解郁，通经活血，调理冲任。用治不孕症。

方 7 鹿鞭治妇女久不受孕

【方　剂】鹿鞭（雄鹿的外生殖器）100克，当归、阿胶各25克，枸杞、北芪各15克，生姜3片，嫩母鸡1只（不超过800克重）。

【用　法】将嫩母鸡开膛，去肠及内脏，洗净，连同上述前5味放在砂锅中，加水适量煮沸后，改用小火炖至鸡烂，再将阿胶下入，待阿胶溶化后调味。食用，连续多次，效显。

【功　效】补血，壮阳，益气，暖宫。用治妇女血虚体弱、子宫寒冷、久不受孕。

方 8　鹿衔草治女子不孕

【方　剂】鹿衔草60克，菟丝子、白蒺藜、槟榔各15克，辛荑、高良姜、香附、当归各10克，细辛6克。

【用　法】每天1剂，水煎服。

【功　效】治女子不孕。

方 9　当归千年健治不孕

【方　剂】当归、千年健各17.5克，牛膝20克，正虎骨、广木香各10克，天麻、追地风、防风各15克，川芎5克。

【用　法】以好高粱酒1500克，浸过10日，即可服用，每次1盅。

【功　效】治不孕，数个月即能受孕。

方 10　玉兰花治痛经不孕

【方　剂】玉兰花将开未放者10朵。

【用　法】用水煎服。

【功　效】治痛经不孕。

方 11　当归地黄汤治女子不孕

【方　剂】当归、熟地黄各15克，酒白芍、巴戟天、艾叶各10克，香附9克，川芎、吴茱萸、肉桂各6克，甘草3克。

【用　法】加水煎沸15分钟，过滤取液，渣再加水煎20分钟，滤过去渣，2次滤液对匀，分早、晚2次服。于每月经前服5剂，每日1剂，连服2个月。

【功　效】治女子不孕。

方12 丹参茯苓汤治流产刮宫后不孕

【方 剂】丹参20克,茯苓15克,柴胡、枳实、赤芍、葛根各10克,生甘草3克。

【用 法】加水煎服,每日1剂。

【功 效】治气滞血瘀型不孕症。

注 气滞血瘀型,多因流产刮宫致继发不孕。

方13 熟地鹿角片治原发性不孕

【方 剂】熟地、仙灵脾、枸杞子、菟丝子、炙龟板(先煎)、党参各15克,鹿角片(先煎)、仙茅、当归、紫河车、川断、丹参、牛膝各12克,山萸肉、壳砂各10克。

【用 法】每日1剂,煎3次,混匀,分2次服。

【功 效】助阳滋阴,益气补血。用治原发性不育不孕症。

方14 丹皮丹参治输卵管阻塞型不孕

【方 剂】丹皮、丹参、当归、白芍、生地、香附、茺蔚子、玄胡、怀牛膝、郁金各10克,川芎、月季花、玫瑰花各5克。

【用 法】水煎服,每日1剂。

【功 效】活血化瘀,通经散结。用治输卵管阻塞不孕症。

方15 菟丝子治女子不孕

【方 剂】菟丝子18克,杜仲、覆盆子各15克,吉林参6克,延胡索、白芍各10克,鹿角霜30克,当归12克。

【用 法】水煎服,每日1剂。

【功 效】补肾益气,滋养冲任。用治妇女不孕症,证属肾气不充者。

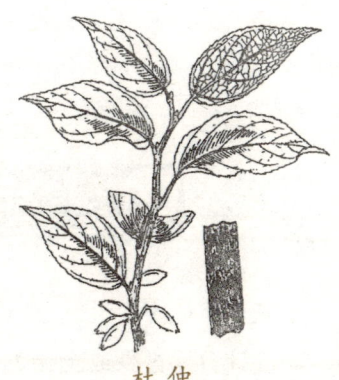

杜仲

方 16　鸡血藤治痛经不孕

【方　剂】鸡血藤 30 克，桃仁、车前子各 15 克，当归、木香、艾叶、焦三仙、佛手各 10 克，三棱、莪术、泽泻各 6 克，川断 12 克，杜仲 18 克。

【用　法】月经前 3 天开始服药，每日 1 剂，水煎，分 2 次温服。

【功　效】治痛经不孕。

方 17　当归知母治女子不孕

【方　剂】当归 7.5 克，知母 15 克，川芎 10 克，甘草 5 克。

【用　法】1 碗半的水煎之，分服，每月来经前后各服 1 剂。

【功　效】治女子不孕，不出数月便能受孕。

方 18　紫石英治原因不明型不孕

【方　剂】紫石英、党参、川断各 15 克，仙灵脾 9~15 克，黄芩、徐长卿、菟丝子、当归、白芍、白术、云苓、炙甘草各 9 克，熟地 12 克，川椒 1.5 克，鹿角霜、川芎各 6 克。

【用　法】水煎服，每月从月经第 7 天开始服药，每日服 1 剂，连服 3 日停药 1 天，再服 3 剂。每月共服 6 剂，6 剂服完后方可交合。

【功　效】补气，养血，益肾，补冲任。用治原因不明的不孕症，指夫妇有正常性生活，3 年以上未曾受孕，妇方有排卵规律，输卵管通畅，周围无粘连，无肌瘤或子宫内膜异位症，男方精液检查正常。

十一、缺　乳

缺乳又称为"乳汁不行""乳汁不下"，是指妇女分娩 3 天以后即哺乳期间，乳汁分泌过少或全无乳汁的疾患。常因气血虚弱或气滞血瘀引起。主要表现为乳汁稀薄而少，乳房柔软而不胀痛，面色少华，心悸气短等。药浴治疗本病，有通乳活血之功。正如张子和在《儒门事亲》一书中所说："古法，用木梳梳乳，与热水洗涤乳房，均有活络通乳的作用。"

方 1　黄酒炖虾治疗产后缺乳

【方　剂】干虾米（大海米）150克，黄酒适量。

【用　法】用黄酒将虾米炖烂，然后对入自己熬好的猪蹄汤服食。

【功　效】益气增乳。用治产妇乳少。

方 2　姜醋猪蹄治疗产妇缺乳

【方　剂】猪前蹄2只（洗净砍块），生姜50克（拍裂），醋800毫升。

【用　法】同放于砂锅中，大火烧开后，去浮沫，小火炖至酥烂，下精盐，调匀。分1~2次趁热食肉喝汤。

【功　效】适用于产妇失血过多，气血两虚，产后缺乳。

方 3　豌豆红糖饮治疗产妇缺乳

【方　剂】干豌豆50克，红糖适量。

【用　法】将豌豆加水400毫升，大火烧开，小火炖至酥烂。下红糖，至糖溶。分1~2次食豆喝汤。

【功　效】适用于产妇缺乳。

方 4　黑芝麻治产后缺乳

【方　剂】黑芝麻50克，盐末少许。

【用　法】锅热以文火将黑芝麻、盐共炒，至芝麻呈溢香味即成。日分2次食用，连食数日。

【功　效】养血通乳。用治妇女产后缺乳。

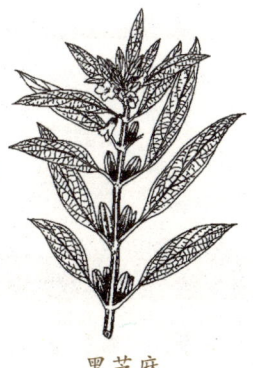

黑芝麻

方 5　黑芝麻猪蹄汤治疗产后缺乳

【方　剂】黑芝麻250克，猪蹄汤适量。

【用　法】将黑芝麻炒后研成细末，每次取 15～20 克用自家熬好的猪蹄汤冲服。

【功　效】补血生乳。治疗产后缺乳。

方 6　啤酒治疗产后缺乳

【方　剂】啤酒适量。

【用　法】哺乳期妇女每日饮啤酒 200 毫升。

【功　效】可有效地促进乳汁分泌。

方 7　猪蹄花生米治疗产后缺乳

【方　剂】猪蹄 1 只，花生米 50 克，香菇 15 克，调料少许。

【用　法】煮熟后食用。每日 1 剂。

【功　效】补血通乳。治疗产后缺乳。

方 8　荞麦花汤治疗产后缺乳

【方　剂】荞麦花 50 克，鸡蛋 1 个。

【用　法】将荞麦花煎煮成浓汁，打入鸡蛋再煮。吃蛋饮汤，每日 1 次。

【功　效】养血通乳。用治妇女产后乳水不足。

方 9　漏芦贝母白芷治产后乳汁不通

【方　剂】漏芦、通草、白芷各 3 克，贝母 6 克。

【用　法】共为末。用猪蹄 1 个，酒水各半，煎汤服下。

【功　效】治产后乳汁不通。

方 10　钟乳粉治产后缺乳

【方　剂】钟乳粉 100 克。

【用　法】上细箩，每服 6 克，浓煎漏芦汤调下。

【功　效】治产后乳缺。

方⑪ 胡桃仁治缺乳

【方　剂】胡桃仁10个，去皮捣烂。

【用　法】入穿山甲，黄酒调服。

【功　效】治妇人少乳、乳汁不行。

方⑫ 雄鸡睾丸治乳汁不下

【方　剂】雄鸡睾丸2～4个。

【用　法】将雄鸡睾丸去掉外膜捣碎。用甜酒适量加水约300毫升，煮开后冲入捣碎的鸡睾丸即可。也可用开水冲服。

【功　效】治乳汁不下，无乳。

方⑬ 催乳汤治产后缺乳

【方　剂】紫背金牛干品、猪肉各60克。

【用　法】炖服。饮汤吃肉。

【功　效】治产妇无乳。

方⑭ 芪参汤治产后缺乳

【方　剂】黄芪30克，全当归、党参、王不留行、大枣各15克，穿山甲砂炒、通草各10克，白芷12克，鲜猪脚1个。

【用　法】每天1剂，炖服。

【功　效】治缺乳。

方⑮ 猪肝治缺乳

【方　剂】猪肝250克，黄花菜、花生仁各50克。

【用　法】炖煨食之，每日1次。

【功　效】治缺乳。

方 16 豆腐红糖治缺乳

【方　剂】豆腐 120 克，红糖 30 克。
【用　法】共煮熟后加黄酒 30 毫升，食之，1 日 3 次。
【功　效】治缺乳。

方 17 核桃仁黑芝麻治缺乳

【方　剂】核桃仁 50 克，黑芝麻 100 克，炒熟。
【用　法】共研细末用米酒冲服，分 2 天服完。
【功　效】治缺乳。

方 18 活虾治缺乳

【方　剂】活虾 60 克，微炒。
【用　法】用黄酒适量煮熟食之，每天 1 次，连服 3 天。
【功　效】治缺乳。

方 19 活鲫鱼猪蹄治缺乳

【方　剂】活鲫鱼 150 克，猪蹄 1 只。
【用　法】炖煨，分 2 次服。
【功　效】治缺乳。

方 20 章鱼猪脚治产后缺乳

【方　剂】章鱼 100 克，母猪脚 1 对。
【用　法】先将猪脚斩碎，加水煮汤吃。
【功　效】治产后缺乳。

方 21 鲤鱼治产后缺乳

【方　剂】鲤鱼 1 条。

【用　法】焙干研末,饭前用酒送服,每次服10克,每日服2次。
【功　效】治缺乳。

方22 赤小豆治疗产后缺乳

【方　剂】赤小豆50~100克。
【用　法】将小豆洗净,加水700毫升,入锅中,旺火煮至豆熟汤成,去豆饮汤。
【功　效】适用于产后乳房充胀,乳脉气血滞所致的乳汁不行,乳汁分泌过少。

十二、回　乳

回乳也叫"断乳",是指妇女分娩后,婴儿不需要哺乳奶汁时,采取针灸、药物等方法阻断乳汁分泌的一种方法。一般多见于产后妇女,在回乳过程中可伴有回乳胀痛症状。

方1 炒麦芽回乳

【方　剂】麦芽100克。
【用　法】将麦芽洗净,晾干,置锅内干炒至焦脆,研成粉末。用开水送服,每次25克。
【功　效】开胃消食,下气,回乳。用治小儿断奶后母亲乳房胀痛、乳汁郁积,服后奶水即回。

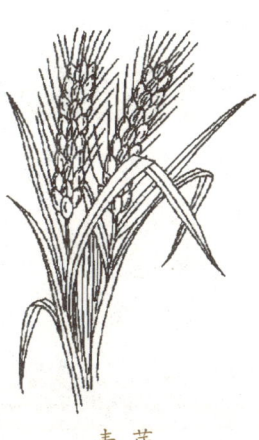

麦芽

方2 豆豉炒饭治断奶后乳胀

【方　剂】豆豉60克,食油、熟米饭各适量。
【用　法】锅内放入油待热,先炒豆豉后下米饭。食用。
【功　效】下气,解郁。用治断奶后乳房胀痛,服后奶水即回。

方 3 莱菔子治回乳

【方　剂】莱菔子炒 30 克。

【用　法】上药打碎,水煎分 2 次温服。若效果不明显时,可服第 2 剂。

【功　效】治回乳。

方 4 蒲公英汤治回乳

【方　剂】番泻叶 3 克,蒲公英 30 克。

【用　法】开水浸泡 10 分钟,1 日内分 2 次服下。

【功　效】治妇女泌乳过多或因其他原因不能哺乳,需要回乳者。

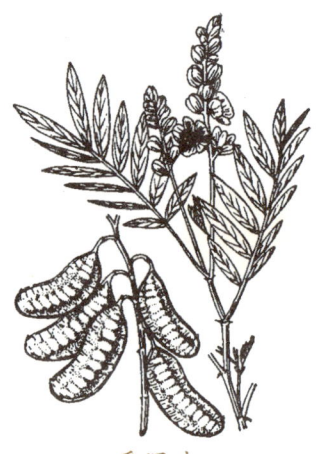

番泻叶

方 5 麦芽汤治回乳

【方　剂】生麦芽 60 克。

【用　法】水煎服。

【功　效】治妇女哺乳期断乳或乳汁郁积所致的乳房胀痛。

方 6 花椒红糖水回乳断奶

【方　剂】花椒 20 克,红糖 80 克。

【用　法】花椒加水 400 毫升,浸泡 4 小时后煎至 250 毫升,捞去花椒不用,加入红糖。于断奶当天一次服下,可连服 3 天。

【功　效】用于断奶。

方 7 蒲公英治回乳

【方　剂】蒲公英 15 克。

【用　法】每天 1 剂,水煎 2 次,共得药液 300 毫升,分 2～3 次服。

【功　效】治回乳。

方 8 陈皮甘草汤治回乳

【方　剂】陈皮30克,甘草15克。
【用　法】每天1剂,水煎服。
【功　效】治回乳。

方 9 红花当归汤治回乳

【方　剂】红花、当归、赤芍、怀牛膝各15克,炒麦芽,生麦芽各60克。
【用　法】水煎服。
【功　效】治产后不欲哺乳者。

方 10 豆芽汤治断奶后乳房胀满

【方　剂】生麦芽、麦芽炒、生谷芽各30克。
【用　法】水煎服。
【功　效】治妇女断奶后乳房胀满。

十三、产后恶露

产后恶露不绝是指产妇分娩后恶露持续20日以上仍淋沥不断者,称为"恶露不绝"。本病证主要是由冲任失调,气血运行失常所致。它有虚、实之分,虚即恶露色淡、质稀、无臭味、小腹软而喜按;实即恶露紫黑黯,有块或有臭味,小腹胀而拒按。

方 1 脱力草治产后恶露

【方　剂】脱力草、红糖各30克,鸡蛋10个。
【用　法】将脱力草(若无、可用党参30克,黄芪60克代替)先熬水,去渣,再用滤液、红糖与鸡蛋同煮,以蛋熟为度,每天吃蛋2~3个,吃完可再制。

【功　效】本方适用于产后之气虚所致恶露不尽。

方2　藕汁治产后恶露

【方　剂】藕汁100克,白糖20克。

【用　法】先将鲜白嫩藕榨取藕汁,冷藏备用,再将白糖对入藕汁中,冷饮之。

【功　效】本方适用于血热所致产后恶露不尽。

方3　人参治产后恶露

【方　剂】人参10克,净乌骨鸡1只,精盐少许。

【用　法】将人参浸软切片,装入鸡腹,放入砂锅内,加盐,隔水炖至鸡烂熟,食肉饮汤,每日2~3次。

【功　效】本方适用于产后气虚之恶露不尽。

方4　当归治产后恶露

【方　剂】当归24克,炙甘草、炮姜各1.5克,草桃仁11粒,川芎9克。

【用　法】水煎服。

【功　效】主治产后恶露不尽,小腹疼痛。

方5　血竭治产后日久恶露

【方　剂】血竭、归尾、红花、桃仁各等份。

【用　法】研末,每服3克,淡酒送下。

【功　效】用于产后日久,恶露不尽。

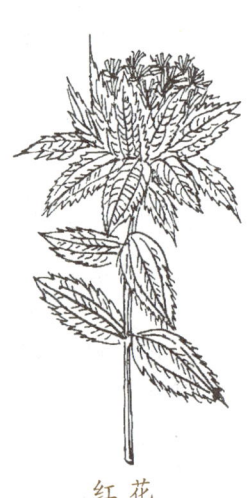

红花

方6 益母草治产后日久恶露

【方　剂】益母草18克，当归6克，杭芍9克。
【用　法】水煎服。
【功　效】用于产后日久，恶露不尽。

方7 生藕治产后恶露不下

【方　剂】生藕500克。
【用　法】捣汁炖温服。
【功　效】用于产后恶露不下。

方8 蒲黄治产后恶露

【方　剂】蒲黄、益母草、当归、五灵脂各等份。
【用　法】研为细末，蜜丸9克重，每服1丸，重者2丸，1日3次，白水送服。
【功　效】主治产后恶露不尽，少腹疼痛。

方9 红糖茶叶治产后恶露不下

【方　剂】红糖3克，茶叶少许。
【用　法】热黄酒冲服。
【功　效】用于产后恶露不下、腹痛。

方10 银黄汤治恶露不绝

【方　剂】银花炭、益母草各15克，黄芩炒、丹皮炒、蒲黄炒、茜草、焦楂曲各10克，党参12克，贯众炭30克，大黄炭6克。
【用　法】每天1剂，水煎服。5剂为1疗程，最多为2个疗程。
【功　效】治恶露不绝。

方 11　山楂治产后恶露不下

【方　剂】糖水炒山楂12克，醋炒大黄6克，生蒲黄、五灵脂各9克。
【用　法】水煎，加陈酒1杯和服。
【功　效】用于产后恶露不下，腹中有块。

方 12　生蒲黄治恶露不绝

【方　剂】生蒲黄60克，醋适量。
【用　法】把醋煮沸，放入蒲黄调为糊状服下。
【功　效】治恶露不绝。

方 13　卷荷散治腹疼恶露不绝

【方　剂】初出卷荷、红花各60克，蒲黄（纸炒）、牡丹皮各15克。
【用　法】上为细末，每服9克，空心温酒或童便调下。
【功　效】治产后血上冲心，血刺血晕，腹疼恶露不绝。

第九章 儿科疾病

一、小儿感冒发热

儿童对外界环境适应力差,当受到外邪袭扰时,就会发热。小儿发热时面红唇红,或者五心热,或者小便少,或者烦躁不安。根据病因,小儿热分为表、里、虚、实、壮、昼、夜、潮、惊、积、余、烦、骨蒸、五脏以及表里俱热或半表半里热等各种不同表现,情况复杂。感冒发热是由外部风邪袭侵导致,可伴有呕吐、惊风等风寒、风热症状。小儿感冒后头痛、鼻塞、流涕、咳嗽等就会出现发热。高烧不退还可能导致腮腺炎、风疹、肺炎、哮喘,甚至转移为肝炎等其他病毒性疾病。

方1 醋调白矾贴脚心治疗小儿感冒咳嗽

【方 剂】生明矾30克,米醋适量。
【用 法】研细末,用米醋调成糊,贴足心。
【功 效】治疗小儿感冒、咳嗽多痰。

方2 荞面姜汁饼贴囟门治疗小儿感冒

【方 剂】荞麦面、生姜各适量。
【用 法】先将生姜捣碎取汁,用姜汁和荞麦面成薄饼片贴囟门上。
【功 效】可治疗小儿感冒、鼻塞。

方3 芥末面外涂治疗小儿感冒

【方　剂】芥末面（即普通食用之芥末面）不拘量。

【用　法】用开水冲调，摊在布上，贴于喉部、胸上部及背部，用棉花盖好，20分钟后取去，以棉花一层盖上皮肤，再用热毛巾拧干盖在棉花上。轻症1次，重者2次。

【功　效】用于小儿感冒、发热。

方4 南星雄黄饼敷脚心治小儿感冒发热

【方　剂】生南星、雄黄各12克。

【用　法】共研末做成2个饼，敷在脚心，用布扎住。做药饼须用醋调，如药量少，可加面粉，冷天可将饼放在火上焙热。

【功　效】治疗小儿感冒，发热。

方5 麻黄治风寒感冒

【方　剂】麻黄、苏叶、葱白、白芷、姜汁各等量。

【用　法】麻黄、苏叶、白芷研粉，葱白捣如泥，姜汁调敷脐。

【功　效】疏风解表，发散风寒。治风寒感冒。

方6 生姜大葱白治小儿感冒

【方　剂】生姜、大葱白、芫荽各10克，鸡蛋2个，煮熟后去黄。

【用　法】药混匀蒸熟，干净纱布包裹后熨擦全身，取微汗为度。

【功　效】治风寒感冒。

方7 葱头治婴儿感冒

【方　剂】葱头7个，姜1片，淡豆豉7粒。

【用　法】上药共捣烂，蒸热，摊在敷料上，待温度适宜时贴于婴儿囟门上，再用热水袋加温片刻。

【功　效】治婴儿感冒发热，贴药后便可出汗退热。

第九章 儿科疾病

方 8 青蒿治小儿感冒

【方　剂】青蒿（后下）、连翘、钩藤各 6～9 克，白薇、滑石各 9～12 克，淡竹叶 8～12 克，麦芽 15～20 克，蝉衣 3～6 克。

【用　法】以水 450 毫升，煎至 150 毫升，分 3 次温服。

【功　效】清热解表，利水消食。用治小儿感冒发热。

方 9 葱白豆豉汤治疗小儿感冒

【方　剂】淡豆豉 9 克，葱白 5 个。

【用　法】将以上 2 味水煎后，趁热服下。

【功　效】发散风热，解表，和胃。用于治疗小儿夏日感冒。

方 10 生石膏治外感发热

【方　剂】生石膏 18 克，薄荷 4 克，鲜芦根 20 克，地骨皮、连翘、白薇、板蓝根各 9 克，银花 15 克。

【用　法】上药除薄荷外，加水浸泡，浓煎 10 分钟，下入薄荷，继煮 5 分钟，去渣取清汁备用。每日 1 剂，每剂分 2～3 次服。

【功　效】用治外感发热。

方 11 瓜皮白茅根退热

【方　剂】西瓜皮 100 克，白茅根 30 克。

【用　法】水煎服，每天 2～3 次。

【功　效】清热凉血。用于小儿发热。

方 12 柴胡野菊花退热

【方　剂】柴胡 12 克，野菊花 10 克。

【用　法】水煎服，每天 2 次。

【功　效】用于小儿发热。

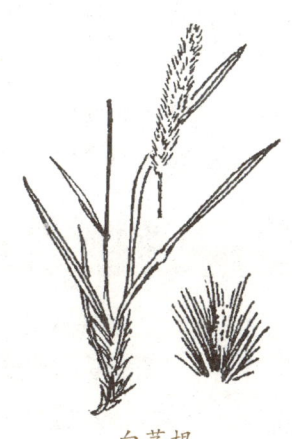

白茅根

第九章　儿科疾病

方 13　芦根竹叶汤退高热

【方　剂】鲜芦根 100 克，鲜竹叶 50 克。

【用　法】将芦根、竹叶煎水 1 碗。服下即退热。

【功　效】用治高烧不退。

方 14　蜜渍桑叶汤治小儿热病

【方　剂】桑叶（不拘多少），生蜜适量。

【用　法】用生蜜涂桑叶，线串阴干，搓碎。水煎内服。

【功　效】用治小儿热病、烦渴。

方 15　黄连粉敷肚脐退热

【方　剂】黄连粉、牛黄粉各适量。

【用　法】用黄连粉、牛黄粉敷在肚脐上。

【功　效】用治退热。

方 16　鸡蛋绿豆饼外贴治疗小儿高热

【方　剂】绿豆 125 克，鸡蛋数个。

【用　法】绿豆研粉，炒热，加蛋清调和，捏成小饼贴胸部，3 岁左右患儿敷 30 分钟，不满周岁的敷 15 分钟。

【功　效】用于治疗小儿发热。

方 17　黄瓜叶白糖退热

【方　剂】鲜黄瓜叶 1000 克，白糖 500 克。

【用　法】将黄瓜叶洗净水煎 1 小时，去渣以小火煎煮，浓缩至将要干锅时停火，冷却后拌入白糖混匀晒干，压碎装瓶备用。每次 10 克，以开水冲服，每天 3 次。

【功　效】退热，用于小儿发热。

第九章 儿科疾病

方 18 空心菜荸荠退热

【方　剂】空心菜、荸荠各500克。
【用　法】水煎,代茶饮。
【功　效】用于小儿发热。

方 19 竹沥退热

【方　剂】竹沥50毫升。
【用　法】将竹沥煎煮数沸,1次服下,每天2～3次。
【功　效】用于小儿发热。

二、小儿咳嗽

咳嗽是小儿肺部疾患中的一种常见证候。有声无痰为咳,有痰无声为嗽,有声有痰则称咳嗽。一年四季均可发病,但以冬、春为多,外界气候冷热的变化常能直接影响肺脏,加之小儿体质虚弱,很容易患病。

方 1 藕汁蜜糖露治小儿咳嗽

【方　剂】鲜藕汁250克,蜂蜜50克。
【用　法】将鲜藕适量洗净,捣烂榨汁,加蜂蜜调匀。分5次服,连用数日。
【功　效】清热润燥,凉血,止咳祛痰。用治小儿肺热咳嗽、咽干咽痛、血热鼻衄。

方 2 梨粥清热降火祛肺热咳嗽

【方　剂】鸭梨3只,大米50克。
【用　法】将鸭梨洗净,加水适量煎煮半小时,捞去梨渣不用,再加入米粥。趁热食用。

【功　效】润肺清心，消痰降火。用治小儿肺热咳嗽。

方 3　蒜汁蜂蜜治小儿咳嗽

【方　剂】大蒜20克，蜂蜜15克。

【用　法】将大蒜去皮捣烂，用开水1杯浸泡，晾冷后再隔水蒸20分钟。取汁调蜂蜜饮。

【功　效】止咳祛痰。治疗小儿久咳不愈。

方 4　金银花杏仁饮治疗小儿咳嗽

【方　剂】金银花、杏仁各10克，鹅不食草6克。

【用　法】水煎服。

【功　效】解表，宣肺，止咳。用于支气管炎初起，发烧不重，咳嗽有痰，鼻塞流涕，舌苔薄黄等症的咳嗽。

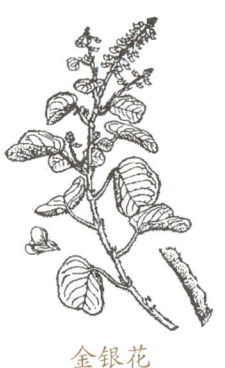

金银花

方 5　鱼腥草石膏汤治疗小儿咳嗽

【方　剂】生石膏30克，鱼腥草15克，杏仁10克。

【用　法】水煎服。

【功　效】清热，宣肺，化痰。用于肺胃热盛型咳嗽。症状表现：发热较重，连续不退，咳嗽痰多，呼吸急促气喘。舌质红，苔黄，脉滑数。

方 6　川贝母治小儿咳嗽

【方　剂】川贝母、鹿茸血末各10克，冰糖50克，雪梨1只。

【用　法】将梨去皮切片，川贝母、鹿茸血末面撒布中间，文火炖熟后，入冰糖待溶化，每天分3次将汁饮下，并食梨片。

【功　效】清肺，宁嗽，化痰。治小儿咳嗽。

第九章 儿科疾病

方 7 杏仁治小儿咳嗽

【方　剂】杏仁、半夏各10克,苏梗、前胡各15克,生姜3片。
【用　法】水煎,每日分3次服用。
【功　效】治小儿咳嗽。

方 8 百部治小儿咳嗽

【方　剂】百部、白前、紫菀、杏仁、乌梅、枇杷叶各15克,青黛5克。
【用　法】水煎煮,分次服用。
【功　效】治久咳而见小儿消瘦。

方 9 桑叶治小儿咳嗽

【方　剂】桑叶、菊花、杏仁各适量。
【用　法】水煎加白糖服用。
【功　效】治小儿咳嗽。

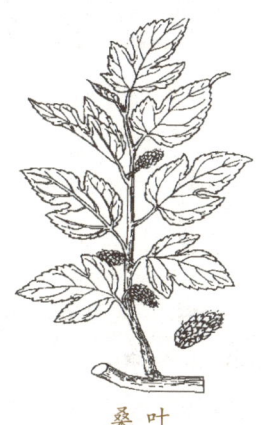
桑叶

方 10 黄芩治小儿咳嗽

【方　剂】黄芩、黄连各12克,大黄6克。
【用　法】研细末,调白酒敷贴胸部。
【功　效】治小儿咳嗽。

方 11 白茅根治小儿咳嗽

【方　剂】白茅根10~20克,侧柏叶6~15克,蝉蜕、杏仁各4~8克,川贝5~9克,甘草2~5克,板蓝根10~24克。
【用　法】水煎服,每日1剂。
【功　效】清肺化痰,轻宣止咳。用治小儿上呼吸道感染咳嗽。

三、小儿厌食

小儿厌食一般是指 1~6 岁的儿童长期见食不思、胃口不开、食欲不振，甚则拒食的一种病证。该病主要是由于饮食喂养不当，损伤肠胃功能而引起的。厌食患儿一般精神状态均较正常，若病程过长，就会出现面黄倦怠、形体消瘦等症状，但与疳症的脾气急躁、精神萎靡等一系列症状有所区别。

方1 山楂陈皮治疗小儿厌食

【方　剂】山楂 6 克，陈皮 5 克，白术 4 克。

【用　法】将上述 3 味共研细粉，米汤调糊，敷于脐窝，盖上纱布，外用胶布固定。每日换药 1~2 次，3~5 日为 1 疗程。

【功　效】治疗小儿厌食。

方2 白术茯苓饮治疗小儿脾虚厌食

【方　剂】白术、茯苓、党参、陈皮各 6 克。

【用　法】水煎服。

【功　效】健脾和胃。治疗脾虚型厌食。症状表现为面色苍黄，形体消瘦，不思饮食，好卧懒动，疲倦少语，大便稀不成形，舌质淡，苔少，脉象细弱无力。

方3 韭菜子治疗小儿厌食

【方　剂】韭菜子 9 克，面粉适量。

【用　法】将韭菜子研末，调入面粉和匀，制成饼，蒸熟，日分 3 次服用，连服 3~5 日。

【功　效】适用于兼见自汗、面白等症的小儿食欲不振症。

方 4　番茄汁治小儿厌食

【方　剂】西红柿数个。

【用　法】洗净，用开水泡过去皮，去子，用干净纱布挤汁，每次服用50～100毫升，每日2～3次，汁中不要放糖。

【功　效】健脾开胃。治小儿厌食。

方 5　党参治小儿厌食

【方　剂】党参、白术、陈皮、苍术、鸡内金、枳壳各3～6克，茯苓、山楂各6～10克，甘草2～3克。

【用　法】药物用清水浸泡30分钟，再煎煮15～20分钟，上药可研细末，每次6克，空腹服，日服2次。

【功　效】健脾开胃。用治小儿厌食。

方 6　大黄治小儿厌食

【方　剂】大黄、甘草各3克，槟榔、陈皮各6克，砂仁5克，焦山楂、建曲、炒麦芽各10克。

【用　法】每日1剂，水煎服。

【功　效】理气醒脾，消食开胃。用治小儿厌食症。

方 7　苍术治小儿厌食

【方　剂】苍术、陈皮、鸡内金各1份。

【用　法】共研细末，以适量蜂蜜调和后开水冲服即可。1日3次，2岁以下每次1克，3～5岁每次1.5克。

【功　效】治小儿不思饮食，腹胀，泄泻，舌苔白腻。

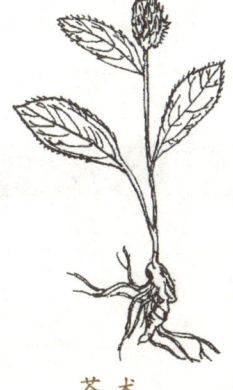

苍术

方 8　山药治小儿厌食

【方　剂】山药200克，神曲150克，茯苓100克，丁香20克。

【用　法】为细末，每次冲服 15 克，每日 3 次。

【功　效】治小儿厌食。

方 9　香薷治小儿厌食

【方　剂】香薷、砂仁、草果、陈皮、五味子、甘草各 10 克。

【用　法】共为细末，每次冲服 3 克，每日 2～3 次。

【功　效】治小儿厌食。

方 10　山药山楂治小儿厌食

【方　剂】山药 10 克，山楂、鸡内金、白扁豆各 5 克，甘草 4 克。

【用　法】用水煎沸 15 分钟，滤出药液，再加水煎 20 分钟，去渣，2 煎所得药液对匀，分服，每日 1 剂。

【功　效】治小儿厌食症。

方 11　石菖蒲治小儿厌食

【方　剂】石菖蒲、荷叶、益智仁、苍术各 5 克，佛手、枳壳、麦芽、山楂、石斛、陈皮各 10 克，山药、龙胆草各 3 克。

【用　法】水煎服，每日 1 剂。

【功　效】开胃进食。用治小儿厌食。

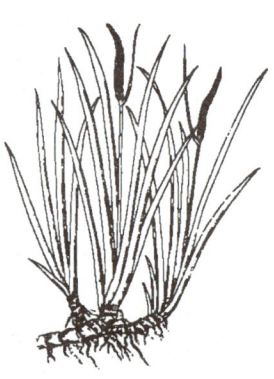

石菖蒲

方 12　扁豆治小儿厌食

【方　剂】炒扁豆、党参、玉竹、山栀、乌梅各等份，白糖适量。

【用　法】各药加水同煮，至豆熟时取汁，加白糖饮服。

【功　效】本方适用于因脾胃虚弱所致的厌食症。

方 13　蚕豆治厌食症

【方　剂】蚕豆 500 克，红糖适量。

【用　法】将蚕豆用水浸泡后，去壳晒干，磨粉（或磨浆过滤后，晒干），即成。每服30～60克，加红糖适量，冲入热水调匀食。

【功　效】本方适用于脾胃不健，消化不良，饮食不下等所致的厌食症。

方 14　大米治厌食症

【方　剂】大米500克，南瓜大半个（或1000～1500克），红糖适量。

【用　法】将大米淘净，加水煮至七八成熟时，滤起，南瓜去皮，挖去瓤，切成块，用油、盐炒过后，即将过滤之大米倒于南瓜上，慢火蒸熟。若蒸时加入适量红糖，其味更美。

【功　效】本方适用于脾失健运所致之厌食症。

四、消化不良

消化不良主要是指食物进入体内不能完全消化，而无法吸收的一种病证。轻者可没有痛苦，仅仅表现为腹部不适；重者可出现大便次数增多，便下稀水呈蛋花样，食欲减退，腹胀等，并且因食物未完全消化、吸收，身体长期得不到充足的营养就会体形消瘦。

方 1　山楂汤治小儿厌食症

【方　剂】山楂片20克，大枣10枚，鸡内金2个，白糖少许。

【用　法】山楂片及大枣烤焦呈黑黄色，加鸡内金、白糖煮水。频频温服，每日2～3次，连服2天。

【功　效】健脾止泻，消食化滞。用治小儿不思饮食、腹胀、手足心热、头发干枯、大便干燥或稀溏。

方 2　红枣治小儿消化不良

【方　剂】红枣10枚，洗净、晾干、炒焦，鲜橘皮10克，干橘皮3克。

第九章 儿科疾病

【用　法】开水泡10分钟，代茶饮。
【功　效】治小儿消化不良。

方3 白糖栗子治小儿消化不良

【方　剂】栗子10枚，白糖25克。
【用　法】栗子去皮，加水适量煮成糊膏，下白糖调味。每日2次。成人服用量可加倍。
【功　效】养胃健脾。用治小儿消化不良、脾虚腹泻。

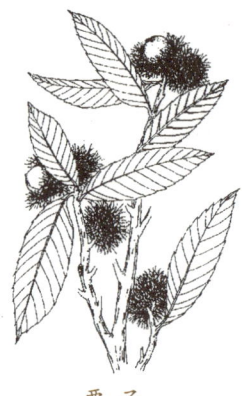
栗子

方4 山楂山药饼治小儿脾虚

【方　剂】山楂（去核）、山药、白糖各适量。
【用　法】将山楂、山药洗净蒸熟，冷后加白糖搅匀，压成薄饼。
【功　效】健脾消食，和中止泻。用治小儿脾虚久泻、食而腹胀、不思饮食、消化不良。

方5 牛肚大米粥治小儿病后伤食

【方　剂】牛肚250克，大米70克，盐少许。
【用　法】用盐将牛肚搓洗净，切小丁，与大米煮作烂粥，加盐调味。食用。
【功　效】健脾养胃。用治小儿病后虚弱、食欲不振、四肢乏力。

方6 山药糕增强食欲

【方　剂】山药500克，豆馅、金糕、白糖各150克，面粉60克，香精、青丝、红丝各少许。
【用　法】将山药洗净蒸烂，去皮，晾凉，然后捣成泥，加入面粉搓成面团。把面粉团擀开铺平，抹匀豆馅，再摆匀金糕，撒上白糖和青丝、红丝，切成条状入笼蒸熟。食之。
【功　效】补脾胃，助消化。尤适于幼儿服食。

方 7 白术治小儿消化不良

【方　剂】白术、鸡内金各30克，干姜10克，红枣250克。

【用　法】将鸡内金和白术焙干熟研末，干姜研成末并合枣肉捣如泥，和匀药末做小饼，在炭火上炙干服用。

【功　效】治小儿消化不良。

方 8 胡萝卜治小儿消化不良

【方　剂】鲜胡萝卜250克，盐3克。

【用　法】洗净，切成块，加水，加盐，煎烂去渣取汁，1天随时饮用，1日服完。

【功　效】治小儿消化不良。

方 9 鸡蛋治小儿消化不良

【方　剂】鸡蛋1个。

【用　法】煮熟，去皮、去蛋白，取蛋黄放入锅内用文火熬炼取油。1岁以下小儿每天服1个蛋黄油，分2~3次口服。1岁以上的小儿可每日服2个蛋黄油，分2~3次用，连续服用3天。

【功　效】治小儿消化不良。

注 如服1~2天大便好转可再用，如没有好转则停用此法。

方 10 刺海参内脏治小儿消化不良

【方　剂】刺海参内脏适量。

【用　法】将海参内脏焙干研末。每次3克，每日3次，开水冲服。

【功　效】健脾止泻。治疗小儿消化不良。

方 11 白萝卜治小儿消化不良

【方　剂】白萝卜50克。

【用　法】洗净，切成块，加水、加盐，煎烂去渣取汁，1天随时饮用，1日服完。

【功　效】治小儿消化不良。

方12　苹果治小儿消化不良

【方　剂】苹果2个。

【用　法】洗净，连皮切碎，加水300毫升和少许盐共煮。煮好后取汤代茶饮。1岁以内小儿可以加糖后再饮，1岁以上小儿可吃苹果泥（将煮熟的苹果去皮去核，捣烂如泥，即为苹果泥）。每次30克，每日3次。

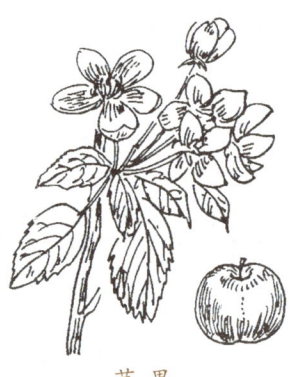

苹果

【功　效】治小儿消化不良。

方13　鹧鸪菜鸡内金治小儿消化不良

【方　剂】鹧鸪菜干品、鸡内金各适量。

【用　法】共研细末备用。每次3克，日服2次，开水冲服。

【功　效】消食化积。治疗食欲不振、消化不良。

方14　连翘橘皮治小儿消化不良

【方　剂】连翘、橘皮各30克，土茯苓20克。

【用　法】开水冲服。

【功　效】治小儿消化不良。

方15　高粱花治小儿消化不良

【方　剂】高粱花6克，干石榴皮15克。

【用　法】加水300毫升，煎成100毫升汁液，每日1剂，分2次服用。

【功　效】治小儿消化不良。

方 16　馒头治小儿消化不良

【方　剂】馒头1个，切片，炒焦或米饭锅巴1碗。
【用　法】加水煎汤，每次服用20～30毫升，每日3～4次。
【功　效】治小儿消化不良。

方 17　莲子糯米治小儿消化不良

【方　剂】莲子30克，糯米100克。
【用　法】开水泡，去皮、去心，放锅内煮熟烂，研成糊，取糯米洗净与莲子肉拌匀，再放在盆内入锅中蒸熟，压平切片，3岁以上每次服用2片，每日2～3次。
【功　效】治小儿消化不良。

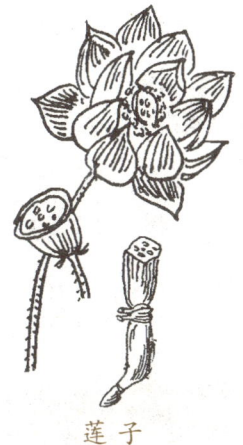

莲子

五、小儿痢疾

痢疾是一种由痢疾杆菌引起的肠道传染病。痢疾杆菌可随食物通过污染的手、玩具、餐具等进入胃肠道，引起小儿痢疾。多见于2～7岁平素营养好、体格健壮的儿童。好发于夏秋季。表现为突起高热、面色苍白、四肢冰凉、嗜睡、精神萎靡或惊厥等。小儿痢疾的特点是起病急骤，感染中毒症状严重，病情恶化快，病死率高。

方 1　绿豆胡椒治小儿痢疾

【方　剂】绿豆、胡椒各3粒，红枣2枚。
【用　法】先将大红枣洗净，去核，与绿豆、胡椒共捣烂。敷于肚脐上。
【功　效】清热，解毒，祛寒湿。用治小儿红、白痢疾。

方 2　苦瓜汁治小儿红白痢

【方　剂】鲜小苦瓜5条。

【用　法】将瓜洗净榨汁，过滤。每日服1~2次。

【功　效】清热，解毒，祛湿。用治小儿红、白痢疾。

方 3　冰糖葵子汤治小儿血痢

【方　剂】冰糖20克，葵花子50克。

【用　法】将葵花子用开水冲烫后，煮1小时，加冰糖。服汤，每日2~3次，可连续服用。

【功　效】清热利湿。用治小儿血痢之腹痛下坠、恶心。

方 4　香油生姜治痢疾

【方　剂】香油300克，生姜240克，胡椒30克，巴豆肉15克，黄丹24克。

【用　法】熬膏摊布上，贴脐上。

【功　效】治痢疾。

方 5　马齿苋治小儿痢疾

【方　剂】马齿苋300克。

【用　法】水煎服，每日1剂。可酌加白糖矫味。

【功　效】治小儿痢疾。

方 6　泻痢通治膏治泻痢

【方　剂】木鳖仁30克，穿山甲15克。

【用　法】香油熬，黄丹收，贴肚脐上。

【功　效】治泻痢。

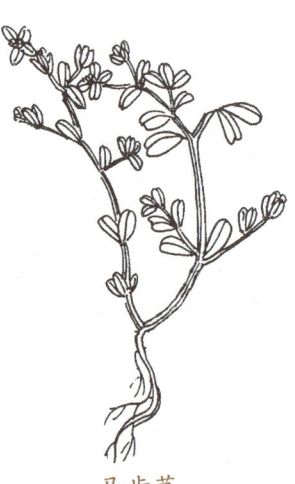

马齿苋

方 7 花椒汤治小儿痢疾

【方　剂】花椒1撮。

【用　法】水煎服。

【功　效】治小儿痢疾。

方 8 高粱秆汤治小儿痢疾

【方　剂】高粱秆1根，红糖120克。

【用　法】水煎服。

【功　效】治小儿痢疾。

方 9 黄连阿胶治小儿痢疾

【方　剂】黄连去须150克，阿胶75克，炒去皮茯苓100克。

【用　法】上各为末，水熬阿胶膏搜和，丸如绿豆大，每服20～30丸，空心温水饮送下。

【功　效】治冷热不调，下痢赤白，里急后重，脐腹疼痛，口燥烦渴，小便不利。

方 10 枳壳治痢疾

【方　剂】枳壳、黄芪、防风各等份。

【用　法】上药为末。每服6克，蜜汤或水饮送下。

【功　效】治痢疾，里急后重。

方 11 满天星治小儿细菌性痢疾

【方　剂】满天星适量。

【用　法】洗净晒干，为细末。每日3次，每次1.5克，用糖开水冲服。

【功　效】治小儿细菌性痢疾。

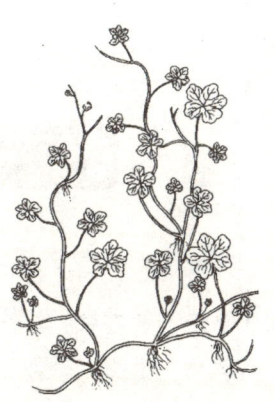

满天星

方 12 南瓜根汤治小儿痢疾

【方　剂】南瓜根适量。
【用　法】水煎服。
【功　效】治小儿痢疾。

方 13 鸡冠花汤治细菌性痢疾

【方　剂】红鸡冠花、白鸡冠花各100克。
【用　法】水煎服，1日3次。
【功　效】治细菌性痢疾。

方 14 车前草汤治细菌性痢疾

【方　剂】车前草60克。
【用　法】全草煎水服，每日1次。
【功　效】清热除湿，止泻。治细菌性痢疾。

方 15 黄连槟榔治痢疾

【方　剂】黄连15克，槟榔、巴豆、木香各3克，淡豉30克。
【用　法】研末，水丸如小豆大，朱砂为衣。强人下15丸，弱人10丸。
【功　效】治痢疾初发。

六、小儿腹泻

婴幼儿腹泻是一种胃肠功能紊乱综合征。根据病因不同可分为感染性和非感染性两大类。2岁以下婴儿，消化功能尚不成熟，抵抗疾病的能力差，尤其容易发生腹泻。夏秋季节是病菌多发期，多种细菌、病毒、真菌或原虫可随食物或通过污染的手、玩具、用品等进入消化道，很容易引起肠道感染性腹泻。表现为每日排便 5～10 次不等，大便稀薄，呈黄色或黄绿色稀水样，似蛋花汤，或夹杂未消化食物，或含少量黏液，有酸臭味，偶有呕吐或溢乳、食欲减退。患儿体温正常或偶有低热。重者血压下降，心音低钝，可发生休克或昏迷。

方 1 胡椒粉饼治疗小儿腹泻

【方　剂】胡椒粉 1 克，熟米饭 15 克。

【用　法】将刚蒸熟的大米饭在手中拍成小薄圆饼，把胡椒粉撒在饼的中央。待饼不烫手时，将其正对肚脐贴上，以绷带固定，4～8 小时除去。

【功　效】用治婴幼儿单纯性消化不良之腹泻。

方 2 沙果治疗小儿腹泻

【方　剂】鲜沙果 60 克。

【用　法】洗净绞汁。每日服 3 次，每次 5 毫升。

【功　效】适用小儿腹泻。

方 3 绿豆粉蛋清治上吐下泻

【方　剂】绿豆粉 9 克，鸡蛋清 1 个。

【用　法】共调和为饼。呕者贴于囟门，腹泻者贴于足心。

【功　效】清热解毒，消暑利水。用治夏天小儿上吐下泻不止。

方 4 苹果泥治疗小儿腹泻

【方　剂】苹果 1 个。

【用　法】切成薄片，放于大瓷碗中，盖好，隔水蒸熟，捣成泥，喂幼儿服食。

【功　效】由于苹果的纤维较细，对肠道刺激小，含有果胶鞣酸，所以具有吸附和收敛作用。适用于幼儿单纯性良性腹泻、口渴。

方 5 高粱米石榴皮汤治疗小儿腹泻

【方　剂】高粱米 30 克（炒裂），石榴皮 15 克。

【用　法】先将高粱米加清水 300 毫升烧开，再加石榴皮，小火煮 20 分钟，去渣取汁。分 2～3 次服。

【功　效】适用于小儿腹泻。

方 6 嫩高粱霉治小儿腹泻

【方　剂】嫩高粱霉 4～5 个。

【用　法】在高粱吐穗时，剪取其刚生长出来的嫩乌霉（未黑者）。用水洗净吃。

【功　效】固胃涩肠。用治小儿腹泻。

方 7 红糖胡萝卜汁治婴儿腹泻

【方　剂】胡萝卜 100 克。

【用　法】将胡萝卜煮熟后，捣碎挤汁，加水 1 酒杯，再加少许红糖，按日常奶量喂，1～2 小勺即可。

【功　效】用治婴儿腹泻。

方 8 粳米大米治腹泻

【方　剂】粳米、大米各 50 克。

【用　法】煮成粉絮状，将上面浮漂米粒喂患儿。

【功　效】治小儿腹泻。

方 9 山楂炭青皮散治婴儿伤乳腹泻

【方　剂】山楂炭 12 克，青皮 6 克。

【用　法】共研细末。以水 160 毫升调成水状，加红糖适量，隔水蒸 20 分钟。日服 4 次，每服 1 茶匙，1 剂分 3 日服完。

【功　效】用治小儿伤乳腹泻。

方⑩ 胡萝卜汤治小儿腹泻

【方　剂】鲜胡萝卜250克。

【用　法】洗净，连皮切成块状，放入锅内，加水适量和食盐3克，煮烂，去渣取汁，每日1剂，分2～3次服完。

【功　效】治小儿腹泻。

方⑪ 石榴皮治小儿久泻

【方　剂】石榴皮8克。

【用　法】水煎频服，代茶饮。

【功　效】治久泻。

石榴皮

方⑫ 人参治小儿腹泻

【方　剂】人参10克，焦白术30克。

【用　法】共为细面，1～3岁小儿次服0.6克；4～6岁次服1.5克。每日3次。

【功　效】治小儿腹泻。

方⑬ 银鲳鱼白术汤治小儿腹泻

【方　剂】银鲳鱼肉30克，白术3～6克，山药9克，白芍3～9克，甘草3克。

【用　法】上5味水煎，取汁去渣。每日1剂，分2次温服。

【功　效】健脾止泻。治疗小儿腹泻。

方⑭ 焦米汤治婴儿腹泻

【方　剂】粳米1把。

【用　法】将粳米放在锅内炒黄、微糊，再加入适量水煮开。给婴儿饮用。

【功　效】用治婴儿腹泻。

方⑮ 烧热大蒜治婴儿腹泻

【方　剂】大蒜头（未去皮）1个。

【用　法】将大蒜用小火烧烤并不时翻动，使大蒜外皮烧糊，里面烧软，烧熟，然后将烧熟的蒜肉碾碎，再喂给婴儿。

【功　效】用治婴儿腹泻。

方⑯ 炮姜炭治婴儿腹泻

【方　剂】炮姜炭50克，焦山楂100克。

【用　法】共研细末，每日3次，1次1～2克。

【功　效】温中止泻，健脾消积。用治婴幼儿腹泻。

方⑰ 麝香治小儿久泻

【方　剂】麝香、丁香、肉桂各适量。

【用　法】上药共研成细末，每次用0.5～1.0克，温水调敷肚脐部位，以伤湿止痛膏固定，24小时更换1次。

【功　效】温补脾阳。用治脾虚久泻。

七、小儿鹅口疮

鹅口疮是指小儿舌上、口腔黏膜上出现状如鹅口的白色点状或片状白屑。因其色白如雪片，故又称雪口。其白屑，状如凝乳，不易拭去，若强揩之，其下面的黏膜则见潮红、粗糙，不久又复生，常伴有哭闹不安，拒乳等症。本病可因先天胎热内蕴，或口腔不洁，感受秽毒之邪而致。

方① 红糖治鹅口疮

【方　剂】红糖适量。

【用　法】以手指蘸糖，轻轻涂搽口腔患处数次。
【功　效】治鹅口疮。

方 2　黄连银花治鹅口疮

【方　剂】黄连3克，银花6克。
【用　法】水煎3次，取液50毫升，加奶100毫升，每日3次，每次20～30毫升。
【功　效】治鹅口疮。

方 3　黄连薄荷治鹅口疮

【方　剂】黄连、薄荷、甘草各1.5克，五倍子4.5克。
【用　法】浓煎取汁50毫升，频涂口腔并服之。
【功　效】治鹅口疮。

方 4　威灵仙汤治鹅口疮

【方　剂】威灵仙8克。
【用　法】水煎服及含嗽，每日3～4次。
【功　效】治鹅口疮。
注　如果婴儿不能嗽口，可用布蘸药洗涤口腔。

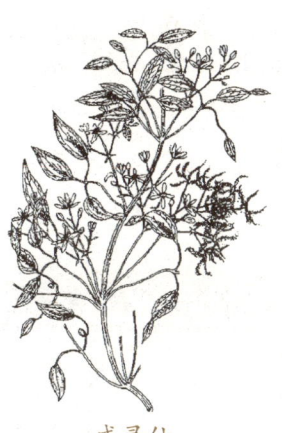

威灵仙

方 5　板蓝根薄荷治鹅口疮

【方　剂】板蓝根20克，薄荷5克。
【用　法】煎汁，取一半擦洗患处，每日5～6次，另一半分2～3次内服。
【功　效】治鹅口疮。

方 6　板蓝根治鹅口疮

【方　剂】板蓝根10克。

【用　法】上药水煎成液。

【功　效】反复涂擦患处，1日5~6次，并可内服。1~5天即可愈。

八、小儿流涎症

流涎是指唾液经常流出口外的一种现象。主要表现为涎液过多，经常流出，渍于唇外。有些婴儿出生3~4个月时因为唾液分泌增加，还不会及时吞下，引起流涎，属于正常的生理现象。出牙、口腔炎、舌炎等可以引起流涎。神经系统疾病发生吞咽障碍及某些药物中毒，也可引起流涎，应查明原因进行治疗。

方1　泥鳅治小儿流涎

【方　剂】泥鳅1条。

【用　法】泥鳅去内脏，焙干研末。用黄酒送服，每日2次，共服2日。

【功　效】用治小儿流涎（流口水）。

方2　天南星醋治小儿流口水

【方　剂】天南星50克，醋少许。

【用　法】将天南星研末调醋。晚上敷足心，严重的可两足心同时敷，外面用布条包扎，每次敷12小时，连敷3次，即效。

【功　效】用治小儿流口水。

方3　金樱子治小儿流涎

【方　剂】金樱子、苍术各20克，刺猬皮、五倍子、益智仁各15克，猪尾1条。

【用　法】上药研末每服6克，将猪尾巴煎汤送下。

【功　效】治小儿多涎症，口水过多。

方 4 滑石白糖治小儿流涎

【方　剂】滑石、白糖各1份。
【用　法】2味药混合，每服3~5克，开水调服。
【功　效】治小儿流涎，无休止时，甚则7~8岁不愈者。

方 5 白术白茯苓治小儿流涎

【方　剂】白术、白茯苓各10克。
【用　法】加水煎沸15分钟，滤出药液，再加水煎20分钟，去渣，2煎所得药液对匀，分服，每日1~2剂。
【功　效】治小儿流涎。

方 6 益智仁治小儿流涎

【方　剂】益智仁、鸡内金各10克，白术6克。
【用　法】每日1剂，水煎分3次服。
【功　效】治小儿流涎。

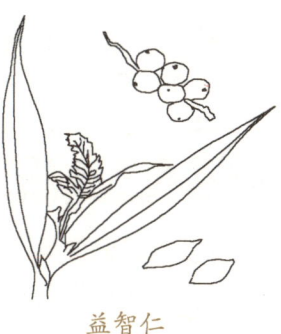

益智仁

方 7 白术治小儿流涎

【方　剂】白术10克。
【用　法】为粗末，加水煎，去渣，加白糖适量，分次口服，每日1剂。
【功　效】治小儿流涎。

方 8 白益枣汤治小儿流涎

【方　剂】白术、益智仁各15克，红枣20克。
【用　法】每天1剂，水煎，分3次服。
【功　效】治小儿流涎症。

九、小儿佝偻病

佝偻病俗称软骨病，是指婴幼儿时期由于维生素 D 不足，钙和磷吸收不良，引起骨骼生长障碍，以致影响其他器官发育的一种慢性营养不良疾病。患该病的小儿，开始主要以精神改变为主，烦躁不安、易激惹、睡眠不安、夜间惊叫、多汗及因头汗出而致头皮发痒，摩擦枕头，使脑后头发脱落而形成"枕秃"。若不及时治疗，将进一步发展为全身肌肉松弛无力，腹部膨隆如蛙状，并可逐渐出现骨骼系统的改变，6 个月以内婴儿形成颅骨软化，出现"乒乓头"方颅、前囟过大和闭合过晚、出牙延迟，6～8 个月可出现方头、肋外翻、肚子大，严重者可形成鸡胸或漏斗胸，"O"或"X"形腿、驼背，甚至出现脊柱和骨盆变形等，且体质弱，易染其他疾病。

方 1 鸡蛋皮治小儿佝偻病

【方　剂】鸡蛋皮。

【用　法】将鸡蛋皮洗净，烤干，研粉过箩极细。1 周岁以下每次服 0.5 克，1～2 岁每次 1 克，每日 2 次。

【功　效】制酸补钙。用治钙质缺乏手足搐搦症、佝偻病。

方 2 虾皮蛋羹预防小儿佝偻病

【方　剂】虾皮 10 克，鸡蛋 1 个。

【用　法】将鸡蛋打花与虾皮搅拌均匀，放入蒸锅中蒸熟。佐餐。

【功　效】经常食用可预防小儿佝偻病。

方 3 蛤壳双甲丸补钙强骨

【方　剂】蛤壳、炮山甲片、炮鳖甲片各等份，蜂蜜适量。

【用　法】将上述前 3 味各研极细末，炼蜜为丸，以米汤送服。每服 10

克（小儿减半），每日2次。

【功　效】治小儿佝偻病或因缺钙而痉挛抽搐。

方4　猪骨菠菜汤治软骨病

【方　剂】猪脊骨或腿骨、菠菜各适量。

【用　法】将猪骨砸碎，加水熬成浓汤，加入洗净切成小段的菠菜稍煮即成。饮汤吃菜，最后将骨髓亦吃下。每日2次，可连续饮服。

【功　效】养血，利骨。用治小儿软骨病。

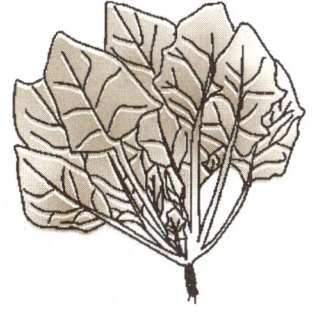

方5　海蛤壳散治小儿佝偻病

【方　剂】海蛤壳、甘草各等量。

【用　法】将上2味研粉，混合后备用。每次3~5克，每日2~3次，开水冲服。

【功　效】健脾壮骨。治疗小儿佝偻病。

方6　瓦楞子龙骨散治小儿佝偻病

【方　剂】毛蚶壳（瓦楞子）、龙骨各30克，苍术9克，五味子3克。

【用　法】先煅瓦楞子，然后与诸药共研为细末。每次1.5克，1日3次，连服1~2个月。

【功　效】健脾燥湿，补肾壮骨。治疗小儿佝偻病。

方7　珍珠贝太子参治小儿佝偻病

【方　剂】珍珠贝30克，太子参9克，苍术、熟地、五味子、女贞子各6克。

【用　法】上6味共研细末，或水煎。每次服1克，每日3次，连服2个月；或上药每日1剂，水煎分3次服。

【功　效】补肾益脾。治疗小儿佝偻病。

方 8 竹叶卷心治佝偻病

【方　剂】竹叶卷心6克，灯芯1克。

【用　法】煎后取液50毫升，加奶100毫升，每次30毫升，每日3次，口服。

【功　效】治佝偻病患儿夜间啼哭，白天吃奶正常者。

方 9 黄连治佝偻病

【方　剂】黄连3克。

【用　法】水煎，取30毫升，加奶100毫升，加糖20克，每次100毫升，每日3次，口服。

【功　效】治佝偻病患儿夜间啼哭，白天吃奶正常者。

方 10 生地麦冬治佝偻病

【方　剂】生地、麦冬各6克。

【用　法】取液与粳米煮粥，喂粥，每日2~3次。

【功　效】治佝偻病。

方 11 蜜钱黄精治小儿下肢无力

【方　剂】干黄精100克，蜂蜜200克。

【用　法】干黄精洗净放在铝锅内，加水浸泡透发，再以小火煎煮至熟烂，液干，加入蜂蜜煮沸，调匀即成。待冷，装瓶备用。每次1汤匙。

【功　效】补益精气，强筋壮骨。用治小儿下肢萎软无力。

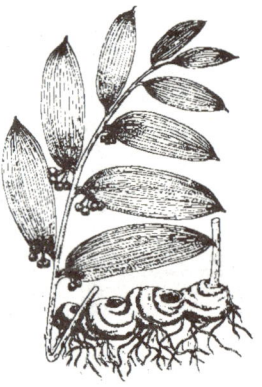

黄精

方 12 干香蕈治佝偻病

【方　剂】干香蕈9克。

【用　法】先用开水泡发，发透后再将香蕈洗净，放入锅内，加水适量，并将泡发香蕈的开水去掉沉淀物后,一起倒入锅内煎煮,每日3次温服。

【功 效】预防佝偻病。

方 13 生黄芪治佝偻病

【方 剂】生黄芪、党参各9克,丁香15克。

【用 法】水煎服,每日1剂。

【功 效】治佝偻病。

方 14 苜蓿治佝偻病

【方 剂】苜蓿60克。

【用 法】水煮,频服。

【功 效】治佝偻病。

方 15 钩藤治佝偻病

【方 剂】钩藤6克。

【用 法】水煎15分钟,取液30毫升,加奶100毫升,每次20毫升,每日3次。

【功 效】治佝偻病,夜惊、夜闹甚者。

方 16 鸡肝治佝偻病

【方 剂】鸡肝1具。

【用 法】煮粥,常吃。

【功 效】治有明显软骨表现者。

方 17 炒黄豆治佝偻病

【方 剂】炒黄豆研末,鸡蛋皮炒糊研末。

【用 法】等量混合,加白糖,每次服3克,每日3次,连服1个月。

【功 效】治佝偻病。

方 18　田螺治佝偻病

【方　剂】田螺 250 克。
【用　法】在清水中放置 24 小时后再用水炖熟，加盐调味，喝汤吃肉。
【功　效】治佝偻病。

方 19　鸡蛋壳治佝偻病

【方　剂】鸡蛋壳。
【用　法】洗净烤干研粉过筛。6 个月至 1 岁每次 0.5 克，1～2 岁每次 1 克，每日服 2 次。
【功　效】治佝偻病。

方 20　生板栗白糖预防佝偻病

【方　剂】生板栗 500 克，白糖 250 克。
【用　法】先将板栗加水煮半小时，待凉，剥去皮，放在碗内再蒸 40 分钟，趁热用刀将板栗压拌成碎泥，加入白糖搅匀，再把栗泥填平成饼状，摆在盘中即成色味俱佳的食品，可供患儿经常食用。
【功　效】本方常吃对治疗小儿佝偻病有效。

十、小儿惊厥

惊厥又称抽风、惊风，是小儿时期较常见的紧急症状，各年龄小儿均可发生，尤以 6 岁以下儿童多见，特别多见于婴幼儿，多由高热、脑膜炎、脑炎、癫痫、中毒等所致。惊厥反复发作或持续时间过长，可引起脑缺氧性损害、脑肿，甚至引起呼吸衰竭而死亡。本病初发的表现是意识突然丧失，同时有全身的或局限于某一肢体的抽动，还多伴有双眼上翻、凝视或斜视，也可伴有吐白沫和大小便失禁。而新生儿期可表现为轻微的全身性或局限性抽搐，如凝视、面肌抽搐，呼吸不规则等。中医学认为惊厥是惊风发作时的证候。

方1 梨汁牛黄治小儿急性惊风

【方　剂】牛黄少许，梨汁适量。
【用　法】将2物搅匀内服。
【功　效】用治小儿急性惊风。

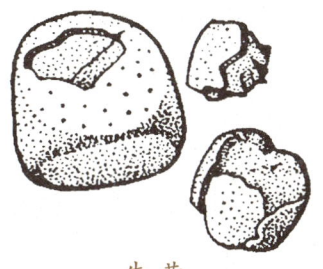

牛黄

方2 桃白皮治小儿急性惊风

【方　剂】桃树二层白皮120克，大葱200克，灯芯草1团。
【用　法】共捣烂。敷两手、两脚心处。
【功　效】用治小儿急性惊风。

方3 白颈蚯蚓治小儿急性惊风

【方　剂】白颈蚯蚓6条（去泥杂洗净），生石膏30克。
【用　法】水煎浓汁。分数次灌服。
【功　效】用治小儿急性惊风。

方4 独头蒜治小儿脐风

【方　剂】独头蒜适量。
【用　法】切片。安脐上，以艾灸之，口中感觉有蒜味者止。
【功　效】用治小儿脐风。

方5 山羊角汤治小儿惊风

【方　剂】山羊角60克。
【用　法】水煎，依年龄酌量内服。
【功　效】治小儿惊风。

方 6 金银花治小儿惊风

【方　剂】金银花9克,猪胆1.5克,甘草3克。
【用　法】水煎服。
【功　效】治小儿惊风。

方 7 钩藤叶汤治小儿惊风

【方　剂】钩藤叶9克。
【用　法】水煎服。
【功　效】治小儿惊风。

方 8 万金散丸治小儿急性惊风

【方　剂】蜈蚣1条(去头足,炙研为末),丹砂、轻粉各等份。
【用　法】共研匀,乳汁为丸,如小绿豆大。每岁1丸,乳汁送下。
【功　效】用治小儿急性惊风。

方 9 黄连丁香散治小儿慢性惊风

【方　剂】黄连、肉桂、丁香、干姜各3克。
【用　法】共研细末。每用2克,白开水冲服。
【功　效】用治小儿慢性惊风。

方 10 一枝黄花治小儿急性惊风

【方　剂】一枝黄花30克,生姜1片。
【用　法】共捣烂取汁。开水冲服。
【功　效】用治小儿急性惊风。

方 11 燕窝治小儿惊风

【方　剂】燕窝1个,鸭蛋适量。

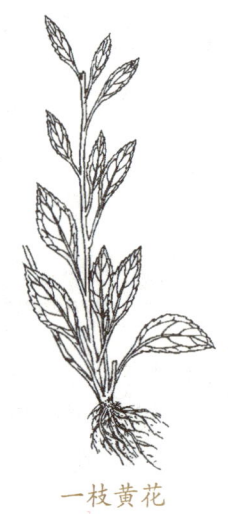
一枝黄花

【用 法】共捣成糊状。敷于患儿脐中,固牢,干则易之。敷于心窝可治急惊风。

【功 效】用治小儿慢、急惊风。

方 12 薄荷治小儿惊风

【方 剂】薄荷、连翘、山栀、黄芩、大黄、钩藤、石决明、全蝎、龙齿、蜂蚕若干。

【用 法】水煎作2~3次。

【功 效】适用于小儿急惊风。

方 13 钩藤治小儿惊风

【方 剂】钩藤、天麻、人参各3克,羚羊、炙甘草各2克,全蝎1克。

【用 法】将药为末,每服3克,水煎服。

【功 效】适用于小儿急惊风。

方 14 郁李仁治小儿慢性惊风

【方 剂】郁李仁、桃仁各14枚,黄栀子6克。

【用 法】共研细末,以鸡蛋清调匀。敷于两手脉搏上,24小时解下,呈青黑色为度。

【功 效】用治小儿慢性惊风。

方 15 蚯蚓吴萸膏治疗惊风

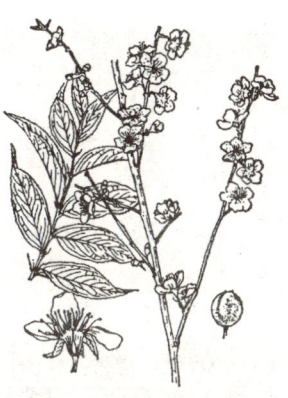

郁李仁

【方 剂】活蚯蚓1条,生吴茱萸7克,白芥子3克,米醋适量。

【用 法】将吴茱萸、白芥子混合研为细末,与蚯蚓共捣烂,再加米醋调成膏状。取药膏贴于患儿脐中及足心(涌泉穴)上,外盖纱布,用胶布固定,每日换药1~2次。

【功 效】熄风化痰,镇惊。适用于小儿惊厥、四肢抽搐、牙关紧闭、高热神昏。

方 16 蝉衣治发热惊风

【方　剂】蝉衣6克，钩藤、杭芍各8克，甘草、黄连、防风、青黛各3克，珍珠母、炒枣仁各10克，栀子4克。

【用　法】水煎20分钟，每剂煎2次。将2次药液混合，早、中、晚各服1次。第1周每日1剂，连服7剂。第2、3、4周隔天1剂，连服3周，共调理4周，可预防发热惊厥反复发作。

【功　效】用于防止发热惊厥反复发作。

方 17 丁香葱白治疗小儿惊风

【方　剂】丁香、葱白、艾蓬头各7个。

【用　法】打匀，敷在脐孔，用布裹。

【功　效】治疗小儿惊风。

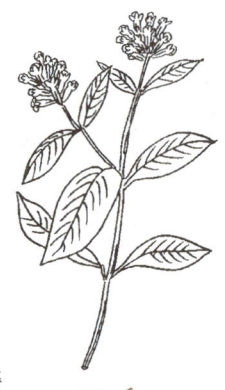

丁香

方 18 三七汤治小儿惊厥

【方　剂】鲜景天三七15~30克，生姜皮少许，壁蟹壳2个。

【用　法】加水炖服。

【功　效】用治小儿惊厥、风痰抽搐。

方 19 琥珀散半夏汤治小儿惊痫

【方　剂】琥珀、朱砂各1.5克，半夏1克。

【用　法】将琥珀、朱砂共研细末，与半夏煎汤内服。

【功　效】用治小儿惊痫。

十一、小儿遗尿

遗尿,俗称尿床,是一种夜间无意识的排尿现象。小儿在 3 岁以内由于脑功能发育未全,对排尿的自控能力较差;学龄儿童也常因紧张疲劳等因素,偶尔遗尿,均不属病态。超过 3 岁,特别是 5 岁以上的儿童经常尿床,轻者数夜 1 次,重者 1 夜数次,就可能是疾病状态的遗尿,父母则应引起注意。本病多见于小儿先天性隐性脊柱裂、先天性脑脊膜膨出、脑发育不全、智力低下、癫痫发作、脊髓炎症和泌尿系感染及尿道受蛲虫刺激等。生理性遗尿不需药物治疗。如是疾病引起的遗尿应从治疗原发病着手。

方 1　韭菜子饼治小儿遗尿

【方　剂】韭菜子、白面粉各适量。
【用　法】将韭菜子研成细粉,和入白面少许,加水揉作饼蒸食。
【功　效】温肾壮阳。用治小儿肾气不充遗尿。

方 2　饴糖配中药治尿床

【方　剂】饴糖 2 匙,桂枝 15 克,白芍、甘草各 10 克。
【用　法】先将 3 味中药煎汤,去渣,冲入饴糖。每日分 2 次服。
【功　效】补脾益气。用治小儿体虚遗尿。

方 3　鸡肠饼治小儿遗尿

【方　剂】公鸡肠 1 具,面粉 250 克,油、盐各少许。
【用　法】将鸡肠剪开,洗净,焙干,用面杖擀碎,与面粉混拌,加水适量和成面团,可稍加油盐调味,如常法烙成饼。1 次或分次食用。
【功　效】用治小儿遗尿。

第九章 儿科疾病

方 4 柿蒂汤治小儿遗尿症

【方　剂】柿蒂12克。
【用　法】水煎内服。
【功　效】用治小儿习惯性尿床。

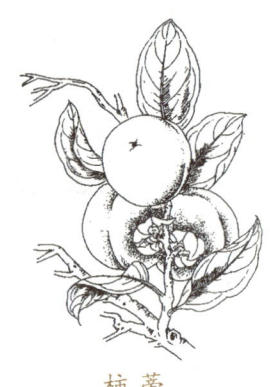
柿蒂

方 5 金樱子膏治小儿遗尿症

【方　剂】金樱子（去子）适量。
【用　法】酌加白糖，熬膏。每服1匙，日服2次。
【功　效】用治小儿习惯性尿床。

方 6 核桃蜂蜜治久咳遗尿

【方　剂】核桃肉100克，蜂蜜15克。
【用　法】将核桃肉放在锅内干炒发焦，取出晾干。调蜂蜜吃。
【功　效】补肾温肺，定喘润肠。用治小儿久咳引起的遗尿气喘、面眼微肿。

方 7 金银花蕊治小儿遗尿

【方　剂】金银花蕊9克，菟丝子3克。
【用　法】水煎服。
【功　效】治小儿遗尿。

方 8 益智散治小儿遗尿症

【方　剂】益智仁9克。
【用　法】醋炒研细末。用红酒分3次送服。
【功　效】用治小儿尿床。

方 9 葱白硫黄汁治遗尿

【方　剂】葱白7~8根，硫黄50克。

第九章 儿科疾病

【用 法】共捣出汁。睡前敷于肚脐上,白天取下,连续敷3夜。
【功 效】补阳助火。用治小儿遗尿。

方⑩ 桑螵蛸治小儿遗尿

【方 剂】桑螵蛸9克,胡桃2个,去壳。
【用 法】水煎服,分2日服完。8岁以上可1日用完,早、晚空腹服。
【功 效】治小儿遗尿。

方⑪ 阿胶饮止遗尿

【方 剂】阿胶60克,炒牡蛎煅取为粉、鹿茸切酥炙各120克。
【用 法】上为锉散。每服12克,水70毫升,煎49毫升。空心服。或作细末,饮调亦好。
【功 效】补肾纳气,止遗尿。

方⑫ 白果肉汤治小儿遗尿

【方 剂】白果肉30粒,去衣壳,大红枣10枚。
【用 法】浓煎取汁,睡前服,可加白糖以矫味。
【功 效】治小儿遗尿。

方⑬ 玉竹汤治小儿遗尿

【方 剂】玉竹60克。
【用 法】洗净切片,水煎饭前服。
【功 效】治小儿遗尿。

方⑭ 洋参猪腰治疗小儿遗尿

【方 剂】西洋参、龙眼干各15克,猪腰1对。
【用 法】以上3样蒸熟食用。
【功 效】治疗小儿遗尿,一般1次即好。

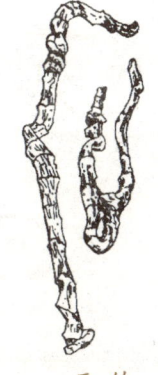
玉竹

方15 大枇杷树皮治遗尿

【方　剂】大枇杷树皮30克，灯台树皮27克，板蓝根、野胡椒树根各18克，猪尿泡1个。

【用　法】取鲜品洗净切断，混匀煎水，倒出药水煮猪尿泡食，每日食2次。

【功　效】治遗尿。

方16 鸡肠治小儿遗尿

【方　剂】鸡肠1具。

【用　法】剖开洗净，焙干，研细末。每日2次，每次3～6克，温开水送下，连服10天。

【功　效】治小儿遗尿。

方17 丁香肉桂贴肚脐治疗遗尿

【方　剂】丁香、肉桂各3克。

【用　法】将2者研细，与米饭适量共捣成泥，做成小饼，每晚敷于肚脐上。

【功　效】补火助阳。治疗小儿遗尿。

十二、儿童多动症

儿童多动症，又称脑功能轻微失调或轻微脑功能障碍综合征。表现为注意力不集中，上课说话，做小动作等。但因其智力正常，所以学习成绩可能较差，难与他人相处，易激惹，动作不协调。

本病男孩多于女孩，尤其早产儿多见。多在学龄期发病，其病因有人认为与难产、早产、脑外伤、颅内出血、某些传染病、中毒等有关，也有人认为与环境污染、遗传等有关。中医认为心脾两虚、肝阳上亢、湿热内蕴是其主要病因病理。

方1 酸枣仁治小儿多动症

【方　剂】酸枣仁30克，郁金、柴胡各10克，甘草5克。
【用　法】煎服法同上，每日1剂。
【功　效】治小儿多动症。

方2 熟地治儿童多动症

【方　剂】熟地、龟板、知母、黄柏、龙齿、远志、菖蒲、山萸、山药、茯苓各适量。
【用　法】共研细末，炼蜜为丸。每丸重6克，每服1丸，日服2～3次。
【功　效】治小儿多动症。

方3 康益糖浆治小儿多动症

【方　剂】远志、石菖蒲、龟板、茯苓、龙骨、益智仁、淮山药、莲子各适量。
【用　法】以上药制成糖浆或胶囊，每次10～15毫升或3粒，日服2～3次，7日为1疗程。
【功　效】治小儿多动症。

方4 百枣鸡蛋汤治疗小儿多动症

【方　剂】百合60克，红枣4枚，鸡蛋2个。
【用　法】将百合、红枣加水400毫升，大火烧开，打入鸡蛋，煮至熟，下白糖，调匀。分2次服。
【功　效】治疗小儿多动症。

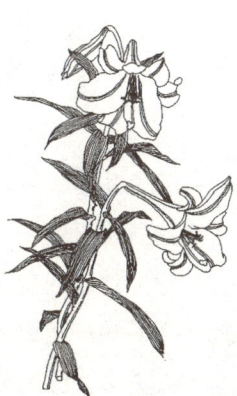

百合

方5 鹿角粉治小儿多动症

【方　剂】鹿角粉冲、熟地各20克，生龙骨30克，炙龟板、丹参各15

克，石菖蒲、枸杞子各克，远志3克，益智仁6克，捣砂仁4.5克。

【用　法】水煎服。

【功　效】滋阴潜阳，涤痰开窍，活血化瘀，治精血不足，阴阳失调，动作过多，不协调。

方 6　咖啡治疗小儿多动症

【方　剂】咖啡适量。

【用　法】按普通浓度冲好1杯咖啡。适当加糖或奶。给患儿饮用，每日2~3次。

【功　效】治疗小儿多动症。

方 7　石菖蒲治小儿多动症

【方　剂】石菖蒲、栀子、半夏、白附子各10克，牛黄清心丸1粒，冲服。

【用　法】煎服法同上，每日1剂。

【功　效】治小儿多动症。

十三、新生儿黄疸

新生儿黄疸是新生儿期常见的临床症状。分为生理性和病理性两大类。生理性黄疸一般在生后2~3日出现，7日左右消退，婴儿情况一般良好。病理性黄疸则原因较多，在生后36小时内出现者，多为母子血型不和的溶血症；生后数日至数周内出现，多为新生儿肝炎综合征、败血症、胆汁瘀积综合征或先天性胆道闭锁等疾病。表现为面部及周身皮肤黄染，分泌物也可呈黄色，溶血性黄疸多呈橘黄色，梗阻性黄疸多呈灰黄色或黄绿色，如有感染可伴发热，精神萎靡，纳乳减少，可有肝脾肿大，溶血性黄疸还可见面色苍白的贫血貌，呼吸急促。先天性或后天性胆道阻塞，则见大便呈灰泥土样。

病理性黄疸的主要并发症为核黄疸，表现为嗜睡、拒乳、呕吐、尖叫，重则双目凝视，两手握拳，肌肉强直，呼吸不规则，抽搐。其死亡率高达50%～75%，幸存者往往有神经系统后遗症。中医称为脂黄、胎疸。

方1 生麦芽治婴幼儿黄疸

【方　剂】生麦芽、金钱草各9克，茵陈12～15克，穿肠草6克，通草、黄柏各3克。

【用　法】水煎服。随症加减。

【功　效】治婴幼儿黄疸。

方2 糯稻根治疗新生儿黄疸

【方　剂】稻草根1把。

【用　法】洗净，水煎，每次服1～2匙，随时服用，每日1剂，连服数日至痊愈。

【功　效】用于新生儿黄疸。

方3 茵陈丹参治新生儿迁延性黄疸

【方　剂】绵茵陈、丹参各15克，车前子6克，甘草3克。

【用　法】1日1剂，水煎至80～100毫升，分3～5次口服。

【功　效】治新生儿迁延性黄疸。

方4 茵陈红枣汤治疗新生儿黄疸

【方　剂】茵陈6克，红枣5枚。

【用　法】水煎，随时服用，每日1剂，连服1周左右，直至黄疸消退。

【功　效】治疗新生儿黄疸。

方5 云南白药治疗新生儿脐炎

【方　剂】药店买回的云南白药适量。

【用　法】将患儿脐部的分泌物用消毒的盐水棉球擦拭干净，将云南白药均匀撒布患处，用干净纱布盖好，固定。

【功　效】对脐炎疗效很好。

方6 茵郁灵仙治新生儿梗阻性黄疸

【方　剂】茵陈10～20克，郁金、枳实、茯苓、威灵仙各6～10克。

【用　法】每天1剂，水煎浓缩为80～100毫升，加糖适量，不拘时间服，少量多饮。

【功　效】治新生儿梗阻性黄疸。

第十章 皮肤科疾病

一、痤疮

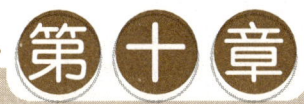

痤疮又称粉刺,是青春期常见的皮肤病。好发于青年男女面、胸、背部的毛囊、皮脂腺的慢性炎症,多由过食肥甘厚味,脾胃虚热,内蕴上蒸,外受风邪等因素所致。该病与祖国文献中记载的"肺风粉刺"相类似。其临床特征是:患者颜面等处发生散在的针头或米粒大小的粟疹,或见黑头,能挤出粉渣样分泌物。

方1 香蕉荷叶山楂汤治疗痤疮

【方 剂】香蕉2只,山楂30克,荷叶1张。

【用 法】将荷叶剪成小块,山楂洗净,香蕉切段。加水500毫升,煎至300毫升,分2次食香蕉喝汤。

【功 效】用于治疗痤疮。

方2 白果仁治疗痤疮

【方 剂】白果仁适量。

【用 法】每晚睡前用温水将患部洗净(不能用肥皂或香皂),然后将白果仁切成片,反复擦患部,边擦边削去用过的部分,每次按病程和数目的多少用1~2粒即可。

第十章 皮肤科疾病

【功　效】解毒排脓。用于治疗痤疮,据观察,一般用药7~10次后即可收到效果。

方3 生枇杷叶治痤疮

【方　剂】生枇杷叶去毛,霜桑叶、麦门冬、天门冬、黄芩、杭菊花、细生地、白茅根、白鲜皮各12克,地肤子、牛蒡子、白芷、桔梗、茵陈、丹皮、苍耳子各9克。

【用　法】水煎服,每日1剂。

【功　效】治痤疮。

方4 苡仁穿心莲治疗痤疮

【方　剂】穿心莲、苡仁、败酱草各30克。

【用　法】水煎服,每天1剂,分2次服。

【功　效】清热解毒。治疗痤疮。

方5 银花治粉刺

【方　剂】银花30克,连翘、黄芩、川芎、当归各12克,桔梗、牛膝各9克,野菊花15克。

【用　法】水煎服,每日1剂。

【功　效】治痤疮。

方6 橙核除痤疮

【方　剂】橙核适量。

【用　法】晒干,研极细,以水调。临睡前涂抹面部,次晨洗掉。

【功　效】润肌祛痣。用治粉刺,痤疮。

方7 土茯苓治痤疮

【方　剂】土茯苓30克,生地榆、黄柏、地肤子、金银花、板蓝根各15

克，赤芍、蒲公英、茜草各 10 克。

【用 法】水煎服，每日 1 剂。

【功 效】清热解毒，活血祛湿。适用于痤疮患者。

方 8 白花蛇舌草治粉刺

【方 剂】白花蛇舌草、半支莲各 30 克，薏苡仁、苍术、玄参各 20 克，板蓝根 25 克，莪术、丹皮各 15 克，甘草 10 克。

【用 法】水煎服。

【功 效】治粉刺。

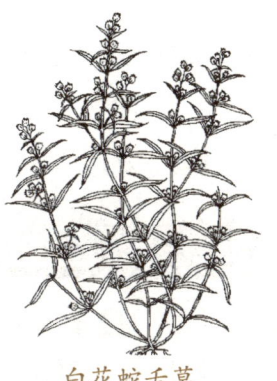

白花蛇舌草

方 9 白果治痤疮

【方 剂】白果适量。

【用 法】将药洗净，切开，绞汁，取汁频涂患部，干后再涂，直至汁尽，每日用 2～3 粒。

【功 效】解毒排脓，平痤除皮。适用于痤疮患者。

方 10 枯矾治痤疮

【方 剂】枯矾 10 克，硫黄、大黄各 5 克，黄连、黄柏各 3 克。

【用 法】冷开水 70～100 毫升，浸 1 昼夜。每晚睡前将药液摇匀，涂于面部。

【功 效】治痤疮。

方 11 大黄治痤疮

【方 剂】大黄、黄连、黄芩、黄柏、知母、皂角刺、牡丹皮各 10 克，夏枯草 15 克，菊花 20 克，连翘 12 克。

【用 法】加水煎沸 15 分钟，滤出药液，再加水煎 20 分钟，去渣，2 煎药液对匀，分服，每日 1～2 剂。

【功 效】治痤疮。

方 12　丝瓜藤水治痤疮

【方　剂】丝瓜藤水适量。

【用　法】丝瓜藤生长旺盛时期，在离地1米以上处将茎剪断，把根部剪断部分插入瓶中（勿着瓶底），以胶布护住瓶口，放置1昼夜，藤茎中有清汁滴出，即可得丝瓜藤水擦患处。

【功　效】清热，润肤。用治粉刺、痤疮。

方 13　浮萍治痤疮

【方　剂】浮萍、苍耳子各等份。

【用　法】水煎，洗脸，每日1次。

【功　效】治痤疮。

方 14　白芷苦参治粉刺

【方　剂】白芷、白花蛇舌草各10～30克，苦参、仙灵脾、甘草各5～10克，丹参20～30克，川椒3～5克。

【用　法】水煎服。

【功　效】治粉刺。

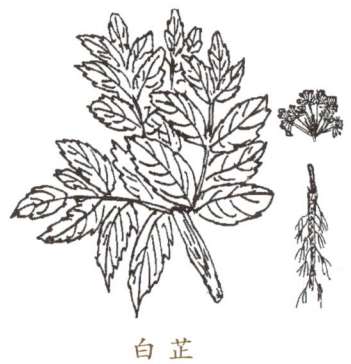

白芷

方 15　丹参治疗痤疮

【方　剂】丹参100克。

【用　法】将丹参研成细粉，装瓶备用。每次3克，每天3次内服。

【功　效】活血化瘀，治疗痤疮。一般服药2周后痤疮开始好转，约6～8周痤疮数减少。以后可逐渐减量（每天1次，每次3克），巩固疗效后，可停药。

二、湿疹

湿疹是一种由多种内外因素引起过敏反应的急性、亚急性皮肤病。其临床特征分别为：急性湿疹为红斑、丘疹、水疱、脓疮、奇痒等，并在皮肤上呈弥漫性发布；慢性湿疹由急性湿疹演变而来，反复发作，长期不愈，皮肤肥厚，表面粗糙，患部皮肤呈暗红色及有色素沉着，呈苔癣样。男女老幼皆可发病，无明显的季节性，冬季较常发生。

方1 黄连蜂巢治疗湿疹

【方　剂】川黄连6克，蜂巢3个，凡士林80克。

【用　法】将黄连研极细，蜂巢研末，再加凡士林，文火溶化，搅拌成油膏，先用2%温盐水洗净患处，后涂油膏。注意不可用热水烫，越烫越坏。

【功　效】散风祛湿。治疗湿疹。

方2 蝉蜕龙骨治疗湿疹

【方　剂】蝉蜕、凡士林各30克，龙骨15克。

【用　法】将蝉蜕、龙骨研为末，用凡士林调为软膏，涂患处。

【功　效】散风祛湿。治疗湿疹。

方3 绿豆粉香油治湿疹流水

【方　剂】绿豆粉、香油各适量。

【用　法】将绿豆粉炒呈黄色，晾凉，用香油调匀。敷患处。

【功　效】清热，祛湿。用治湿疹流黄水。

方4 紫甘蔗皮治瘙痒湿烂

【方　剂】紫甘蔗皮、香油各适量。

【用　法】紫甘蔗皮烧存性，研细末，香油调匀。涂患处。
【功　效】清热，解毒，止痒。用治皮肤瘙痒湿烂。

方 5　蕹菜治皮肤湿痒

【方　剂】蕹菜适量。
【用　法】将蕹菜洗净，加水煮数沸。趁热烫洗患处。
【功　效】清热，祛湿，止痒。用治皮肤湿痒。

方 6　胡桃仁治皮炎湿疹

【方　剂】胡桃仁适量。
【用　法】将胡桃仁捣碎，炒至焦黑出油为度，研成糊状。敷患处，连用可痊愈。
【功　效】滋阴润燥，解毒，祛湿。用治各种湿疹。

方 7　蚕豆皮治湿疹

【方　剂】蚕豆皮、香油各适量。
【用　法】将蚕豆浸泡软后，剥其皮晒干。用火将蚕豆皮烘烤极焦，研成细末过筛，香油调拌均匀。敷于患处，每日1次。
【功　效】利湿化滞，收敛医疮。用治湿疹，对头、耳、颜面之急性湿疹效果最著。

方 8　玉米须治疗湿疹

【方　剂】玉米须适量。
【用　法】将玉米须烧灰存性，研为末，以香油调拌，外敷患处。
【功　效】清利湿热。治疗湿疹。

方 9　青鱼胆汁治皮肤湿疹

【方　剂】青鱼胆、黄柏各等份。

【用　法】将青鱼胆剪破，取胆汁，与黄柏粉末调匀，晒干研细。用纱布包裹敷于患处。

【功　效】清热解毒。用治皮肤湿疹久治不愈者。

方 10　车前草治湿疹

【方　剂】车前草15克，龙胆草、羊蹄、乌蔹莓、野菊花各9克，黄柏、明矾各6克，地肤子12克。

【用　法】碎成粗末，煎水洗患处，1日2次。

【功　效】清热燥湿，杀虫止痒。用治急性肛门湿疹。

方 11　米糠油治疗湿疹

【方　剂】米糠适量。

【用　法】以碗1只，用粗纸（最好是韧性的纸）糊好，取细针在纸上刺无数小孔，再将米糠放上（可堆得稍高些），加炭火1小块缓缓烧，等烧至接近纸面时，将米糠拨去，勿使纸烧破，油即下入碗中，用时取油涂患处。

【功　效】治疗湿疹。

方 12　食盐明矾汤治湿疹

【方　剂】食盐6克，明矾50克。

【用　法】冲开水洗涤。

【功　效】治湿疹。

方 13　生艾叶治湿疹

【方　剂】生艾叶30克，花椒、石菖蒲、蛇床子、地肤子、生百部各15克，苦参、黄柏各12克，白矾5克。

【用　法】加水2000毫升，煎煮20分钟，不去渣，再纱布浸药液作淹包敷病变处，1日3次，每次20分钟，1剂可用2天，每次用前须煮沸。

【功　效】燥湿，杀虫，止痒。用于湿疹、股癣等渗出物较多的瘙痒性皮肤病。

方 14　地榆马齿苋治疗婴儿湿疹

【方　剂】生地榆、马齿苋各 10 克。

【用　法】水煎 200 毫升，用纱布取液于患部湿敷。干后再行浸药，每天敷 3~6 次。

【功　效】治疗婴儿湿疹，用于渗出液多的患儿。

方 15　冬瓜粥治湿疹

【方　剂】粳米 30 克，冬瓜适量。

【用　法】加水同煮食用。

【功　效】治湿疹。

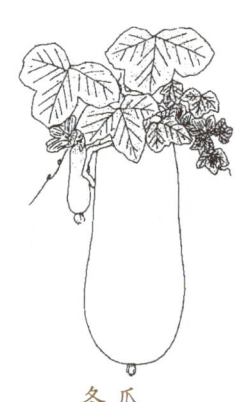

冬瓜

方 16　菊花茶治湿疹

【方　剂】菊花 5 克。

【用　法】开水冲泡，饮用。

【功　效】治湿疹。

方 17　银花茶治湿疹

【方　剂】银花 15 克。

【用　法】煎水，加糖适量，饮用。

【功　效】治湿疹。

方 18　荷叶粥治湿疹

【方　剂】粳米 30 克，鲜荷叶 1 张。

【用　法】常法煮粥，待粥煮熟时，取荷叶洗净，覆盖粥上，再微煮少顷，揭去荷叶，粥成淡绿色，调匀即可。加糖少许食用。

【功　效】治湿疹。

方19 绿豆饮治湿疹

【方　剂】绿豆适量。

【用　法】煎水饮用。

【功　效】清热解毒，清暑利湿。

方20 黄花菜饮治湿疹

【方　剂】黄花菜鲜根，即苜蓿菜30克。

【用　法】水煎去渣饮服。

【功　效】清热利湿。治湿疹。

三、带状疱疹

带状疱疹是一种由病毒引起的皮肤病，可发生于身体任何部位，但以腰背为多见。病人感染病毒后，往往暂不发生症状，病毒潜伏在脊髓后根神经节的神经元中，在机体免疫功能减退时才发病，如感染、肿瘤、外伤、疲劳及使用免疫抑制剂时等。本病好发于三叉神经、椎神经、肋间神经和腰骶神经的分布区，初起时患部往往有瘙痒、灼热或痛的感觉，有时有全身不适、发热、食欲不振等前驱期症状，随后有不规则的红斑、斑丘疹出现，很快演变成绿豆大小的集簇状小水疱，疱液澄清，周围绕以红晕。数日内水疱干涸，可有暗黑色结痂，或出现色素沉着；与此同时不断有新疹出现，新旧疹群依神经走行分布，排列呈带状；疹群之间皮肤正常。有些患者皮损完全消退后，仍可留有神经痛，多数病人在发病期间疼痛明显，少数病人可无疼痛或仅有轻度痒感。中医认为，本病的发生多因情志内伤，肝郁气滞，日久化火而致肝胆火盛，外受毒邪而发。中医学属缠腰火丹、缠腰龙、蜘蛛疮范畴。

第十章 皮肤科疾病

方 1 菊花叶治疗带状疱疹

【方　剂】菊花叶适量。
【用　法】将菊花叶洗净，捣汁，调白酒抹患处。
【功　效】清热解毒。治疗带状疱疹。

方 2 青蒿治疗带状疱疹

【方　剂】青蒿草250克（1次量）。
【用　法】将青蒿草煎汤洗患处，每日洗3次。
【功　效】清热凉血。治疗带状疱疹。

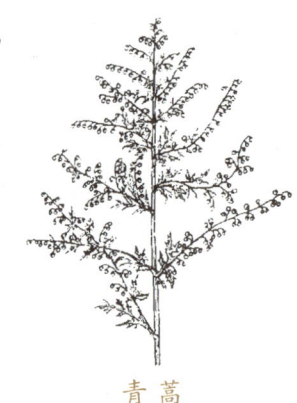

青蒿

方 3 柿子治疗带状疱疹

【方　剂】柿子适量。
【用　法】将柿子洗净绞汁，抹于患处，干时再抹，1日3～4次。
【功　效】用于治疗带状疱疹。

方 4 蜂胶治带状疱疹

【方　剂】蜂胶15克，95%酒精100毫升。
【用　法】将蜂胶加入95%酒精内，浸泡7天，不时振摇，用定性滤纸过滤后即得蜂胶酊。使用时用棉签蘸蜂胶酊涂患处，每日1次。涂药期间注意保持局部皮肤干燥。
【功　效】解毒，燥湿，止痛。主治带状疱疹。

方 5 蕹菜焙末治带状疱疹

【方　剂】蕹菜、菜子油各适量。
【用　法】蕹菜去叶取茎，在新瓦上焙焦后，研末，用菜子油调成膏状。患处用浓茶水洗净，然后涂抹此油膏，每日3次。
【功　效】清热，凉血，解毒。用治带状疱疹。

方 6　番薯叶冰片治缠腰龙

【方　剂】鲜番薯叶适量，冰片少许。
【用　法】薯叶洗净，切碎，同研细的冰片共捣烂。敷于患处。
【功　效】解毒消炎。用治缠腰龙（带状疱疹）。

方 7　浓茶治疗带状疱疹

【方　剂】老茶树叶适量。
【用　法】研细末，以浓茶汁调涂，1天2~3次，治好为止。
【功　效】清热解毒。治疗带状疱疹。

方 8　豆腐皮治带状疱疹

【方　剂】豆腐皮30克。
【用　法】焙干研末。麻油调涂。每日1~3次。
【功　效】治腰、肩、胸胁部疱疹。

方 9　空心菜治疗带状疱疹

【方　剂】鲜空心菜适量。
【用　法】将空心菜去叶取茎，在新瓦上焙焦后，研成细末，用茶子油搅成油膏状，在患处以浓茶汁洗涤，拭干后，涂搽此油膏，1天2~3次。约3~5天后痊愈。
【功　效】清热解毒。治疗带状疱疹。

方 10　马齿苋治带状疱疹

【方　剂】鲜马齿苋。
【用　法】将马齿苋洗净，切碎，捣如泥。每日2次，敷于患处。
【功　效】清热解毒，散血消肿。治带状疱疹。

方 11 黄瓜叶治带状疱疹

【方　剂】鲜黄瓜叶 100 克。

【用　法】捣如泥，涂敷患处，每日 2 次。

【功　效】治带状疱疹。

方 12 当归治带状疱疹

【方　剂】当归 50 克。

【用　法】研成细末。每次服 1 克，每日 4 次。

【功　效】治带状疱疹。

方 13 马铃薯治带状疱疹

【方　剂】马铃薯 500 克。

【用　法】捣如泥。涂敷患处。每日 2~4 次。

【功　效】治带状疱疹。

方 14 龙胆草治带状疱疹

【方　剂】龙胆草、当归、王不留行各等份。

【用　法】将龙胆草、当归粉碎后过 120 目筛，每次内服 4 克，每日 3 次。同时王不留行用文火炒黄研细末，用麻油调匀，每日 3 次。敷患处。

【功　效】治带状疱疹。

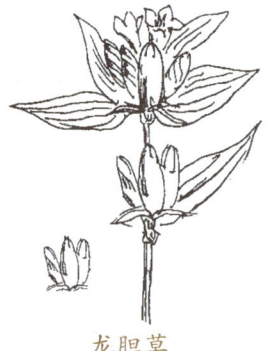

龙胆草

方 15 雄黄治带状疱疹

【方　剂】雄黄、冰片、硼砂、滑石粉、地榆、赤芍各 20 克，大黄 40 克。

【用　法】共为极细末，用米醋调成稀糊状。用时，把药物涂于患处，上敷油纸或塑料纸，然后用纱布、胶布固定。每日换药 1 次。

【功　效】治带状疱疹。

第十章 皮肤科疾病

方 16 金银花治带状疱疹

【方　剂】金银花、野菊花、凤仙花、蛇床子各10克，白鲜皮12克，水杨酸5克，石炭酸2克，75%医用乙醇1000毫升。

【用　法】将前5味药加乙醇浸泡5～7天，滤取上清液，加入水杨酸和石炭酸，搅匀，封瓶备用。以医用棉签蘸药液涂搽患部，每日3～5次，至愈为止。

【功　效】清热解毒，消炎止痒。用治带状疱疹。

方 17 老茶树叶治带状疱疹

【方　剂】老茶树叶适量。

【用　法】将茶树叶晒干，研细，以浓茶汁调和。涂患处，每日2～3次。

【功　效】清热，利尿。用治带状疱疹。

方 18 艾绒条治带状疱疹

【方　剂】艾绒条、二味败毒散、雄黄、白矾各等份。

【用　法】围绕红肿及簇集水疱群的周围皮肤，用艾绒条点灸，每隔1～2厘米点灸一下，每日点灸1次。再在患处外敷2味药及败毒散，每日1次。

【功　效】治带状疱疹。

 四、癣

癣主要包括头癣、手癣和脚癣等。

头癣是发生于头部毛发及皮肤的真菌病。表现为头发无光泽，脆而易断，头皮有时发红，有脱屑或结痂。结黄痂致永久性秃发的是黄癣，脱白屑而不损害毛发生长的是白癣，均有传染性。口服灰黄霉素有效，还应配合剃发、清洗和患处涂药。

第十章　皮肤科疾病

手癣是由于真菌侵犯手部表皮所引起的浅部真菌性皮肤病，多以足部传染而来，亦可直接发病。其临床特点是，初起紫白斑点、瘙痒，以后叠起白皮而脱屑，日久则皮肤粗糙变厚延及全手。本病入冬易皲裂疼痛。

脚癣俗称脚湿气或香港脚，是由丝状真菌侵入足部表皮所引起的真菌性皮肤病。通过与病人共用拖鞋、脚布等传染。该病流行广泛，常发生在趾间或足底，表现为足趾间糜烂发白，奇痒难忍，抓破后露出红润面，常继发感染，可分为干性和湿性两种。干性主要表现为皮肤干燥、脱皮，冬季易皲裂。湿性主要表现为脚趾间有小水疱、糜烂、皮肤湿润，擦破老皮后见潮红，并渗出黄水。干性和湿性都会奇痒，两者也可能同时存在，一般为反复发作，春夏加重，秋冬减轻，常有继发感染引起疼痛、发热。中医认为其病因多为湿热下注，或因久居湿地染毒所致。

方1　苦楝皮治疗头癣

【方　剂】鲜苦楝子（打碎）适量。

【用　法】将苦楝子放在植物油内（最好是棉子油）熬煎，冷后用上面浮油搽头癣，隔天搽1次。先剃光头，用苦楝皮煎水洗头后搽药。

【功　效】治疗头癣。

方2　野菊花治疗头癣

【方　剂】野菊花适量。

【用　法】野菊花根茎叶用清水洗净。按60克野菊花、水500克的比例，放在锅里煮开1~2小时，去渣后用煎出的水洗头癣，洗时一定要把癣皮洗去，连洗3天。

【功　效】解毒消肿，杀虫治癣。用于治疗头癣。

方3　轻粉治头癣

【方　剂】轻粉3克，冰片5克，硼砂30克，苦参30克，白鲜皮20克，土茯苓20克，黄柏20克，雄黄20克，蜈蚣1条。

【用　法】将后6味药加水2500毫升，煎至2000毫升去火，再加入前3

味药搅匀即可。先熏后洗头皮 30 分钟，每日 1 次。

【功　效】治头癣。

方 4　五倍子治疗头癣

【方　剂】五倍子 30 克。

【用　法】将五倍子煎汁，以米醋 120 克调和，涂之，初觉痛，1 日涂数次，连涂 3 日。

【功　效】杀虫治癣。用于治疗头癣。

方 5　白头翁治头癣

【方　剂】白头翁 60 克。

【用　法】水煎洗患处，每日 1 次。

【功　效】治头癣。

方 6　樟脑治头癣

【方　剂】樟脑 3 克，花椒 6 克，芝麻 60 克。

【用　法】共为细末，头部洗净后涂患处，每日 2 次。

【功　效】治头癣。

方 7　蜂房治疗头癣

【方　剂】露蜂房适量。

【用　法】将蜂房洗净，焙干研末用猪油调敷。

【功　效】驱风攻毒，散肿止痛。用于治疗头癣。

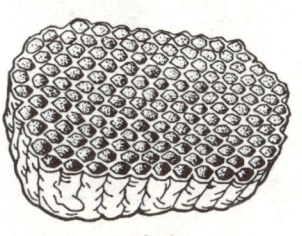

露蜂房

方 8　芦荟治疗头癣

【方　剂】芦荟 30 克，炙甘草 15 克。

【用　法】将芦荟晒干，和炙甘草共为细末，用热水将患处洗净，敷药粉于患处，连涂数次。

【功　效】泻热导积，杀虫消炎。用于治疗头癣。

方9　白草霜治头癣

【方　剂】白草霜适量。

【用　法】研细末，加适量轻粉，香油调成糊状，涂患处，每日2次。

【功　效】治头癣。

方10　山豆根粉治头癣

【方　剂】山豆根粉30克。

【用　法】用蛋清调敷患处，每日2次。

【功　效】治头癣。

方11　鲜桑葚治头癣

【方　剂】鲜桑葚60克。

【用　法】去蒂捣成糊状，涂患处，每日1次。涂药前将头发剃净。

【功　效】治头癣。

方12　紫草香油治疗头癣

【方　剂】紫草9克，香油15克。

【用　法】先将香油烧热，将紫草炸焦后，放冷，把头癣痂洗净，再将油搽于患处，连搽数次。

【功　效】凉血解毒。用于治疗头癣。

方13　花椒治疗头癣

【方　剂】花椒适量。

【用　法】用花生油煎花椒，去渣，候冷，敷患处。

【功　效】杀虫，治癣。用于治疗头癣。

第十章 皮肤科疾病

方 14 苦参千只眼治手癣

【方　剂】苦参、千只眼、千里光各100克，地肤子50克，苦胆3枚，酒精1000毫升。

【用　法】将前4味药用75%酒精浸泡7天，取出，对苦胆入内搅匀，外搽患处。

【功　效】治手癣。

方 15 紫荆皮治手癣

【方　剂】紫荆皮100克。

【用　法】将药打为粗末，加水煎煮30分钟，用药液浸泡患部30分钟。1日2次。连续浸泡3日可治愈。

【功　效】治手癣。

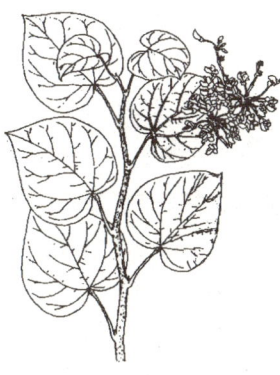

紫荆皮

方 16 公丁香治手癣

【方　剂】公丁香、地肤子各20克。

【用　法】加水3000毫升，煮沸20～30分钟，待温后浸泡患处，每次20～30分钟，每日1～2次。

【功　效】治手癣。

方 17 凤仙花明矾治疗手足癣

【方　剂】白凤仙花（连根）2大棵，明矾120克。

【用　法】将凤仙花和明矾加醋240克共捣烂搽患处。大伏天治疗为宜。

【功　效】活血通络，消肿止痛。治疗手癣。

方 18 地骨皮治手癣

【方　剂】地骨皮30克，白矾15克。

【用　法】将地骨皮、白矾同时放入盆中，加沸水2000毫升，盖严闷10

分钟,乘热先熏再浸泡患处,约 30 分钟,每日 1 次。阴虚内热,舌红少苔者,在外洗的同时用生地 20 克,水煎内服,1 日 2 次,疗效更佳。

【功　效】治手癣。

方 19　黄豆水治脚癣

【方　剂】黄豆 150 克。

【用　法】将黄豆砸成碎粒,加水煎煮。常用此法洗脚,效果良好。

【功　效】除水湿,祛风热。用治脚癣、湿疹。

方 20　陈高粱末治脚癣

【方　剂】陈高粱（5 年以上者）适量。

【用　法】将陈高粱焙黄为细末。干涂患处。

【功　效】温中,燥湿。用治脚癣。

方 21　醋浸荸荠治疗手足癣

【方　剂】荸荠、米醋各适量。

【用　法】荸荠去皮,切片,浸醋中,小火煎 10 分钟,待醋煎干后,将荸荠捣烂,用适量洗患手,每天 1 次。

【功　效】解毒,杀虫,散瘀。治疗手足癣。

方 22　鳝鱼骨冰片治足癣

【方　剂】生鳝鱼骨 100 克,冰片末 3 克。

【用　法】将生鳝鱼骨烘干研末,与冰片末混合后贮瓶备用。用时以麻油调敷患处,每天 1 次。

【功　效】治足癣。

方 23　猪蹄甲治足癣

【方　剂】猪蹄甲 5 个。

【用 法】将猪蹄甲焙焦黄，为末，以凡士林配成20%的软膏，敷患处，每日1次。

【功 效】治足癣。

方 24 马蜂窝治脚癣

【方 剂】马蜂窝6克，白蒺藜30克，何首乌15克。

【用 法】水煎服，日服2次。

【功 效】治脚癣。

方 25 丝瓜叶治脚癣

【方 剂】丝瓜叶20克，苍耳叶15克，土茯苓30克。

【用 法】水煎服，日服1~2次。

【功 效】治脚癣。

方 26 川楝子治脚癣

【方 剂】川楝子18克，浮萍、荷叶各30克，甘草10克。

【用 法】水煎服，日服2次。

【功 效】治脚癣。

方 27 醋浸皂刺花椒治疗手足癣

【方 剂】皂角刺30克，花椒25克，食醋250毫升。

【用 法】将前2味放入食醋内，浸泡24小时即成。外用泡手脚，每晚临睡前泡10~20分钟。

【功 效】清热解毒，止痒。适用于手足癣。

花椒

方 28 冬瓜皮治疗脚癣

【方 剂】冬瓜皮（干者为佳）50克。

【用　法】熬汤，趁热先熏后洗，每日1次。

【功　效】适于足癣顽固不愈之患者。

方29　醋煮侧柏叶治疗手足癣

【方　剂】鲜侧柏叶250克，醋500毫升。

【用　法】将鲜侧柏叶用醋煮沸，冷却即成。取其敷于患处，1日1次，每次20分钟，1周为1个疗程。

【功　效】凉血解毒。适用于手足癣。

方30　皂角治疗手足癣

【方　剂】大皂角4条，陈酸醋240克。

【用　法】将大皂角连子打碎，入醋内煎开熏手，如痒先熏后洗，如痛单熏不洗。

【功　效】豁痰祛风，杀虫散结。治疗脚癣和灰指甲、痈肿、疥癣。

方31　鸡蛋治疗脚癣破溃

【方　剂】鸡蛋1个。

【用　法】取1个新鲜鸡蛋，打破后将其薄膜块撕下，贴在洗净的足癣破溃处，保留12小时。

【功　效】一般连续贴3~5次可治愈。如果在贴蛋膜前，用淘米水浸泡患脚数分钟，效果更佳。

方32　藿香正气水治足癣

【方　剂】藿香正气水1瓶。

【用　法】置患足于温热水中浸泡洗净，搽干，再将藿香正气水涂于趾间患处，早、中、晚各1次。5天为1疗程。

【功　效】治足癣。

方 33　葛根治足癣

【方　剂】葛根、白矾、千里光各 70 克。

【用　法】烘干研为细末，密封包装，每袋 40 克。患者每晚取药粉 1 袋倒入盆中，加温水约 3000 毫升混匀，浸泡患足 20 分钟，7 日为 1 疗程。

【功　效】治足癣。

五、白癜风

白癜风又称白驳风、白癜、斑白，是一种后天性的局限性皮肤色素脱失症。常因皮肤色素消失而发生大小不等的白色斑片，好发于颜面和四肢，常无自觉症状。白斑部皮肤正常，只有对称性的大小不等的色素脱失症状。病因不明，可能是一种酪氨酸酶或其他酶受到干扰的自身免疫性疾病，并且与遗传因素和神经因素有一定的关系。白癜风周边常可见黑色素增多现象，皮损大小、形状、数目因人而异，可发生于人体表皮任何部位。此病少数可自愈，多数发展到一定程度后长期存在，只影响容貌，不影响身体健康，可用染色剂遮盖，一般可不予治疗。

方 1　苦参治白癜风

【方　剂】苦参、盐各 0.3 克。

【用　法】上 2 味药捣罗为末，先以酒 1 升煎至 108 毫升，入药 2 味，搅匀，慢火再煎成膏，每用先以生布揩患处，令赤，涂之。

【功　效】治白癜风，筋骨痛。

方 2　何首乌治白癜风

【方　剂】何首乌、荆芥穗、苍术米泔浸 1 宿，焙干，苦参等份。

【用　法】上为细末。用好皂角 1500 克（去皮、弦），于瓷器内熬为膏，和为丸，如梧桐子大。每服 30～50 丸，空腹时用酒或茶送下。

【功 效】治白癜风。

注 服药期间，忌食一切动风之物。

方 3　野茴香治白癜风

【方 剂】野茴香 222 克，除虫菊根、白鲜皮、干姜各 44 克，蜂蜜 1.1 千克。

【用 法】将蜂蜜倒入容器内，置沸水中溶化水浴，搅拌除沫；将上药共研细过筛之药面，徐徐倒入蜜内，充分搅拌成糊状，放置成膏。每日 3 次，每次服 15 克。10 天后，每次增加 5 克，一直加至 30 克，日量 90 克，直至痊愈。

【功 效】治白癜风。

方 4　硫黄治白癜风

【方 剂】硫黄 10 克，白茄子 30 克。

【用 法】白茄子切片沾硫黄擦患处，每日 1～2 次。

【功 效】治白癜风。

方 5　红花当归饮治疗白癜风

【方 剂】红花、当归各 10 克。

【用 法】水煎，分 2 次服，每天 1 剂。

【功 效】活血祛瘀。治疗白癜风。

方 6　鳝鱼治疗白癜风

【方 剂】鲜活白鳝鱼适量。

【用 法】将鳝鱼洗净、晒干，放油中煎枯，取油外搽患处。

【功 效】治疗白癜风。

方 7　枯矾防风治疗白癜风

【方　剂】枯矾、防风各等量。
【用　法】共为细面，以鲜黄瓜切片蘸药面搽患处，每天2次。
【功　效】收敛，燥湿解毒。治疗白癜风。

方 8　当归柏子仁治疗白癜风

【方　剂】当归、柏子仁（去壳）各250克。
【用　法】将2味分别烘干研细粉，炼蜜为120丸，每次1丸，每天服3次。
【功　效】活血养血。治疗白癜风。

方 9　首乌枸杞治疗白癜风

【方　剂】何首乌、枸杞子各15克。
【用　法】水煎服，每天2次。
【功　效】滋阴，补肝益肾。治疗白癜风。

方 10　香油治白癜风

【方　剂】香油、白酒各适量。
【用　法】每次用白酒10～15毫升，送服香油10～15毫升。每日3次。连服2个月以上。
【功　效】润燥，祛癜。用治白癜风。

方 11　无花果叶治白癜风

【方　剂】无花果叶、烧酒各适量。
【用　法】将果叶洗净，切细，用烧酒浸5天。以此酒涂擦患处，每日3次。涂擦此药后晒太阳半小时。
【功　效】用治白癜风。

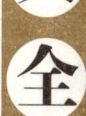

方 12 大黄治疗白癜风

【方　剂】生大黄 50 克，甘油、酒精各适量。

【用　法】将大黄研末，过 120 目筛后加甘油 20 克，95% 酒精适量，调匀成糊状，瓶装密封备用。用时先将患处用温开水洗净，晾干后用药膏涂擦，每天早、晚各 1 次。

【功　效】破积行瘀。治疗白癜风。

六、雀　斑

雀斑又名雀儿斑、雀子，是指皮肤暴露部位出现的褐色或淡褐色针头至黄豆大小的斑点，多见于女性，好发于面部，也可发生于颈部及手背部，只影响人的容貌。雀斑与阳光刺激有关，夏季表现更为显著。中医认为本病与遗传有关，多因肾水不足，火邪郁于经络血分，复感风邪凝滞所致。

方 1 黑丑治疗雀斑

【方　剂】黑丑、鸡蛋清各适量。

【用　法】将黑丑研成细末，和鸡蛋清调匀备用。临睡前涂在患处及面部，早晨起床后除去。

【功　效】治疗雀斑，还可美容护肤。

方 2 赤小豆治雀斑

【方　剂】赤小豆适量。

【用　法】在锅中烤，然后研为粉末，与米糖混合，加入开水饮用，可消除雀斑。

【功　效】祛斑美容。治雀斑。

方 3 胡萝卜治雀斑

【方　剂】胡萝卜1.5千克，硼酸5克。

【用　法】将胡萝卜捣烂，用纱布榨取汁，加入硼酸可防腐，装瓶。每天用此汁涂患处3~5次，15天为1疗程。同时常吃胡萝卜，对减少雀斑有好处。

【功　效】治雀斑。

方 4 旋覆花治疗雀斑

【方　剂】旋覆花适量。

【用　法】将旋覆花去杂质择干净，每日以冲泡旋覆花的水洗脸。

【功　效】祛斑美容。治疗雀斑。

方 5 桃花冬瓜子仁治疗雀斑

【方　剂】桃花、冬瓜子仁各等量。

【用　法】桃花阴干研末，冬瓜子仁研末，共同和蜂蜜调匀，每晚以此涂擦面部，次晨洗净。

【功　效】理气活血，润肤祛斑。治疗雀斑。

方 6 牙皂散治雀斑

【方　剂】猪牙皂角、紫背浮萍、白梅肉各等份。

【用　法】上共为末，每洗脸时搽洗，其斑自落，神效。

【功　效】治雀斑。

方 7 白牵牛治雀斑

【方　剂】白牵牛、甘松、香附、天花粉各30克，藁本、白蔹、白芷、白附子、宫粉、白及、大黄各15克。

【用　法】用肥皂500克捶粒，同药和匀。每日擦面，有效。

【功　效】治雀斑，粉刺。

方⑧ 玉容散治雀斑汗斑

【方　剂】潮脑、藿香、陀僧、茯苓各30克，白芷15克，胡粉、花粉各3克。

【用　法】上药共研为细末，每用少许，临卧时水调搽面上，次早洗去，数日姿容可爱。

【功　效】治男、妇雀斑、汗斑等症。

方⑨ 丹参治雀斑

【方　剂】丹参、浮萍、鸡血藤各30克，生地20克，连翘15克，红花、川芎、荆芥穗、生甘草各10克。

【用　法】水煎服。

【功　效】治雀斑。

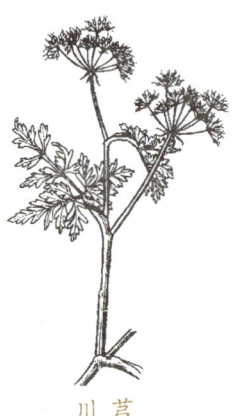

川芎

方⑩ 松脂治雀斑

【方　剂】松脂500克，白茯苓250克。

【用　法】为末，炼蜜为丸，梧桐子大。每服30丸，白汤下。

【功　效】治雀斑。

方⑪ 润肤祛斑散治雀斑

【方　剂】绿豆240克，白芷、白僵蚕各6克，防风、滑石各3克。

【用　法】将上药捣碎，研为细末，混匀，装瓶备用。每取药末适量，用温开水调匀，于晚上睡前净面后涂敷脸部，次晨洗掉。

【功　效】清热利湿，润肤祛斑。治雀斑。

方⑫ 茵陈治雀斑

【方　剂】茵陈20克，生地榆、老紫草、地肤子、土茯苓各15克，赤芍10克。

【用　法】水煎服，每日 1 剂。

【功　效】清热凉血，消斑美容。适用于雀斑。

方13　熟地治雀斑

【方　剂】熟地 15 克，山茱萸、炒丹皮、甘草各 10 克，茯苓 12 克，山药 30 克，升麻、白附子、细辛、巴戟天各 3 克。

【用　法】水煎服，每日 1 剂，分 2 次服。

【功　效】本方适用于因肾阴亏损而致的雀斑。

方14　苍耳子治雀斑

【方　剂】苍耳子若干。

【用　法】将苍耳子做成粉，洗净，焙干，研成细粉，装瓶备用。每次饭后服 3 克，米汤送下，每日 3 次。

【功　效】本方适用于因风邪袭面，气血失和而致的雀斑。

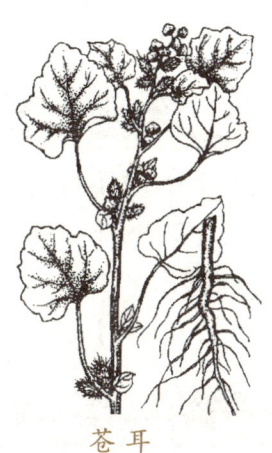

苍耳

方15　黑牵牛米治雀斑

【方　剂】黑牵牛米适量，鸡蛋清适量。

【用　法】将 2 者调匀，备用，在临睡前将调好的黑牵牛粉涂抹在脸上，晨起洗去。

【功　效】本方既可除雀斑，又能保护皮肤。

七、脱　发

脱发是由多种原因引起的毛发脱落现象，生理性的如妊娠、分娩，病理性的如伤寒、肺炎、痢疾、贫血及癌肿等都可能引起脱发。另外，用脑过度，营养不良、内分泌失调等也可能引起脱发。在临床上分为脂溢性脱发、先天性脱发、症状性脱发、斑秃等。中医认为脱发多由肾虚、血虚,不能上荣于毛发;或血热风燥、湿热上蒸所致。

方1 食盐治疗脱发

【方　剂】食盐15克。

【用　法】将食盐加入1500毫升温开水,搅拌均匀,洗头,每周1～2次。

【功　效】长期应用,可防止脱发。

方2 柚子核治发黄脱落

【方　剂】柚子核25克。

【用　法】将柚核用开水浸泡约1昼夜。用核及核液涂拭患处,每日2～3次。

【功　效】用治头发枯黄、脱发及斑秃。

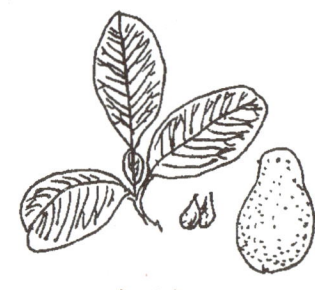

柚子核

方3 首乌汤治脱发

【方　剂】制首乌24克,熟地、侧柏叶、黄精各15克,枸杞、骨碎补各12克,当归、白芍各9克,红枣5枚。

【用　法】水煎服。

【功　效】治脱发。

方4 干地黄治斑秃

【方　剂】干地黄、山药、枸杞子、女贞子、桑葚子各60克,神曲、蚕砂各30克。

【用　法】研成细末,炼蜜为丸,每丸重9克。每日早、晚各服1丸,开水送服。

【功　效】滋肝益肾,凉血消风。用治斑秃。

第十章 皮肤科疾病

方 5 透骨草汤治脱发

【方 剂】透骨草 45 克。

【用 法】每天 1 剂,水煎,先熏后洗头,熏、洗各 20 分钟,洗后勿用水冲洗头发。连用 4~12 天。

【功 效】祛风除湿,活血祛瘀。治脂溢性脱发。

方 6 陈醋治疗脱发

【方 剂】陈醋 200 毫升。

【用 法】陈醋加水 500 毫升,烧热洗头,每早 1 次,宜常洗。

【功 效】主治头发脱落、头皮痒、头屑多。

方 7 苣胜子治斑秃脱发

【方 剂】苣胜子、黑芝麻、桑葚、川芎、酒当归、甘草各 9 克,菟丝子、首乌、白芍各 13 克,炒白术 16 克,木瓜 6 克。

【用 法】水煎服,每日 1 剂。

【功 效】养阴补血,乌须生发。用治斑秃、脱发。

方 8 何首乌粥治脱发

【方 剂】何首乌 30~60 克,粳米 100 克,红枣 5 枚。

【用 法】用何首乌在砂锅里煎取浓汁去渣,放入粳米、红枣,文火煮粥,将成粥时加入红糖或冰糖,再沸片刻即可,每日服用 1~2 次。

【功 效】治脱发。

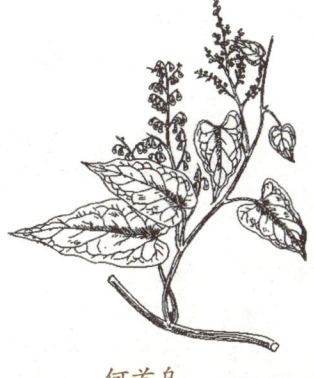

何首乌

方 9 黄芪益气汤治脱发

【方 剂】生黄芪 20 克,党参 15 克,当归、炒白芍、炒白术、茯苓各 9 克,桂枝、桔梗各 6 克,炙甘草 3 克。

【用　法】水煎服，每日1剂。

【功　效】补肺，益气，养血。用治脱发。

方⑩ 滋肾补血汤治脱发

【方　剂】制首乌、黑豆各31克，黄芪、熟地各24克，当归、菟丝子、枸杞、旱莲草、黑芝麻各15克。

【用　法】水煎服，每日1剂。

【功　效】滋补肝肾，调补气血。用治青壮年急性成片脱发及一般脱发。

方⑪ 榧子治脱发

【方　剂】榧子3枚，胡桃2个，侧柏叶30克。

【用　法】将药共捣浸雪水梳头，其头发不脱落，而且光润。

【功　效】本方尤适用于肾虚型脱发。

方⑫ 侧柏叶治脱发

【方　剂】侧柏叶若干。

【用　法】将柏叶阴干研细，以香油浸之。每朝蘸刷头，头发长出后，用猪胆汁入汤洗头。

【功　效】本方尤适用于妇女脱发。

方⑬ 当归治脱发

【方　剂】当归、首乌、白鲜皮、王不留行、白芷各等份。

【用　法】上药经过粉碎、笼蒸消毒后密封保存包装，每包10克。每晚用该药撒于头皮发根上，次日清晨梳去。每包一般可用3次。1个月为1疗程。

【功　效】治脂溢性脱发。

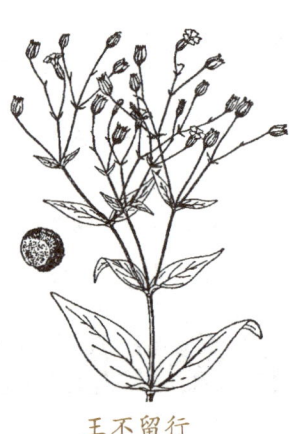

王不留行

方 14 野蔷薇治脱发

【方　剂】野蔷薇嫩枝 100 克，猢狲姜 50 克。
【用　法】将药水煎百沸，取汁刷头。
【功　效】本方尤适用于病后脱发。

八、鸡　眼

鸡眼是一种多见于足底及足趾的角质增生物。呈灰黄色或蜡黄色，系足上较突出部分的皮肤长期受压或摩擦，发生局限性角层增厚，其尖端逐渐深入皮层，圆形基底裸露皮外，坚硬如肉刺，行走时因鞋过紧，或脚部先天性畸形，长期重心固定，使尖端压迫神经末梢，产生疼痛。

方 1 荸荠葱白治脚鸡眼

【方　剂】荸荠 1 枚，葱白 1 根。
【用　法】将荸荠、葱白去皮，捣烂如泥。敷于鸡眼处，用卫生布包好。每晚睡前洗脚后换药 1 次。
【功　效】用治脚鸡眼。

方 2 葱白液治鸡眼

【方　剂】葱白液（即葱叶内带黏性的汁液）。
【用　法】取鲜大葱，将葱叶头割断，用手挤其液。缓慢涂擦数次可愈。
【功　效】用治鸡眼。

方 3 紫果治鸡眼

【方　剂】紫果鲜品适量。
【用　法】加食盐适量捣烂，先把鸡眼厚皮刮去后，用此药外敷患处。每日 4~6 次。

【功　效】治鸡眼。

方 4　干蜈蚣治鸡眼

【方　剂】干蜈蚣 30 条，乌梅 9 克，菜籽油或香油适量。

【用　法】将蜈蚣、乌梅焙干，共研细末，装入瓶内，再加入菜籽油（以油浸过药面为度），浸泡 7~10 天后，即可使用。用时先将 1% 盐水浸泡患部 15~25 分钟，待粗皮软化后，剪除粗皮（以见血丝为宜），再取适量药膏调匀，外敷患处，用纱布包扎，每 12 小时换药 1 次。

【功　效】治鸡眼。

方 5　糯米治鸡眼

【方　剂】糯米 100 克，15% 苛性钾液 250 毫升。

【用　法】用糯米泡入上液，隔 24 小时后捣成透明药膏。用胶布挖孔套在患处，保护皮肤，露出疣或鸡眼后，直接涂药，再盖胶布固定，3 日换药 1 次，脱落为止。

【功　效】腐蚀。用治鸡眼、寻常疣。

方 6　无花果治赘疣、鸡眼

【方　剂】未成熟的无花果。

【用　法】捣烂。敷于患处。每日换药 2 次，数日见效。

【功　效】治赘疣、鸡眼。

方 7　鸦胆子仁治疗鸡眼、脚垫

【方　剂】鸦胆子仁 5 粒。

【用　法】先将患部用温开水浸洗，用刀刮去表面角皮层，然后将鸦胆子捣烂贴患处，外用胶布粘住。每 3~5 日换药 1 次。

【功　效】治疗鸡眼、脚垫。

第十章 皮肤科疾病

方 8 五倍子治鸡眼

【方　剂】五倍子、生石灰、石龙脑、樟脑、轻粉、血竭各 1 克，凡士林 12 克。

【用　法】各研细粉，调匀（可加温）成膏即成。先用热水泡洗患处，待鸡眼外皮变软后，用刀片仔细刮去鸡眼的角质层，贴上剪有中心孔的胶布（露出鸡眼），敷上此药，再用胶布贴在上面。每日换药 1 次。

【功　效】治鸡眼。

方 9 半夏治鸡眼

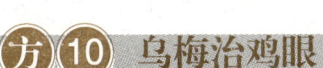

【方　剂】半夏适量。

【用　法】研为细粉，先将鸡眼表面角化层用刀切破呈一小凹状，将适量半夏粉填敷后用胶布固定。

【功　效】治鸡眼。

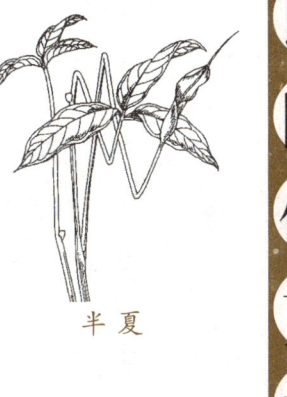

半夏

方 10 乌梅治鸡眼

【方　剂】乌梅 2 个，米醋 20 克。

【用　法】将乌梅去核取肉并切碎，放入米醋中密封 24 小时即可使用。

【功　效】治鸡眼。

方 11 荔枝核治鸡眼

【方　剂】荔枝核适量。

【用　法】将上药在太阳下晒干，或置瓦片上（忌用铁器）焙干，碾压成粉，用不加色素的米醋，混合如泥，即成。将上药涂抹患处，荔核粉泥须把周围僵硬的皮盖严，上附脱脂棉，用纱布包扎，每晚将脚烫洗后换洗 1 次，轻者 3～5 天，重者 10 天均可治好。

【功　效】治鸡眼。

九、梅　毒

梅毒即杨梅症，是一种主要通过性活动中梅毒螺旋体传染的一种性病。本病症状各种各样，时隐时现，病程持续很长，潜伏多年而无明显症状（隐性梅毒），也可由孕妇直接传给胎儿（胎传梅毒）。少数病人通过病损部位接触或污染物的接触而患病。梅毒早期主要侵犯皮肤及黏膜，晚期可侵犯心血管系统及中枢神经系统，多发生于男女前后阴部，也可见口唇、乳房、眼睑等处。初起患部为粟米大丘疹或硬块，四周亮如水晶，破后成溃疡，色紫红无脓水，四周坚硬凸起，中间凹陷，常单发。后天性梅毒（受感染的获得性梅毒）临床上分为三期。

一期梅毒：潜伏3周左右后出现在外生殖器部位的硬下疳（初疮）从丘疹糜烂为硬块。直肠、口腔等部位也可发生，伴之以局部淋巴结肿大，多可活动无压痛。

二期梅毒：分早发和复发梅毒。起病2月后全身出现皮肤发痒，患者发热、头痛、疲倦、消瘦、广泛性、对称性、无痛性皮疹遍布全身，淋巴结肿大、质硬，还可出现骨炎、关节炎、骨膜炎、视网膜炎、虹膜炎、脑膜炎等，有的还出现虫蚀状或指甲变形、脱落，称为"扁平湿疣"，活跃而富传染性。

三期梅毒：感染后4年或更久，传染性小，破坏机体严重，皮肤损害出现结节、树胶肿（梅毒瘤）、脓疮及溃疡（恶性梅毒）。

此外，胎体梅毒可引起胎儿或婴儿发育不良，畸形、死亡。有的胎儿直到学龄期甚至青春期才出现梅毒损害，先天也不可忽视。

方 1　红升丹治梅毒

【方　剂】红升丹、白凡士林各10克。

【用　法】混合后外涂患处，每日1~2次。

【功　效】治梅毒。

第十章 皮肤科疾病

方2 白矾轻粉治梅毒

【方　剂】白矾、轻粉、儿茶、杏仁各3克。
【用　法】各为末，和匀，猪胆汁调涂，每日2～3次。
【功　效】治男女性梅毒。

方3 甘草治梅毒

【方　剂】甘草20克，蜂蜜30克。
【用　法】为末，共为泥，敷患处，每日1次。
【功　效】治梅毒。

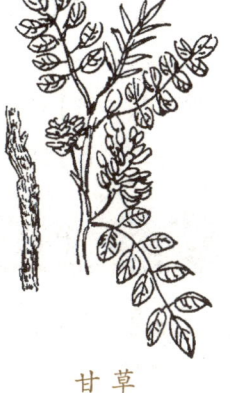

甘草

方4 马齿苋治梅毒

【方　剂】马齿苋干品30～60克，鲜品60～100克。
【用　法】水煎或酒水煎服，或外用。
【功　效】治梅毒遍身如癞，发背诸毒，顽疮、湿癣、白秃、丹毒等。

方5 黄柏治下疳

【方　剂】黄柏、猪膏各等份，轻粉少许。
【用　法】上3味合炼，敷患处。
【功　效】治下疳。

方6 滑石治下阴疮疼

【方　剂】滑石、密陀僧、寒水石各15克，腻粉、麝香各少许。
【用　法】上为末，油调敷或干贴患处。
【功　效】治下阴疮疼不止。

方7 五倍子治阴囊上生疮

【方　剂】五倍子、黄柏、滑石、轻粉各等份。

【用　法】为末，掺数次即愈。
【功　效】治阴囊上生疮，黄水流，不能行走。

方 8　地丁草治梅毒

【方　剂】紫花地丁草、蜂房煅、乳香、没药、升麻各9克。
【用　法】为末，每服15克，酒调下。
【功　效】治梅毒日夜痛，不能行动。

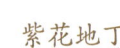
紫花地丁

方 9　土茯苓治梅毒

【方　剂】土茯苓11克，木通、金银花、茯苓、防风、川芎、大黄各3.8克。
【用　法】用810毫升水煎至540毫升，1日分4～5次，温服。
【功　效】对排除梅毒毒素有特效。

方 10　萝卜干治梅毒

【方　剂】萝卜干。
【用　法】烧黑研末，1次半茶匙，1日3次，用清水服。
【功　效】治梅毒。

十、尖锐湿疣

尖锐湿疣是由病毒引起的性传播疾病，病原体是人乳头瘤病毒，多半通过性交感染，在上皮细胞内生长，温暖潮湿的环境更易繁殖。其好发部位在皮肤、黏膜交界的温暖湿润处，如阴部、肛周、阴茎等。初起为小而柔软的疣状淡红色丘疹，以后逐渐增大增多，表面凹凸不平，呈乳头样或菜花样，根部可有蒂，表面湿润，可因潮湿刺激浸渍而破溃、糜烂、出血。疣体巨大，可覆盖整个阴部。尖锐湿疣偶可见于生殖器以外的部位，如腋窝、脐窝、乳房、趾间等。

方1 马齿苋治尖锐湿疣

【方　剂】马齿苋30克，败酱草、土茯苓、板蓝根、萹蓄、芒硝各20克。

【用　法】上药加水煎，取药液500毫升，倒入干净盆中，搽洗患处，然后再坐浴10分钟，早、晚各1次，1周为1疗程。

【功　效】治尖锐湿疣。

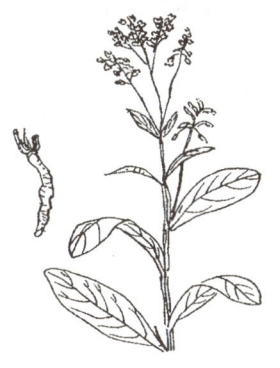

板蓝根

方2 黄芪治尖锐湿疣

【方　剂】黄芪、黄柏、苦参、薏苡仁各15克。

【用　法】上药研细末，用竹板敷于患处，轻轻用力摩擦使药粉与患处紧贴。每次用0.5～1克，10次为1疗程。一般1～2个疗程可愈。

【功　效】治尖锐湿疣。

方3 千金散治尖锐湿疣

【方　剂】千金散、青黛散、二妙散、三妙散各适量。

【用　法】外涂。

【功　效】治尖锐湿疣。

方4 青黛治尖锐湿疣

【方　剂】青黛、苍术、黄柏各40克。

【用　法】上药共研细末，用花生油调匀，涂搽患处，每天2次。

【功　效】治尖锐湿疣。

方 5 黄连素粉治尖锐湿疣

【方　剂】黄连素粉 2 克,轻粉 1 克,冰片 5 克,薄荷脑 3 克,茶油 50 毫升。

【用　法】将上药共调成糊状,装瓶,同时以棉签蘸药点在患处(药不宜多),再配合西医治疗。

【功　效】去腐生肌,消炎,止痒。

第十一章 五官科疾病

一、耳 鸣

耳鸣为耳科疾病中的常见症状,患者自觉耳内或头部有声音,但其环境中并无相应的声源,而且愈是安静,感觉鸣音越大。耳鸣音常为单一的声音,如蝉鸣声、汽锅声、蒸汽机声、嘶嘶声、铃声、振动声等,有时也可为较复杂的声音。可以是间歇性,也可能为持续性,响度不一。一些响度较高的持续性耳鸣常常令人寝食难安。引起耳鸣的原因较多,各种耳病均可发生耳鸣,如耵聍栓塞、咽鼓管阻塞、鼓室积液、耳硬化症;内耳疾病更易引起此症,如声损伤、梅尼埃病。此外,高血压、低血压、贫血、白血病、神经官能症、耳毒药物等均可引起耳鸣。中医学认为耳鸣多为暴怒、惊恐、胆肝风火上逆,以至少阳经气闭阻所致,成因外感风邪,壅遏清窍,或肾气虚弱,精气不能上达于耳而成,有的还耳内作痛。

方1 热盐枕耳治耳鸣

【方 剂】盐适量。

【用 法】将盐炒热,装入布袋中。以耳枕之,袋凉则换,坚持数次,即可见效。

【功 效】用治耳鸣。

方 2 葵花子壳汤治耳鸣

【方　剂】葵花子壳15克。
【用　法】将葵花子放入锅中，加水1杯煎服。日服2次。
【功　效】用治耳鸣。

方 3 三七花蒸酒酿治疗耳鸣

【方　剂】三七花10克，酒酿50克。
【用　法】同装于碗中，隔水蒸熟。分1～2次连渣服，连服7天。
【功　效】适用于耳鸣。

方 4 韭菜汁或猫尿驱入耳虫

【方　剂】韭菜或猫尿适量。
【用　法】将韭菜榨汁，取韭菜汁一滴，滴入耳内，虫自出。或猫尿滴耳也可（用大蒜头擦猫鼻子，猫便撒尿）。
【功　效】用驱入耳虫。

方 5 乌雄鸡治耳鸣

【方　剂】乌雄鸡1只，洗净。
【用　法】以无灰酒2千克煮熟，乘热食3～5只。
【功　效】治肾虚耳鸣。

方 6 白毛乌骨雄鸡治耳鸣

【方　剂】白毛乌骨雄鸡1只，甜酒1200克。
【用　法】同煮，去酒食肉，共食用3～5只即可。
【功　效】治耳鸣。

方 7 猪皮治耳鸣

【方　剂】猪皮、香葱各60～90克。

第十一章 五官科疾病

【用　法】同剁烂，稍加食盐，蒸熟后一次吃完，连吃3天。
【功　效】治耳鸣。

方 8 鸡蛋治耳鸣

【方　剂】鸡蛋2个，青仁豆、红糖各60克。
【用　法】加水煮熟，空腹服用，每日1剂。
【功　效】治耳鸣。

方 9 白果治耳鸣

【方　剂】白果10克，枸杞子30克。
【用　法】水煎服，每日2～3次。
【功　效】治耳鸣。

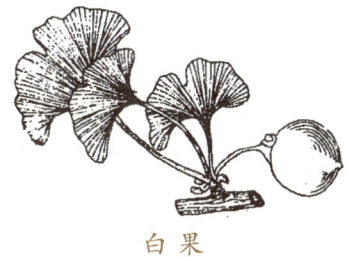
白果

方 10 芹菜治耳鸣

【方　剂】芹菜100克，槐花、车前子（包）各20克。
【用　法】水煎服，每日2次。
【功　效】治耳鸣。

方 11 龙胆草治耳鸣

【方　剂】龙胆草10克，泽泻15克。
【用　法】水煎服，每日2次。
【功　效】治耳鸣。

二、耳　聋

耳聋是指不同程度的听力减退，轻者在缩短距离或声音加大之后，尚可听清；重者则听不到任何声响。按发生的时间可分为先天性耳聋和后天性耳聋两类；按病变的性质可分为器质性耳聋和功能性耳聋；按病变发生的部位可分为导音性耳聋、感音性耳聋和混合性耳聋三类。引起耳聋的原因很多，如任何外耳道的病变，如耵聍栓塞、外耳道闭锁等，使外耳道阻塞；中耳的外伤，如颅底横形或纵形骨折，伤及中耳和听骨链；中耳炎症，如急性咽鼓管炎、化脓性中耳炎等；中耳肿瘤，如良性的颈静脉瘤或恶性癌肿；耳硬化症，病变侵入镫骨底，以致镫骨固定等，均可引起耳聋。

方1 猪肾治老人耳聋

【方 剂】猪肾1对，去膜切片，粳米2合，葱白2根，薤白7枚，人参2分，防风1分。

【用 法】共为末，同粥煮食即可。

【功 效】治老人耳聋。

方2 柴胡治耳聋

【方 剂】柴胡、川芎、石菖蒲各12克，制香附、骨碎补各9克，六味地黄丸（包煎）30克。

【用 法】先把上药用水浸泡30分钟再放火上煎煮，开后15分钟即可。每剂煎2次，将2次煎出的药液混合。每日1剂，日服2次。

【功 效】用治肾虚耳聋。

方3 党参黄芪治耳聋

【方 剂】党参、黄芪各15克，丹参、骨碎补、补骨脂、仙灵脾、黄精、首乌各12克，川芎、五味子各9克，灵磁石30克。

【用 法】水煎服，每日1剂。

【功 效】益气活血，补肾填精。用治神经性耳聋、老年性耳聋、药毒性耳聋。

方4 真细辛治耳聋

【方 剂】真细辛、黄蜡各适量。

【用　法】细辛为细末，溶黄蜡为丸，如鼠粪大，棉裹1丸入耳内，2次即愈。

【功　效】治耳聋。

方 5　柴胡制香附治外伤性耳聋

【方　剂】柴胡、制香附各50克，川芎25克。

【用　法】共研极细末，1日3次，每次9克，温开水吞服。

【功　效】治外伤性耳聋。

方 6　葛根甘草汤治疗突发性耳聋

【方　剂】葛根20克，甘草10克。

【用　法】将葛根、甘草水煎2次，每次用水300毫升煎半小时，2次混合。分2次服。

【功　效】改善脑血流，增加内耳供血。适用于突发性耳聋。

方 7　桃仁治年久耳聋

【方　剂】桃仁研泥，红花、鲜姜切碎，各9克，赤芍药、川芎各3克，红枣去核7枚，老葱白切碎，3根，麝香0.15克，绢包，用2次。

【用　法】黄酒250克，将前7味药煎至1盅，去渣，然后将麝香入酒内，再煎2沸，晚间睡眠前服。每日早晨再服通气散1次。

【功　效】治年久耳聋。

方 8　菊花治耳聋

【方　剂】菊花、木通、石菖蒲各5克。

【用　法】擂烂酒服之。

【功　效】治耳聋。

三、老年性白内障

白内障是常见眼病和主要致盲原因之一，其中老年性白内障是最常见的白内障。本病是在全身老化、晶体代谢功能减退的基础上由于多种因素形成的晶体疾患。近年的研究说明，遗传、紫外线、全身疾患（如高血压、糖尿病、动脉硬化）、营养状况等因素均与其有关。当各种原因引起晶状体囊渗透性改变及代谢紊乱时，晶体营养依赖的房水成分改变，而使晶体变为混浊。中医称为"圆翳内障""白翳黄心内障"等，认为本病多因年老体弱，肝肾两亏，精血不足，或脾失健运，精不上荣所致。另外，部分因肝经郁热及湿浊上蒸也可致病。

方1 熟地党参治老年性白内障

【方　剂】熟地、党参、茯苓、炒山药各15克，菊花、黄精、制首乌、沙苑子、白芍、枸杞子、当归、女贞子、制桃仁各12克，川芎9克，红花、车前子、神曲、夏枯草各10克，陈皮6克。

【用　法】水煎服。

【功　效】治老年性白内障初发。

方2 浮水甘石治早期白内障

【方　剂】浮水甘石9.4克，珍珠6.2克，白水砂1.6克，琥珀、珊瑚末、熊胆、人参、白丁香各3.13克，梅片少许。

【用　法】外用。

【功　效】退翳明目。用治早期白内障及白翳。

方3 生地熟地治未成熟白内障

【方　剂】生地、熟地、麦冬、玄参、钩藤各20克，白芍、茺蔚子各15

克，当归、白术、云苓、菊花、青葙子、决明子各12克，枸杞子、石决明各30克，车前子、防风、红花、香附各10克。

【用　法】水泛为丸，青黛为衣，1次6～10克，每日2次。

【功　效】滋养肝肾，清肝健脾，祛障明目。用治未成熟白内障。

方4 珠粉治早期白内障

【方　剂】珠粉、川椒各5克，螺丝壳粉、熟地黄各30克，炉甘石粉、枸杞子、菟丝子、楮实子、怀牛膝、当归、五味子各20克。

【用　法】以草药煎汤去渣，澄清液入余药粉晒干研细，外用。

【功　效】退障明目。适用于各种原因引起的早期白内障。

方5 珍珠治白内障

【方　剂】珍珠0.5克，飞炉甘石2.4克，冰片1.5克，朱砂15克。

【用　法】研极细末。点眼，每天点3～5次。

【功　效】治白内障。

方6 磁石治白内障

【方　剂】磁石60克，琥珀末、生蒲黄各15克，朱砂30克，神曲120克。

【用　法】共研细末，炼蜜为丸。每日早、中、晚各服9克。

【功　效】用治白内障。

四、青光眼

青光眼是指由于眼压增高而引起的视乳头损害和视功能障碍的一种眼病。正常眼压在10～21毫米汞柱，如在21～24毫米汞柱之间，则为青光眼无疑。包括原发性青光眼（闭角型、开角型）、继发性青光眼、混浊性青光眼和先天性青光眼，中医统称为"五风内障"，基本病机为情志抑郁，气机郁结，肝胆火炽，神水积滞等所致。

方 1　黄连羊肝丸治青光眼

【方　剂】白羊肝1具（竹刀切片），黄连30克，熟地黄60克。

【用　法】将黄连、熟地黄研末。同捣为丸，如梧子大。茶水送服50～70丸，日服3次。

【功　效】用治青光眼，症见望之如好眼，自觉视物不见。

方 2　黑豆黄菊汤熏治青光眼

【方　剂】黑豆100粒，黄菊花5朵，皮硝18克。

【用　法】水1大杯，煎至七成。带热熏洗，5日一换，常洗可复明。

【功　效】用治青光眼、双目不明、瞳仁反背。

方 3　当归治青光眼

【方　剂】当归、熟地各3克，川芎、白芍各6克。

【用　法】水煎服，日服2次。

【功　效】治青光眼。

方 4　龙胆草治青光眼

【方　剂】龙胆草、山栀子、赤芍、菊花各12克，黄芩18克，夏枯草、茺蔚子各30克，生地、石决明、大黄各15克，荆芥穗、半夏、甘草各9克。

【用　法】水煎服。

【功　效】治肝郁化火型青光眼。

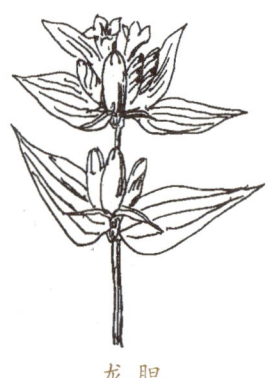

龙胆

方 5　黄芩治青光眼

【方　剂】黄芩、正北沙参、当归、陈皮、菊花、蒙花各4.5克，白术、甘草、柴胡、升麻、草决明各6克,谷精草、半红大枣各3克。

【用　法】水煎服,每日2次。

【功　效】治青光眼。

方⑥　十全大补汤治青光眼

【方　剂】十全大补汤4.5克,甘杞、夜明砂、谷精草各6克,巴戟天1克,冬虫草3克。

【用　法】水煎汤炖鸡肝服用,饭后服,3贴以后再用补肾丸调养,小儿服半量。每日1~2次。

【功　效】治青光眼。

方⑦　萆薢治青光眼

【方　剂】萆薢10克,水500毫升。

【用　法】浓煎为10毫升左右,过滤后装入眼瓶,点眼。5分钟1次,半小时左右瞳孔缩小,延长至半小时点眼1次,直至瞳孔恢复正常。

【功　效】治青光眼。

方⑧　生地熟地治青光眼

【方　剂】生地、熟地各18克,丹皮、泽泻、茯苓、淮山药各15克,山萸肉、茺蔚子、菊花、当归、赤芍、知母各12克,荆芥穗9克。

【用　法】水煎服。重者每日2剂,缓解症状后每日1剂。

【功　效】治阴虚火旺型青光眼。

方⑨　夏枯草治青光眼

【方　剂】夏枯草30克,香附、当归、泽泻各10克,醋白芍、熟地黄、双钩、乌梅各15克,川芎5克,珍珠母、车前草各25克,大白6克,荷叶、菊花各20克,甘草、琥珀(冲服)各3克。

【用　法】水煎服,每日1剂。

【功　效】滋阴潜阳,平肝清热,利窍收瞳。用治绿风内障。

五、沙 眼

沙眼是由沙眼衣原体病毒引起的一种慢性传染性结膜炎和角膜炎。有发痒、流泪、怕光、疼痛、分泌物多、异物感等症状。严重者可造成眼睑内翻倒睫,损害角膜,视力减弱,甚至失明。

方1 苦瓜霜治沙眼

【方 剂】苦瓜1个(大而熟的),芒硝15克。

【用 法】将苦瓜去子留瓤,装入芒硝,悬于通风处,数日后瓜外透霜,刮取备用。每用少许点眼,早、晚各点1次。

【功 效】用治沙眼。

方2 冰片硼砂猪胆散治沙眼

【方 剂】鲜猪胆1枚,冰片、硼砂各1.5克,黄连3克。

【用 法】将后3味,共研细末,纳入胆内,阴干,再研极细粉末。装瓶,密封,勿使漏气。每用少许点眼。每日2~3次。

【功 效】用治沙眼。

方3 黄连西瓜霜治沙眼

【方 剂】黄连、西瓜霜各5克,西月石0.2克。

【用 法】加水2杯,煮沸1小时后,过滤。取成药100毫升。每日洗眼3~4次。

【功 效】用治沙眼。

方4 夜凤汤治沙眼

【方 剂】夜明砂、草决明、蝉蜕各9克,凤凰壳6克。

【用　法】以米醋将药煎洗服，每天2次，7天愈。

【功　效】治一切新老沙眼痒甚。

方5　桑盐汤治沙眼

【方　剂】桑叶15克，青盐6克。

【用　法】泡水，澄清，洗眼，1日2~3次。

【功　效】治沙眼。

方6　黄柏汤治沙眼

【方　剂】黄柏30克。

【用　法】加水500克，煮沸半小时，过滤，1日点眼3~4次，每次1~2滴。

【功　效】治沙眼。

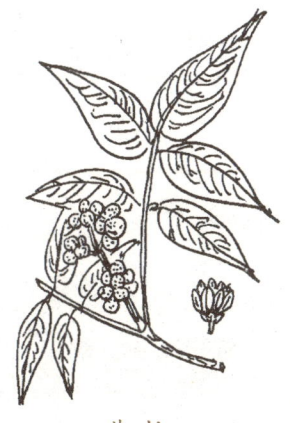

黄　柏

方7　桑菊汤治沙眼

【方　剂】霜桑叶、野菊花、白朴硝各6克。

【用　法】水煎取1大碗，澄清，分3次洗眼。

【功　效】治沙眼。

方8　花椒皮治沙眼

【方　剂】花椒皮10克，花椒子5克，清油100毫升。

【用　法】上3味用烧瓶煮沸30分钟，过滤2次，备用。每日滴眼2~3次。

【功　效】行瘀，除湿，解毒。治沙眼。

方9　蒲公英白汁治沙眼

【方　剂】蒲公英适量。

【用　法】洗净，折茎取白汁，煮沸半小时，过滤。每日点眼3~4次，每次 1~2 滴。

【功　效】用治沙眼。

方⑩ 莴苣白汁治沙眼

【方　剂】莴苣适量。

【用　法】折断，取白汁，点眼。

【功　效】用治沙眼。

方⑪ 夏地汤治沙眼

【方　剂】夏枯草 30 克，生地黄、全当归、川酒军各 9 克，杭白芍、草决明各 15 克，红花 6 克。

【用　法】水煎，早、晚饭后各服 1 次。

【功　效】治沙眼初期，目昏涩局部充血（眼内皮）。

方⑫ 归芎汤治沙眼

【方　剂】全当归、生地黄、实条芩、沙蒺藜、杭白芍、红花各 6 克，正川芎 4.5 克，泗水防风、川羌活各 9 克。

【用　法】水煎服。

【功　效】沙眼 2 期，内眼板形成沙粒，滤泡增生。

方⑬ 秦皮汤治沙眼

【方　剂】秦皮 9~12 克。

【用　法】水煎，澄清，微温洗眼，1 日 2~3 次。

【功　效】治沙眼。

方⑭ 矾草汤治沙眼

【方　剂】白矾、皮硝、甘石各 6 克，胆草 9 克，杏仁 7 个，乌梅 5 个，枯矾 3 克，菊花 60 克。

【用　法】水煎去渣，每日洗 5~6 次。
【功　效】治沙眼。

方⑮ 浮水甘石治沙眼

【方　剂】浮水甘石 10 克，胆矾 4 克，铜绿 2 克，绿豆粉（千里光水浸）6 克，梅片 0.5 片。
【用　法】外用。
【功　效】收湿止痒。用治沙眼、泪囊炎、睑缘炎。

六、鼻　炎

鼻炎是鼻腔黏膜炎症，有急性和慢性两种。急性鼻炎大多因受凉后身体抵抗力减弱，病毒和细菌相继侵入引起，也可为某些以呼吸道为主的急性传染病的鼻部表现。急性鼻炎屡发可转为慢性，一些心脏病或肾脏病病人，因鼻腔长期或经常瘀血也可造成慢性鼻炎，还有某些其他病证及粉尘、气体、温湿度急剧变化均可引起此病。增强体质，注意冷热，加强劳动保护等是预防鼻炎的重要措施。

方① 丝瓜藤炖猪肉治鼻炎

【方　剂】丝瓜藤（取近根部位的）2~3 米，瘦猪肉 60 克，盐少许。
【用　法】将丝瓜藤洗净，切成数段，猪肉切块，同放锅内加水煮汤，临吃时加盐调味。饮汤吃肉，5 次为 1 疗程，用 1~3 个疗程。
【功　效】清热消炎，解毒通窍。用治慢性鼻炎急性发作，萎缩性鼻炎之鼻流脓涕、脑重头痛。

方② 双豆汤治过敏性鼻炎

【方　剂】绿豆、防风、石菖蒲各 15 克，淡豆豉 20 克，生甘草、辛夷各

10克，细辛3克。

【用　法】水煎。日服1剂。

【功　效】散寒除浊，开达肺窍。用治过敏性鼻炎。

方③ 川芎猪脑治慢性鼻炎

【方　剂】猪脑（或牛、羊脑）2副，川芎、白芷各10克，辛夷花15克。

【用　法】将猪脑剔去红筋，洗净，备用。将川芎等3味加清水2碗，煎至1碗。再将药汁倾炖盅内，加入猪脑，隔水炖熟。饮汤吃脑，常用有效。

【功　效】通窍，补脑，祛风，止痛。用治慢性鼻炎之体质虚弱者。

方④ 香油治鼻炎

【方　剂】香油适量。

【用　法】以香油滴入每侧鼻腔3滴，每日3次。

【功　效】清热润燥，消肿。用治各种鼻炎。

方⑤ 鹅不食草治各类鼻炎

【方　剂】鹅不食草、白芷、全蝎各2克，细辛6克，薄荷1克，川芎1.5克，青黛1克。

【用　法】以上各药共研细末后代鼻烟用，每日数次，也可用湿药棉蘸药粉塞鼻约30分钟取出即可，每日2次。

【功　效】治风痒、鼻塞、各类鼻炎。

方⑥ 斑蝥治急慢性鼻炎

【方　剂】斑蝥25克，藜芦20克，雄黄、紫草茸、诃子、川楝子、栀子、白檀香各50克。

【用　法】以上8味药粉碎成细末过筛，取适量放在无烟炭火上熏鼻。

【功　效】治急慢性鼻炎均有效。

方 7 辛夷治鼻炎

【方　剂】辛夷30克,辛夷花、薄荷、白芷、桔梗各6克,苍耳子、桑叶、菊花各9克,金银花、连翘各12克,升麻、荆芥穗、甘草各3克。

【用　法】水煎服,每日1剂。

【功　效】清热消炎,散风寒。用治鼻炎,症见鼻塞,流鼻涕,头晕痛。

方 8 鹅不食草白芷治急性鼻炎

【方　剂】鹅不食草30克,白芷2克,羌活15克,菊花12克,冰片5克。

【用　法】研粗末,倒入洗净的空葡萄糖瓶内,加开水,待瓶内放出蒸汽时,将患者鼻孔对准瓶口吸入蒸汽。每日2次,连用3~5天。

【功　效】治急性鼻炎。

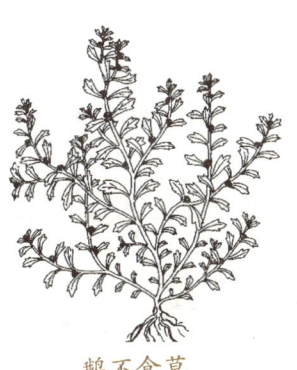
鹅不食草

方 9 苍耳子治慢性鼻炎

【方　剂】苍耳子50克。

【用　法】将苍耳子轻轻捶破,放入小铝杯中,加入香油50克,用文火煮沸,去苍耳子。待油冷后,装入干燥清洁的玻璃瓶内备用。用时取消毒小棉签蘸油少许,涂于鼻腔内,每日2~3次,2周1为疗程。

【功　效】治疗慢性鼻炎有效。

方 10 生麻黄治慢性鼻炎

【方　剂】生麻黄6~10克,辛夷花、苍耳子、石菖蒲、鬼箭羽、天葵子各10克,细辛3克,七叶一枝花15克。

【用　法】水煎服,每日1剂。

【功　效】宣肺通窍,行瘀泄热。用治慢性鼻炎。

七、咽喉炎

咽喉炎是咽喉部位黏膜的急性炎症。发病初期,咽喉处感到发热,刺痒和干燥不舒服。病重者咽喉肿痛,舌本强硬、涎潮、喘急、胸膈不利、吞食疼痛,伴有畏寒、发热、全身不适的症状。声音变为嘶哑,严重时失声。喉内多痰而不易咳出,常黏附于声带表面。

方① 绿豆治咽喉炎

【方　剂】绿豆、荷花各30克,五味子6克。
【用　法】水煎服,每日1~2次。
【功　效】治咽喉炎。

方② 西瓜皮治咽喉炎

【方　剂】西瓜皮60克,白菊花、冰糖各20克。
【用　法】水煎服,每日2次。
【功　效】治咽喉炎。

方③ 丝瓜花治咽喉炎

【方　剂】丝瓜花、五味子各3克。
【用　法】水煎服,每日2次。
【功　效】治咽喉炎。

方④ 藕治咽喉炎

【方　剂】藕100克,竹叶、杏仁各10克。
【用　法】水煎服,每日1~2次。
【功　效】治咽喉炎。

方 5 柿霜治慢性咽炎

【方　剂】柿霜、乌梅炭各3克，硼砂0.3克，大青盐少许。

【用　法】共为细末，含化之。

【功　效】治慢性咽炎。

方 6 西瓜白霜治咽喉炎

【方　剂】大西瓜1个，朴硝适量。

【用　法】在西瓜蒂上切一小孔，挖去瓤子，装满朴硝，仍以蒂部盖上，用绳缚定，悬挂于通风处，待析出白霜，以鹅毛扫下，研细，贮于瓶中备用。用时以笔管将白霜吹于喉部。

【功　效】清热，消肿。用治咽喉炎。

方 7 猫爪草治慢性咽炎

【方　剂】猫爪草25克，绿豆50克。

【用　法】上药加适量水，煎取500毫升，分3次饮用。

【功　效】治疗慢性咽炎。

方 8 白糖海带治慢性咽炎

【方　剂】水发海带500克，白糖250克。

【用　法】将海带漂洗干净，切丝，放锅内加水适量煮熟，捞出，放在小盆里，拌入白糖腌渍1天后即可。食用，每日2次，每次50克。

【功　效】软坚散结。用治慢性咽炎。

方 9 点地梅治咽喉炎

【方　剂】点地梅30克。

【用　法】水煎300毫升，分3次，早、中、晚各含服100毫升（每次将煎好的汤药饮含于口中约1分钟，然后咽下）。每日1剂。

【功　效】治咽喉炎。

方⑩ 百合生地粥治疗咽喉炎

【方　剂】生地30克,百合、粳米各50克。

【用　法】先将生地加水800毫升,煎半小时,去渣留汁于锅中,再将百合、粳米放入慢熬至粥成,下白糖,调匀。分1～2次空腹服。

【功　效】适用于胃肺伤阴,咽喉微痛,咳声嘶哑的慢性咽喉炎。

方⑪ 醋调稻草灰治疗咽喉肿痛

【方　剂】稻草1把,醋适量。

【用　法】将稻草烧成黑灰,研细用醋调,吹入鼻中或灌入喉中,吐出痰涎即愈。

【功　效】解毒利咽。适用于喉炎、咽炎、咽喉肿痛、失声。

方⑫ 橄榄酸梅汤治疗咽喉肿痛

【方　剂】橄榄60克,酸梅10克,白糖适量。

【用　法】将橄榄、酸梅分别洗净去核,加水600毫升,小火煮半小时,去渣,下白糖溶化。当茶饮。

【功　效】解毒,利咽。适用于急性咽炎、扁桃体炎、咳嗽痰多、酒醉烦渴。

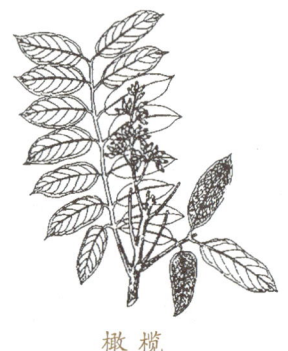

橄榄

方⑬ 蒲公英板蓝根治疗咽炎

【方　剂】蒲公英50克,板蓝根30克。

【用　法】水煎,每日1剂,分2次口服。

【功　效】清热解毒。用于治疗咽喉炎。

方⑭ 绿豆芽木蝴蝶饮治疗咽喉炎

【方　剂】绿豆芽50克,木蝴蝶10克,冰糖适量。

【用　法】滚开水150毫升，温浸10分钟，当茶饮。
【功　效】清肺利咽。适用于声音嘶哑、咽喉痹痛，咳嗽。

方 15　鲜姜胡萝卜汁治疗急性咽炎

【方　剂】胡萝卜200克，鲜生姜100克。
【用　法】捣烂绞汁。不计用量，频频含咽。
【功　效】适用于急性咽炎，失音，喉痛。

方 16　醋调万年青叶治疗咽喉炎

【方　剂】万年青叶3～5片，醋50毫升。
【用　法】将鲜万年青叶捣汁，加醋混匀，入口频频含咽。
【功　效】清热解毒，化瘀止血。适用于咽喉肿痛。

八、口　臭

口臭是指因胃肠积热、口腔疾病、慢性疾病而致呼气时口内发出难闻的气味。龋齿（蛀）、牙龈瘘管或牙龈发炎、牙周炎、鼻窦化脓、扁桃体脓肿、消化道疾病、糖尿病、消化不良等都可引起口臭。

方 1　粉葛根治口臭

【方　剂】粉葛根30克，藿香、白芷各12克，木香10克，公丁香6克。
【用　法】加水煎汤，时间不宜久煎，分多次含漱。每日1剂。口腔溃疡者不宜采用。
【功　效】治口臭。

方 2　大黄治口臭

【方　剂】大黄、冰片各适量。

【用　法】大黄炒炭为末，每天晨起用大黄炭末适量酌加少许冰片，刷牙漱口。

【功　效】治口臭。

方3　雄黄治口臭

【方　剂】雄黄、青黛、甘草、冰片各6克，牛黄、黄柏、龙胆草各3克。

【用　法】将各药研极细，取10克，加入白开水100毫升，漱口，每日4次。

【功　效】治口臭。

方5　石膏煅治口臭

【方　剂】石膏煅、硼砂各1.5克，黄柏、甘草各0.9克，青黛0.6克，牛黄、冰片各0.3克。

【用　法】共研极细末。先以板蓝根、金银花各10克浸水漱口，再含药末少许，每日3~6次。

【功　效】治慢性口腔干燥及口臭。

九、口　疮

该病不同年龄的男女均可发生。多由上焦实热，中焦虚寒，下焦阴火，各经传变所致。口疮往往反复发作不愈，严重时可影响进食。其临床特征是：口腔内唇、颊、上腭等处黏膜出现淡黄色或灰白色之小溃疡面，单个或多个不等，呈椭圆形，周围红晕，表面凹陷，局部灼痛，反复发作。

方1　百草霜治口疮

【方　剂】百草霜、五倍子各10克，细辛1克，冰片3克。

【用　法】先将细辛、五倍子研细，再加入百草霜、冰片，共为极细末，贮瓶备用。用时,先以淡盐开水漱口,然后将药末敷于创面。每日2~3次,2日为1疗程。

【功 效】治口疮。

方2 党参治口疮

【方 剂】党参、白术、藿香、陈皮、半夏各10克,黄芪、茯苓各30克,薏苡仁20克,扁豆15克,甘草3克。

【用 法】水煎服。

【功 效】治脾胃虚弱,湿浊内生,浸淫唇舌而致复发性口疮。

方3 黄连升麻汤治口舌生疮

【方 剂】升麻7.5克,黄连15克。

【用 法】上为细末,棉裹,含津咽。

【功 效】治口舌生疮。

方4 绿豆治口疮

【方 剂】绿豆60克,生地30克。

【用 法】水煮后去生地,食豆饮汤,每日1剂。

【功 效】治口疮。

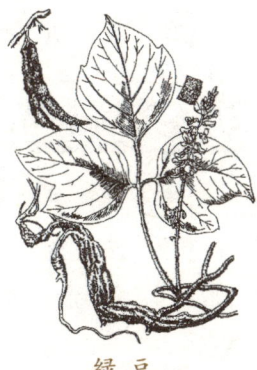

绿豆

方5 莲子治口疮

【方 剂】莲子30克,白萝卜250克。

【用 法】共煮服,每日2次,喝汤食莲。

【功 效】治口疮。

方6 含蒜片治口腔炎

【方 剂】生大蒜1瓣。

【用 法】将1瓣生大蒜去皮后,切成1~2片。含于口中,若同时含服

维生素 B_1 1~2 片则效果更佳。当大蒜片含到全无辣味时，则需嚼一下，以略觉有点辣味而又不感到难受为度。含溶大蒜片每天上、下午各 1 次，每次含半小时至 1 小时。

【功　效】扩张微血管，促进血液循环，促进唾液分泌，有益于消化。用治咽痛、牙痛以及口腔溃疡等症。

方 7　蛋黄油治口疮

【方　剂】鸡蛋 1 个。

【用　法】将鸡蛋煮熟，再取蛋黄放在火上炼油，用蛋黄油搽患处。

【功　效】用治口疮。

方 8　莲子心治口疮

【方　剂】莲子心 3 克。

【用　法】开水泡代茶饮，每日 1 剂。

【功　效】治口疮。

方 9　茶叶治嘴唇疱疹

【方　剂】茶叶 1 小袋。

【用　法】将煮沸的茶叶水冷却后，涂在嘴唇的疱疹处；或者将 1 小袋茶叶放在水中煮沸，然后取出冷却，贴附在嘴唇疱疹处。4~5 天后，炎症即可消退。

【功　效】消炎止痛。用治疱疹病毒引起的嘴唇疱疹。

方 10　番茄汁治口疮

【方　剂】番茄数个。

【用　法】番茄洗净，用沸水泡过剥皮，然后用洁净的纱布绞汁挤液。将番茄汁含在口内，使其接触疮面，每次数分钟，每日数次。

【功　效】清热生津。用治口疮。

第十一章 五官科疾病

方⑪ 蒸馏水治口角发炎

【方　剂】蒸馏水适量。

【用　法】用煮饭时锅盖上的蒸馏水均匀地涂在患处,连续2~3次便可见效。

【功　效】用治口角发炎(俗称火气)。

注 一定要是刚刚掀开锅盖的热蒸馏水。

方⑫ 维生素C治疗口腔溃疡

【方　剂】维生素C片适量。

【用　法】研成粉末,敷在口腔溃疡处,每天2~3次。如溃疡面较大,应先用刮匙清除溃疡面上的渗出物,再敷维生素C粉末。

【功　效】消炎解毒。治疗口腔溃疡,一般1~3天可痊愈。

方⑬ 向日葵秆心治疗口疮

【方　剂】向日葵秆内的心。

【用　法】烧成炭,用香油调匀,搽于患处。

【功　效】治疗口疮、口腔炎。

方⑭ 苋菜头治疗口疮

【方　剂】苋菜头、子适量。

【用　法】烧存性,研末,搽涂患处。或用香油调搽。亦可煎水作漱剂。

【功　效】治疗口疮、口腔炎。

方⑮ 霜茄子治疗口疮

【方　剂】霜后茄子。

【用　法】晾干研末,抹口内1日3次。

【功　效】治疗口疮、口腔炎。

方 16 石榴治疗口腔炎

【方　剂】鲜石榴 2 个。

【用　法】将石榴剥开取子，捣碎，以开水浸泡，晾凉后过滤。每日含漱数次。

【功　效】消炎杀菌。用治口腔炎、扁桃体炎、喉痛或口舌生疮。

方 17 蒲公英治疗口疮、舌炎

【方　剂】生蒲公英 30 克。

【用　法】水煎服。

【功　效】清热解毒。治疗口疮、口腔炎、舌炎。

方 18 柿饼霜治疗口疮、口角炎

【方　剂】柿饼霜适量。

【用　法】每日数次，涂患处。

【功　效】清热生津，润燥。治疗口疮、口角炎。

方 19 明矾巴豆膏外贴治疗口腔溃疡

【方　剂】明矾、巴豆（去壳取净仁）各 1 克。

【用　法】上药混合捣融如膏状，制成 17 丸。取药 1 丸，放于圆形胶布中间，贴于印堂穴上，24 小时取掉，一般 2~3 天自愈。

【功　效】解毒收敛，燥湿。治疗口腔溃疡、口腔炎。

方 20 苹果胡萝卜汁治疗口腔溃疡

【方　剂】苹果 250 克，胡萝卜 200 克。

【用　法】洗净，绞汁，混合均匀。分 2~3 次服。

【功　效】治疗口腔溃疡、口腔炎。适用于热病初起，口舌生疮，口腔糜烂等。

方㉑ 雪梨萝卜汤治疗口腔溃疡

【方 剂】雪梨250克,萝卜200克。

【用 法】将雪梨去皮核,洗净切片,萝卜洗净切片,同放于砂锅中,加清水500毫升,大火烧开后,加入冰糖,煮至酥烂,分2次食梨和萝卜,喝汤。

【功 效】治疗口腔溃疡、口腔炎。适用于热病初起,口舌生疮,口腔糜烂等。

十、牙周病

牙周病是人类疾病中分布最广的疾患之一,其特点是牙周组织呈慢性破坏,而自觉症状不明显,多为一般人所不注意,一旦发生牙齿出血、溢脓、牙齿松动、移位或出现牙周脓肿,或者症状加剧始来就医。若牙周病未经有效治疗,其牙齿丧失的数目常不是单个的,而是多数牙甚至全口牙同时受累。牙周病在成年之前很少发生,而在青壮年后发病迅速。随着年龄的增高,患病的人数增加,而且病情加重。因此牙周病的早防早治很重要。牙龈出血、口臭是它的早期症状,一旦发现应早做治疗。中医学称之为"牙齿动摇""牙齿松动""齿动",古代就有详细描述,在治疗上也有丰富的记载。

方① 生石膏治牙齿疼痛

【方 剂】生石膏15~30克,知母9克,谷精草18克,金银花12克,蝉蜕6克,甘草3克。

【用 法】水煎服,轻者日服1剂,重则日服2剂。

【功 效】治牙周炎(急性)及牙齿疼痛。

第十一章　五官科疾病

方2　桃柳树皮清热治牙病

【方　剂】桃树皮、柳树皮各 4 克，白酒适量。

【用　法】砂锅放入白酒，以文火煎煮桃柳树皮，趁热含酒液漱口。当酒液含在口中凉后即吐出，日漱数次。

【功　效】清热止痛，祛风散肿。用治风火牙痛和牙周发炎。

方3　芥菜秆治牙龈肿烂

【方　剂】芥菜秆。

【用　法】芥菜秆烧焦存性，研为细末。涂抹患处。

【功　效】清热消肿，止痛。用治牙龈发炎、红肿疼痛。

方4　大黄治疗牙周病

【方　剂】大黄 20 克。

【用　法】将上药浸醋含口中，每天含 3～4 次。

【功　效】治疗牙周病，齿龈脓肿，流脓。

方5　爬岩姜治牙周病

【方　剂】爬岩姜 15 克。

【用　法】切细，泡开水含噙漱口，每日 3 次。

【功　效】治牙周病。

方6　马鞭草治牙周病

【方　剂】马鞭草 30 克。

【用　法】水煎服，每日 1 剂。

【功　效】治牙周病。

方7　野泽兰治牙周病

【方　剂】野泽兰、五香藤各 30 克。

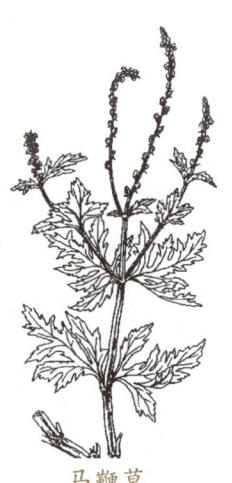

马鞭草

【用　法】水煎服，每次40毫升，每日3次。
【功　效】治牙周病。

方8 丝瓜蔓藤治牙周病

【方　剂】丝瓜蔓藤20克，阴干。
【用　法】火煅存性研末，搽牙缝，即止。
【功　效】治牙周病。

方9 鲫鱼治牙周病

【方　剂】大活鲫鱼1尾，去肠留鳞。五倍子、明矾各6克，研末，填入鱼腹。
【用　法】以黄泥封固烧存性，研为细末（或为丸），以黄酒送下，每服3克，1日3次。
【功　效】治牙周病。

方10 五倍子治牙周病

【方　剂】五倍子、干地龙（微炒）各15克。
【用　法】共研细末，用时先用生姜揩牙根，后撒上药末。每晚1次，7日之内不咬硬物。
【功　效】治牙齿松动。

方11 瓦松治牙周病

【方　剂】瓦松、白矾各适量。
【用　法】等份水煎，徐徐漱之。
【功　效】治牙周病。

方12 骨碎补治牙齿动摇

【方　剂】骨碎补30克，黑桑葚子、食盐（炒）各15克，胡桃24克去皮，煨去油。

【用　法】上药共研细末。搽敷牙龈，每日早、晚各1次。

【功　效】有益肾固齿、凉血泻火之效。治牙齿动摇、牙龈红肿疼痛。

方13　乌贼骨粉治牙周病

【方　剂】乌贼骨粉50克，槐花炭、地榆炭、儿茶各5克，薄荷脑0.6克。

【用　法】以上5味药对匀，装瓷瓶备用，每用时取少许刷牙，每日3次。

【功　效】治牙周病。

方14　芥菜根治牙周病

【方　剂】芥菜根15克。

【用　法】烧存性研末，频敷患处。

【功　效】治牙周病。

方15　白矾治牙周病

【方　剂】白矾、风化硝、食盐各15克。

【用　法】加蒸馏水100毫升溶解过滤，刷牙用。

【功　效】治牙周病。

十一、牙　痛

牙痛是由牙病引起的，可分以下几种情况：龋齿牙痛为牙体腐蚀有小孔，遇到冷、热、甜、酸时才感到疼痛；患急性牙髓炎是引起剧烈牙痛的主要原因；患急性牙周膜炎，疼痛剧烈，呈持续性的跳痛；急性智齿冠周炎，主要是第三磨牙位置不正，牙冠面上部分有龈覆盖和食物嵌塞，容易发炎而致该症。

第十一章　五官科疾病

方 1　花椒浸酒治诸牙痛

【方　剂】花椒 15 克，白酒 50 克。

【用　法】将花椒泡在酒内 10～15 天，过滤去渣。棉球蘸药酒塞蛀孔内可止痛。一般牙痛用药酒漱口亦有效。

【功　效】消炎镇痛。用治虫蛀牙痛。

方 2　酒煮黑豆治虚火牙痛

【方　剂】黑豆、黄酒各适量。

【用　法】以黄酒煮黑豆至稍烂。取其液漱口多次。

【功　效】消肿止痛。用治热盛引起的牙痛、牙龈肿痛。

方 3　白菜根疙瘩治风火牙痛

【方　剂】白菜根疙瘩 1 个。

【用　法】将菜疙瘩洗净，捣烂后用纱布挤汁。左牙痛滴汁入左耳，右牙痛滴汁入右耳。

【功　效】清热，散风。用治风火牙痛。

方 4　胡椒绿豆粒止牙痛

【方　剂】胡椒、绿豆各 10 粒。

【用　法】将胡椒、绿豆用布包扎，砸碎，以纱布包作一小球，痛牙咬定，涎水吐出。

【功　效】清热，止痛。用治因炎症和龋齿所引起的牙痛。

方 5　冰糖水治虚火牙痛

【方　剂】冰糖 100 克。

【用　法】清水 1 碗放入锅内，下冰糖煮溶，至只剩半碗水即成。一次饮完，每日 2 次。

【功　效】清热，润肺。用治虚火上升引起的牙痛。

方 6 丝瓜姜汤清热解痛

【方　剂】丝瓜500克，鲜姜100克。

【用　法】将鲜丝瓜洗净，切段，鲜姜洗净，切片，2味加水共煎煮3小时。每日饮汤2次。

【功　效】清热，消肿，止痛。用治牙龈肿痛、口干鼻涸、鼻膜出血（流鼻血）。

方 7 生地煮鸭蛋治风火牙痛

【方　剂】生地50克，鸭蛋2个，冰糖5克。

【用　法】用砂锅加入清水2碗浸泡生地半小时，将鸭蛋洗净同生地共煮，蛋熟后剥去皮，再入生地汤内煮片刻，服用时加冰糖调味。吃蛋饮汤。

【功　效】清热，生津，养血。用治风火牙痛、阴虚手心足心发热等。

方 8 韭菜根花椒止龋齿痛

【方　剂】韭菜根10根，花椒20粒，香油少许。

【用　法】洗净，共捣如泥状，敷病牙侧面颊上。

【功　效】止痛。

方 9 咸鸭蛋治牙痛

【方　剂】咸鸭蛋2个，蚝豉100克，米150克。

【用　法】用水煮粥吃。

【功　效】治牙痛。

方 10 油条治牙痛

【方　剂】油条隔夜3条，冰糖100克，水2碗。

【用　法】煮至糖溶，1次服。

【功　效】治牙痛。

方 ⑪ 大黄蜈蚣治疗牙痛

【方　剂】大黄5克，蜈蚣1条。

【用　法】共研细末，温开水冲服，1次服完。孕妇忌用。

【功　效】泻火解毒。用于治疗牙痛，尤其适用于胃火牙痛。

方 ⑫ 松树叶治疗牙痛

【方　剂】松柏叶子适量。

【用　法】洗净后用砂锅加水煎煮开一会儿，然后取汁水，每天含服和吞服3次。即先服、后含服各2汤匙。

【功　效】用于治疗各种牙痛。

方 ⑬ 菊花叶治各种牙痛

【方　剂】菊花叶、地骨皮各30克。

【用　法】水煎服，每日2～3次。

【功　效】治各种牙痛。

方 ⑭ 七叶一枝花治风火牙痛

【方　剂】七叶一枝花10克，冰片1克，食醋20克。

【用　法】前2药共研细末，装瓶备用。用时以适量药末，加醋拌匀，成团状，敷于患牙痛处，日数次。

【功　效】治风火牙痛。

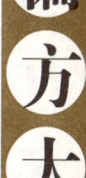

七叶一枝花

方 ⑮ 生石膏治各种牙痛

【方　剂】生石膏、玄参、升麻各9克，细辛3克。

【用　法】每日1剂。冷水煎20分钟，取头汁，复用温水煎15分钟取2汁。两汁混合，早、晚饭后各服1次。入夜痛甚者，细辛可加至4.5～5克。

【功　效】治各种牙痛。

方 16 荔枝治牙痛

【方　剂】荔枝1个。

【用　法】连壳烧煅成灰，研末擦牙。

【功　效】消肿止痛。用治牙痛。

方 17 茄子头治牙痛

【方　剂】带把的茄子适量。

【用　法】将带把的茄子头放入烤箱中烤，烤时火小一点，不要烤糊，糊了就失效。烤干后碾成粉末，装在密闭的器皿中。牙痛时，用制好的粉末撒一点在牙齿周围，一般10分钟就能止痛。

【功　效】用治牙痛。

方 18 仙人掌汤治牙痛

【方　剂】仙人掌30克。

【用　法】将仙人掌去皮刺洗净，入铁锅内，加水500毫升，煮沸20分钟，乘热喝汤。可同时将煎过的仙人掌服食，效果更佳。

【功　效】用治牙痛。

第十二章 肿瘤科疾病

一、肺癌

肺癌又称原发性支气管癌，是最常见的肺部原发性恶性肿瘤。按其解剖部位，有中央型肺癌和周围型肺癌的不同；按其组织学分类，有鳞癌、小细胞癌、大细胞未分化癌、腺癌、肺泡癌的区别。中医亦称该病为"肺癌"，其病机有内因与外因两方面，外因与感受外邪、诸种毒气有关；内因与七情、饮食、肺脏本身病变及其他脏腑禀赋薄弱等有关，为正虚邪实之证。

肺癌的主要症状是咳嗽、咯血或血痰、胸痛、发热、胸闷、气急，甚至全身疲乏、消瘦、贫血、食欲不振等。

方1 南北沙参治肺癌

【方　剂】南北沙参、天冬、麦冬、仙鹤草、鱼腥草、白花蛇舌草各30克，栝楼皮、大贝、桑白皮各15克，小蓟炭10克，半支莲20克。

【用　法】水煎服，每日1剂。

【功　效】养阴清热，软坚散结。适用于肺癌阴虚内热型。

方2 大蒜艾叶治肺癌

【方　剂】大蒜20瓣，木瓜、百部、陈皮、生姜、甘草各9克，艾叶18克。

【用　法】水煎服，每日1剂。

【功　效】祛痰止咳，健胃止呕。适用于肺癌咳嗽剧烈，胸疼气短，咳脓样痰者。

方3　老母鸡蟾蜍治肺癌

【方　剂】老母鸡1只，蟾蜍4只。

【用　法】把蟾蜍切碎喂鸡，如鸡不吃就用手往鸡嘴里填食。4～5日后鸡呈嗜睡状即杀鸡，去五脏加食盐炖熟，吃肉喝汤。

【功　效】扶正解毒。适用于肺癌。

方4　红参田三七治肺癌

【方　剂】红参、田三七、穿山甲、浙贝母、淫羊藿、射干各200克，菟丝子、破故纸、龟板、黄芪、茯苓、巴戟天、威灵仙、金樱子各400克，生半夏、七叶一枝花各300克，生南星、天竹黄、海马、五味子、陈皮各100克。

【用　法】将药共研为细末，炼蜜为丸，每丸重10克，每次1丸，每日3次。

【功　效】解毒化痰，散结。适用于肺癌。

方5　生黄芪南洋参治肺肾两虚型肺癌

【方　剂】生黄芪30克，南沙参、菟丝子各20克，川贝母、胆南星各10克，白蔻12克，五味子25克。

【用　法】水煎服。

【功　效】宣肺益气，补肾纳气，治咳嗽咳痰，气短喘促，少气懒言，腰膝酸重，双足水肿。望诊见面色晦暗，目呆水肿，呼吸浅促，舌胖色暗，苔根黄腻，脉沉细。

方6　生黄芪天麦冬治气阴两虚型肺癌

【方　剂】生黄芪40克，南沙参、白英各20克，天冬、麦冬各15克，石斛、盐知母、枇杷叶各12克,牛蒡子、百部各10克,鳖甲、半支莲各30克。

【用　法】水煎服。

【功　效】治咳嗽少痰,咽干音哑,双颧潮红,心烦盗汗,乏力纳呆。

方7　半支莲治肺癌

【方　剂】半支莲、白毛藤各45克,白花蛇舌草30克,沙参15克,麦冬、双花、云苓、党参各9克,淮山药6克,甘草4.5克。

【用　法】水煎服,每日1剂,早、晚服。

【功　效】补气养阴,解毒抗癌。适用于肺癌。

方8　黄芪白术治肺癌

【方　剂】黄芪、茯苓各15克,白术、清半夏各10克,陈皮、党参各12克,焦三仙20克,枳壳3克,炙甘草、当归、莱菔子各6克。

【用　法】水煎服。

【功　效】补中益气,健脾和胃。治肺癌术后,气短,疲乏,纳呆少寐,舌淡苔薄白,脉沉细。

方9　生牡蛎治肺癌

【方　剂】生牡蛎30克,西洋参9克,荷叶60克,藕节100克。

【用　法】水煎服。

【功　效】治肺癌疼痛。

方10　鱼腥草仙鹤草治肺癌

【方　剂】鱼腥草、仙鹤草、猫爪草、蚤休、山海螺各30克,天冬20克,葶苈子12克,生半夏15克,浙贝母9克。

【用　法】水煎服,每日1剂。

【功　效】清肺,除痰,解毒,散结。用治肺癌。

方 11　北沙参半支莲治肺癌

【方　剂】北沙参、黄芩、浙贝母各12克，鱼腥草、半支莲、炒谷芽、焦山楂、仙鹤草各30克，当归、制南星、橘红各9克，蜈蚣3条。

【用　法】水煎服，每日1剂。

【功　效】养阴清肺，健脾和胃，化痰抗癌。用治肺癌。

方 12　紫河车夏枯草治肺癌

【方　剂】紫河车、栝楼、陈皮、薏苡仁、莪术各20克，夏枯草30克，山豆根、百合各15克。

【用　法】水煎服，每日1剂。

【功　效】理气化痰，活血破瘀。有抑制原发性肺支气管癌病灶的作用，并使绝大多数患者带癌生存时间延长，用治肺癌。

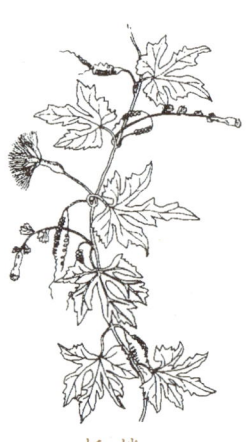

栝楼

方 13　丹皮治肺癌

【方　剂】丹皮、生地、丹参、王不留行、野菊花各12克，鱼腥草、蒲公英各30克，五味子9克，夏枯草、海带、石见穿各15克。

【用　法】先将上药加清水超出药面3厘米，浸泡3小时，搅拌几次，使清水被药物部分吸收，最后再加清水至超出药面3厘米，放火上煎煮40分钟，每剂煎2次。每日1剂，早、晚各服1次。

【功　效】用治肺癌。

二、食道癌

食道癌是发生在食道黏膜的一种恶性肿瘤。多见于中年以后的男性。病因不明，可能与长期进食含有亚硝胺类化合物的食物有关。早期症状为吞咽不畅，好像有东西梗塞胸口，胸前作痛，咽部有异物感或进食后胸颈一带梗噎不适,逐渐发展为咽下困难。病初仅能稍进流质性食物,自然消瘦不堪。诊断确定主要通过 X 线造影和食管脱落细胞检查,必要时做食管镜检查和活体组织检查。绝大多数的食道癌为鳞状细胞癌,少数见于食管下端为腺癌。治疗时应根据不同情况,选用手术、放射、化疗、中草药等疗法。

方 1 六神丸治疗食道癌

【方　剂】六神丸 10～15 粒。

【用　法】空腹温开水送服,每日 4 次。7 天为 1 疗程。连用 4 个疗程。

【功　效】解毒,散结。用于治疗食道癌。可改善病情,肿瘤有所缩小。

方 2 鲜韭汁治疗食道癌

【方　剂】鲜韭菜叶 1000 克。

【用　法】捣烂绞汁。每日服 3 次,每次 100 毫升。

【功　效】适用于食道癌食滞难咽,瘀血型慢性胃炎。

方 3 竹沥韭菜汁童尿饮治疗食道癌

【方　剂】韭菜汁、健康童尿各 60 毫升,竹沥水 30 毫升。

【用　法】同放于砂锅中用小火烧开。频频温服,连续 10 天为 1 疗程。

【功　效】适用于食道癌。

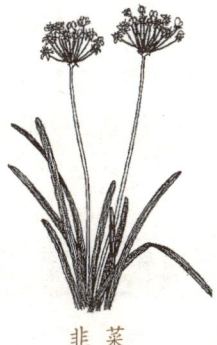

韭菜

方 4 党参代赭石治食道癌

【方　剂】党参 30 克,清半夏 20 克,细辛、干姜、甘草各 6 克,五味子 10 克,旋覆花、大黄各 12 克,代赭石 25 克。

【用　法】水煎服。

【功　效】治食道癌。

注 本方治食道癌能明显改善症状，减轻病人痛苦，延长生命。一般服用3~6剂即可见效。

方 5 蒲公英根治食管贲门癌

【方　剂】蒲公英根30克。
【用　法】加水煎，去渣，徐徐服下。
【功　效】治食管贲门癌（噎膈）。

方 6 威灵仙治食道癌

【方　剂】威灵仙、白蜜各30克，山慈姑10克。
【用　法】水煎3次，每煎分2次服。每4小时服1次，1日服完。连服7天。
【功　效】治噎膈反胃（食管癌，胃癌）。

方 7 麝香治食道癌

【方　剂】麝香、牛黄、冰片、珍珠、蟾酥、雄黄各等份。
【用　法】共研末，制成芝麻大小的丸。早、中、晚、深夜各服1次，每次15粒，口中频频含服。同时用醋或酒调，外敷癌肿局部，每日换1次。
【功　效】治食道癌、鼻咽癌、肺癌、胃癌。

方 8 三七治食道癌

【方　剂】三七、桃仁各30克，碘化钾15克，百部21克，硼砂18克，甘草12克。
【用　法】将上药研成细末，炼蜜为丸，每丸重9克，每日早晚各服1丸。
【功　效】治食道癌。

方 9 硼砂治食道癌

【方　剂】硼砂60克，火硝30克，硇砂6克，沉香、冰片各9克，青礞石 15 克。

【用　法】上药共研粉，每次含化 1 克，徐徐咽下，隔 30～60 分钟 1 次。当患者黏膜吐尽，能进食时，改为 3 小时 1 次。连服 2 日停药。

【功　效】治食道癌（食道癌梗阻，滴水难下者）。

方 10　鹅血汤治疗食道癌

【方　剂】鹅血 250 克。

【用　法】清水 400 毫升，烧开后，将鹅血切成小块和姜丝一起放入，煮至熟透，下葱末、麻油、精盐、味精、胡椒粉，调匀，分 1～2 次乘热服。

【功　效】解毒、降逆、抗癌。适用于食道癌，胃癌，食道痉挛。

方 11　凤仙花治食管癌

【方　剂】凤仙花 120 克。

【用　法】酒浸 3 日夜，晒干研细末，酒丸如绿豆大，每服 8 丸，温酒送下。

【功　效】治噎食（食管癌）。

方 12　石见穿治食道癌

【方　剂】石见穿、半支莲、急性子各 30 克，红枣 5 枚。

【用　法】水煎服，每日 1 剂。

【功　效】治食道癌。

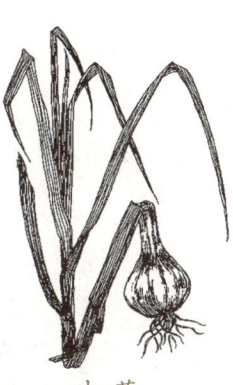

大蒜

方 13　醋浸大蒜治疗食道癌

【方　剂】大蒜头 100 克，醋 200 毫升。

【用　法】大蒜放入醋中煮熟，食蒜饮醋，每日 1 次。

【功　效】散瘀，解毒，抗癌。适用于食道癌。

方 14 巴豆蒸梨治疗食道癌

【方　剂】梨1个，巴豆0.3克，红糖适量。

【用　法】将梨洗净，除去皮核；巴豆去壳，捣碎，填入梨中，放于大瓷碗里，加入红糖和清水200毫升，盖好，隔水蒸熟。捡出巴豆，食梨喝汤。

【功　效】适用于食道癌。

方 15 半支莲治早期食道癌

【方　剂】半支莲、白花蛇舌草、刘寄奴、代赭石各30克，柴胡、金沸草、香附、郁金、炒枳壳、沙参、麦冬、玄参、清半夏、丹参各10克。

【用　法】水煎，每日1剂。

【功　效】治早期食道癌。

方 16 苡米海藻治食道癌

【方　剂】生苡米、炒苡米、急性子、海藻、昆布、生代赭石、枇杷叶各15克，旋覆花9克，白檀香6克，苏子12克，硼砂（冲服）1.5克，玄明粉（冲服）3克，冰片（冲服）0.06克。

【用　法】水煎服，每日1剂。

【功　效】用治食道癌。

三、胃　癌

胃癌是最常见的消化道癌肿之一，其发病率及死亡率均居癌类之首位。这种胃黏膜的恶性肿瘤，其病因及发病条件目前仍未明确，可能与过咸饮食、亚硝胺与黄曲霉素等致癌因素，及慢性细菌感染、胃切除术后某些胃部疾患（如胃溃疡、萎缩性胃炎、胃息肉、肠上皮化生）、恶性贫血、遗传因素等有关。中医将其归为"反胃""胃脘病""心腹痞"等范畴，并分为肝胃不和、脾胃虚寒、瘀毒内阻、胃热伤阴、痰湿凝结、气血虚弱等各种类型。宜辨证施治。本病早期可无症状，也偶有食欲减退，嗳气或上腹部不适，易与胃溃疡相混淆，缺乏特征性表现。随着病程进展和进一步检查，包括粪便匿血检查、胃液分析、胃肠道X线造影检查、胃脱落细胞检查，以及必要的胃镜检查，可以发现上腹疼痛加重，隐痛或钝痛出现，疼痛节律性改变，呕吐、食欲减退或消失，体重下降，疲乏无力，柏油样便等等。晚期可见恶液质流出，贫血，全身性水肿。明显的阳性体征多为病程较晚期的表现，如上腹肿块，压痛，肝大结节，黄疸腹水，左锁骨上淋巴节肿大等。根据以上症状可做若干检查确诊胃癌。

方1 核桃树枝煮鸡蛋治胃癌

【方　剂】核桃树枝30厘米长（约食指粗），鸡蛋2个。

【用　法】将核桃树枝截为8～9段，水煎好，去渣，用此水再煎煮鸡蛋2个。分2次将鸡蛋吃下，连续服用，直至病愈。吃鸡蛋后如不吐，继续服用就会有效。如吐则无效，应停服。

【功　效】用治胃癌。

方2 蜂蜜醋矿泉水治疗胃癌

【方　剂】矿泉水50毫升，蜂蜜20克，醋30～40毫升。

【用　法】将3味按比例配制成饮料，每日饮用。

【功　效】抗癌。适用于胃癌。

方3 党参仙鹤草治胃癌

【方　剂】党参、七叶一枝花各15克，生白术10克，仙鹤草、生薏仁、白花蛇舌草、白英各30克，石见穿18克，炙甘草5克。

【用　法】水煎服，每日1剂。

【功　效】益气健脾，消症散结。用治胃癌。

第十二章 肿瘤科疾病

方 4 醋炒黄豆芽治疗胃癌

【方　剂】黄豆芽50克，醋适量。

【用　法】将黄豆芽洗净，用醋熘至熟。佐餐食用。

【功　效】解毒散瘀。适用于抵抗胃癌患者化疗期间副反应。

方 5 生黄芪生梨根治胃癌

【方　剂】生黄芪、苡仁、煅瓦楞、云苓、女贞子各20克，喜树果、白花蛇舌草各30克，白术、枳壳赤芍、白芍各10克，生梨根60克，焦楂、神曲、白蚤休各15克，白英40克，枸杞12克。

【用　法】水煎服，每日1剂。

【功　效】扶正，消瘀。用治胃癌术后不能化疗者，可长期服用。

方 6 川乌白茅根治胃癌

【方　剂】制川乌3克，姜半夏、枳壳、红丹参、党参各9克，煅赭石15克，半支莲、白茅根各30克，鸡内金12克，巴豆霜0.15克。

【用　法】浓煎取汁，加白糖60克，制成糖浆200毫升，装瓶备用，每日3次，每次20毫升。

【功　效】下气散结，化痰降逆，解毒祛瘀，扶脾和胃。用治胃癌。

方 7 鲜菱角汤治胃癌

【方　剂】鲜菱角30个。

【用　法】加水适量，大火煎成浓汤。饮服。每日1剂，分次服用。

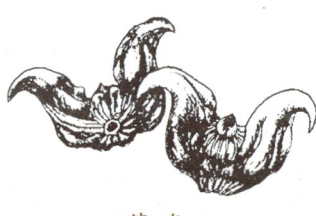

菱角

【功　效】健脾益胃，抗癌。适宜于治疗胃癌、子宫颈癌、乳腺癌、食道癌。

方 8 蟹蛇散治胃癌

【方　剂】螃蟹、乌蛇、鹿角霜各60克。

【用　法】将上3味晒干研细末。每次5克，1日3次，开水冲服。
【功　效】破瘀消积，通络止痛。治疗胃癌疼痛。

方 9　金银花治胃癌

【方　剂】金银花100克，甘草15克，半支莲18克，绿茶10克。
【用　法】水煎服。
【功　效】清热解毒，治胃癌、胃脘灼痛、口干溲黄。

方 10　生赭石治胃贲门癌

【方　剂】生赭石、枳壳、柿蒂各30克，清半夏、炒白术、砂仁各12克，沉香6克，党参15克，丁香8克，陈皮10克。
【用　法】水煎服。
【功　效】镇逆止呃，健脾和胃。治胃贲门癌伴呃逆。
注 服用本方3~5剂可见效。

方 11　莼菜汤治胃癌

【方　剂】莼菜叶50克。
【用　法】洗净切片，水煎内服，隔2小时服1次，每次服50毫升。
【功　效】治胃癌、食道癌、胃肠道癌等。

方 12　龙葵白英治胃癌

【方　剂】龙葵、白英各50克，蛇果草、石打穿各25克。
【用　法】每日1剂，水煎，分早、晚2次服。
【功　效】治胃癌。
注 10剂为1疗程。禁忌：腥、虾、辣。

方 13　灵芝蜜酒治疗胃癌

【方　剂】灵芝50克，蜂蜜100克，白酒1000毫升。

方⑭ 花生米鲜藕治胃癌

【方　剂】花生米、鲜藕根各50克，鲜牛奶200毫升，蜂蜜30毫升。

【用　法】捣烂共煮，每晚50毫升。

【功　效】益气养阴，清热解毒。适用于胃癌。

方⑮ 大皂荚大枣治胃癌

【方　剂】大皂荚1条（去皮炙酥），大枣30克。

【用　法】每日1剂，水煎服。

【功　效】益气扶正，化痰散结。适用于胃癌。

方⑯ 栝楼橘皮治胃癌

【方　剂】栝楼、橘皮各25克，莪术、炒枳实、香附各20克，木香、黄连、当归、木瓜、清半夏各15克，柴胡12克，炒白芍30克，甘草10克。

【用　法】每日1剂，水煎服。

【功　效】理气和胃，化痰行瘀。适用于胃癌前期痰瘀气结。

方⑰ 党参白术治胃癌

【方　剂】党参、生黄芪、熟地、莲子肉各15克，白术、茯苓、黄精各12克，甘草3克，白毛藤、白花蛇舌草各30克，田三七1.5克，大枣6枚，沙参、羊肚枣各10克，枸杞子9克。

【用　法】每日1剂，水煎服。

【功　效】益气养阴，化瘀解毒。治胃癌良方。

方⑱ 牛涎蜂蜜治胃癌

【方　剂】牛涎、蜂蜜各250克，木鳖子仁30克。

【用　法】研末，共入铜器熬稠，每以2匙和粥与食，日3服。
【功　效】益阴养胃，散结行瘀。适用于胃癌。

方19 海蒿子昆布治胃癌

【方　剂】海蒿子、昆布、紫菜、牡蛎、蛤粉各15克。
【用　法】每日1剂，水煎服。
【功　效】软坚散结，清热化浊。适用于胃癌。

方20 墓回头治胃癌

【方　剂】墓回头、红糖各30克，生姜3片。
【用　法】每日1剂，水煎代茶饮。
【功　效】活血化瘀，消肿散结。适用于胃癌。

四、肠　癌

大肠癌是发生于直肠和结肠的恶性肿瘤。其临床症状因癌瘤的类型及部位而不同，除腹部不适及腹痛外，右侧结肠癌以全身症状、贫血及腹部肿块为主症；左侧结肠癌则以肠腔梗阻、排便紊乱为显著症状；直肠癌则以排便习惯改变，粪便带血及黏液为突出表现。中医称本病为"肠癌"，其病机可能与过食肥甘、霉变食物，或因大肠慢性病变的长期刺激，日久恶变而成。

方1 海藻水蛭散治肠癌

【方　剂】海藻30克，水蛭、壁虎各15克。
【用　法】将上3味焙干研细末。分10包，每日1～2包，黄酒冲服。
【功　效】逐瘀破血，清热解毒。治疗肠癌。

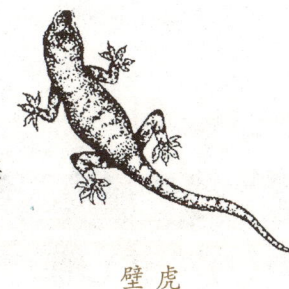
壁虎

方 2 白蚁酒治疗直肠癌

【方　剂】白蚁 100 克,低度高粱酒 500 毫升。

【用　法】将白蚁洗净晾干,浸酒中密封 2 个月后饮酒。每日服 2~3 次,每次 15~20 毫升。

【功　效】适用于直肠癌、乳腺癌、子宫癌。

方 3 茄子酒治疗肠癌

【方　剂】紫茄子 1 个,白酒 1000 毫升。

【用　法】茄子洗净,用湿纸包裹,在柴炭火余灰中煨熟,取出剥去纸,将茄子弄烂浸白酒中,密封 3 昼夜,过滤掉茄子。每日于饭前饮酒 15 毫升。

【功　效】适用于肠癌便血,肠风便血。

方 4 灵芝炖牛肉治疗肠癌

【方　剂】灵芝 20 克,枸杞 10 克,牛肉 150 克。

【用　法】分别处理好后,同放于砂锅中,注入清水 400 毫升,烧开后,撇去浮沫,加入姜片,炖至酥烂,下大蒜、精盐、味精、淋麻油,调匀。分 1~2 次趁热食牛肉喝汤。

【功　效】适用于肠癌。

方 5 淮山药治直肠癌

【方　剂】淮山药、炒白术、党参、广木香、炒枳壳、炙鸡内金、青陈皮、焦建曲各 130 克。

【用　法】水煎服,每日 1 剂。

【功　效】治疗直肠嗜银细胞癌验方,功能健脾和胃。

方 6 红藤治大肠癌

【方　剂】红藤 15 克,白头翁、白槿花、苦参、草河车各 9 克,半支莲 30 克。

【用　法】每日1剂，水煎服。
【功　效】清热解毒，利湿活血。适用于大肠癌患者。

方7 石见穿治直肠癌

【方　剂】石见穿、地榆、党参、茯苓、生薏苡仁、七叶一枝花、苦参、昆布、天龙各100克。
【用　法】每日1剂，水煎服。
【功　效】治疗直肠癌，功能软坚消瘤，健脾化湿。

方8 潞党参治直肠癌

【方　剂】潞党参、黄芪各30克，白术、茯苓、黄芩、柴胡各9克，丹参、熟地、白芍、杜仲、枸杞各15克，升麻6克。
【用　法】每日1剂，水煎服。
【功　效】治疗直肠癌，功能补中益气。

方9 海藻治直肠癌

【方　剂】海藻30克，水蛭6克。
【用　法】将2药分别用微火焙干，研细混合，每次3克，每日2次，黄酒冲服。
【功　效】破瘀散结。适用于直肠癌。

方10 厚朴治直肠癌

【方　剂】厚朴、佩兰、苍术、甘草各9克，白术、茯苓、太子参各12克，肉蔻10克。
【用　法】水煎服，每日1剂。
【功　效】健脾止泻。适用于直肠癌术后泻下不止者。

方11 火硝治肠癌

【方　剂】火硝、制马钱子、郁金、白矾各15克，生甘草3克。

【用　法】共研为细粉，水注为丸，如绿豆大小，每次0.3～0.9克，每日3次，黄芪煎水服或开水送下。

【功　效】化痰解毒，消肿散结。适用于肠癌肿块坚硬疼痛患者。

方⑫ 黄芪黄精治大肠癌

【方　剂】黄芪30克，黄精、枸杞子、鸡血藤、败酱草、马齿苋、仙鹤草、白英各15克，槐花12克。

【用　法】水煎服，每日1剂。

【功　效】益气补血，清热解毒。适用于大肠癌患者。

方⑬ 核桃枝治大肠癌

【方　剂】核桃枝60克，鸡蛋3枚。

【用　法】水适量，文火煮1小时，吃蛋喝汤。

【功　效】治疗大肠癌患者。

方⑭ 白头翁治大肠癌

【方　剂】白头翁50克，银花、木槿花各30克。

【用　法】煎浓汁200毫升，加白糖30克，温服，每日3次。

【功　效】治疗大肠癌。

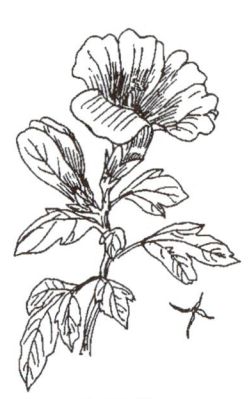

木槿花

方⑮ 苡米石榴皮治肠癌

【方　剂】炒苡米、焦山楂、黄芪、料姜石各30克，石榴皮21克，诃子肉12克，山豆根9克，瓦楞子、党参各15克。

【用　法】水煎服，每日1剂。

【功　效】健脾益气，收涩止泻。适用于肠癌。

方⑯ 参苓白术散治晚期直肠癌

【方　剂】党参、生薏苡仁（包煎）各30克，白术、茯苓、肉蔻、破故纸、吴茱萸、诃子各10克。

【用　法】共研细末。

【功　效】治晚期直肠癌。

方17 夏枯草汤治肠癌

【方　剂】夏枯草75克，黄糖3片，乌黑糖150克。

【用　法】用水3碗煎成1碗，每日煎浓，当茶常饮服，至痊愈为止。

【功　效】治肠癌。

方18 清肠消肿汤治直肠癌、结肠癌

【方　剂】八月札、红藤、苦参、紫丹参、凤尾草各15克，白花蛇舌草、菝葜、野葡萄藤、生薏苡仁、栝楼仁、白毛藤、贯众炭、半支莲各30克，广木香、地虫、乌梅各9克。

【用　法】上药水煎服。壁虎4.5克，研成粉末，分2次吞服。并将本方煎剂的1/3（约200毫升）保留灌肠，每日1~2次。

【功　效】理气化瘀，消肿解毒。用治直肠癌、结肠癌，并适用于胃癌、肝癌。

五、肝　癌

肝癌是发生于肝脏的一种恶性肿瘤。有原发性和继发性（肝内转移）两种，为我国常见病证之一，其发病率在男性肿瘤中占第三位，女性中占第五位。目前病因尚不清楚，考虑与慢性肝炎、化学致癌物、寄生虫病、营养因素、饮酒及遗传因素等有关。原发性肝癌起源于肝细胞或胆管细胞；继发性肝癌多为消化道恶性肿瘤的转移，肿瘤可局限或弥散。本病早期症状不明显，缺乏特殊征象。可有上腹或肝区疼痛，上腹胀满，肿块，胃纳减退，食欲不佳，体重减轻，发热，黄疸，肝掌，蜘蛛痣等体征。根据病史、症状、体征、

肝功检查、甲胎蛋白检查、B超、CT、同位素扫描、横膈顶部X线检查、同功酶检查等有助于诊断。

方 1 云南白药治疗肝癌

【方　剂】云南白药适量。
【用　法】口服云南白药每次1克，每日4次。
【功　效】治疗时间应长一些，可使肝癌病情好转。

方 2 火硝明矾治疗癌症疼痛

【方　剂】火硝、明矾各9克，黄丹、麝香各3克，胡椒18克，醋适量。
【用　法】将前5味共研为细末，和醋调匀成糊状。外敷于两足涌泉穴。
【功　效】止痛。适用于肝癌及各种癌疼痛。

方 3 半支莲治肝癌

【方　剂】半支莲、半边莲、薏苡仁各30克，玉簪根9克。
【用　法】每日1剂，水煎服。
【功　效】清热解毒，化湿消肿。适用于肝癌。

方 4 龙葵治肝癌

【方　剂】龙葵60克，十大功劳30克。
【用　法】每日1剂，水煎服。
【功　效】清热解毒，活血消瘀。适用于肝癌。

方 5 胡萝卜洋葱防治肝癌

【方　剂】胡萝卜、洋葱、猪油、醋各适量。
【用　法】将胡萝卜、洋葱洗净切成条，用猪油煎炒至7成热，加醋及其他调料。每日佐餐食用。

【功 效】防癌抗癌。适用于肝癌等癌症的早期和恢复期,作为辅助食疗,并可防癌复发。

方 6 预知子治肝癌

【方 剂】预知子、石燕、马鞭草各30克。
【用 法】每日1剂,水煎服。
【功 效】清热除痰,解毒散结。适用于肝癌。

方 7 雄黄治肝癌

【方 剂】雄黄、朱砂、五倍子、山慈姑各等份。
【用 法】共研极细粉,吸入疗法,每次少量。
【功 效】解毒化瘀,消癥散结。适用于肝癌。

方 8 大黄姜黄治肝癌

【方 剂】大黄、姜黄、黄柏、皮硝、鞭蓉叶各50克,冰片、南星、乳香、没药各20克,雄黄30克,天花粉10克。
【用 法】共为细末,水调如糊。敷患处,每日1次。
【功 效】治肝癌疼痛,上腹肿块。

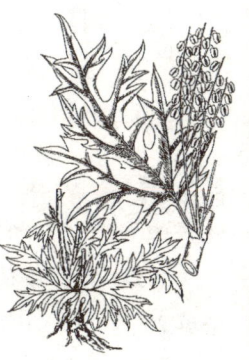

大黄

方 9 雄黄白矾治肝癌

【方 剂】雄黄、白矾、青黛、皮硝、乳香、没药各60克,血竭30克,冰片10克。
【用 法】共为细末,猪胆汁、食醋各半调成糊状。外敷患处,每日换1次。
【功 效】治肝癌、胰腺癌晚期疼痛。

方⑩ 鼠妇治肝癌

【方　剂】干燥鼠妇60克。
【用　法】加水适量，水煎2次，混合后分4次口服，每日1剂。
【功　效】破血利水，解毒止痛。适用于肝癌剧痛。

方⑪ 菊花治肝癌

【方　剂】菊花60克，青黛、人工牛黄各12克，紫金锭6克。
【用　法】共为细末。每次冲服3克，每日3次。
【功　效】治肝癌。

方⑫ 蟾蜍皮治肝癌

【方　剂】干燥的蟾蜍皮适量。
【用　法】研末，压片。每次0.5克。口服4～6次。
【功　效】治肝癌。

方⑬ 黄芪大黄治晚期肝癌

【方　剂】黄芪30克，大黄10克，丹参15克，红花5克，海藻20克，公英25克。
【用　法】上药水煎至250毫升，每日2次，保留灌肠。
【功　效】治晚期肝癌。

方⑭ 党参炙黄芪治原发性肝癌

【方　剂】党参13克，炙黄芪15克，女贞子12克，夏枯草、水红花子、赤芍、莪术、广郁金各10克，白花蛇舌草、石见穿各30克，甘草6克。
【用　法】水煎服。
【功　效】治原发性肝癌。
注 滋阴清热，补气舒肝，对于气阴两亏，肝郁气滞型的原发性肝癌有较好疗效。

方⑮ 斑蝥六味散治肝癌

【方　剂】斑蝥1只，地鳖虫、丹参各9克，龟板、鳖甲各15克，黄芪、六一散各30克。

【用　法】上药共研细末。每次0.6克，每日2次。

【功　效】用治肝癌。

方⑯ 赤魟鱼尾刺治肝癌

【方　剂】赤魟鱼尾刺10根，砂仁5克。

【用　法】尾刺焙黄研粉，砂仁打碎，将2味混匀，分为10包。每次1包，每日2次，温开水冲服。

【功　效】清热，化结，益胃。治疗肝癌。

方⑰ 玳瑁龟板散治肝癌

【方　剂】玳瑁、龟板、海藻各15克，露蜂房、鸦胆子各9克，蟾酥2克。

【用　法】将上6味共研细末。每次1克，每日早、晚各服1次。

【功　效】清热解毒，软坚消结。治疗原发性肝癌。

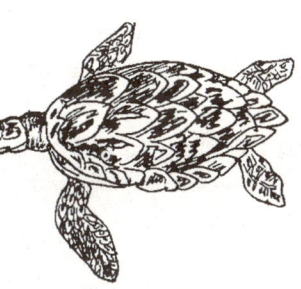
玳瑁

方⑱ 软坚丹治肝癌

【方　剂】山甲珠、蜈蚣各30克，制乳香、制没药、生南星、白僵蚕、制半夏、朴硝各10克，红芽大戟20克，甘遂15克，蟾酥、麝香各2克，酌加少量铜绿、阿魏。

【用　法】共研为细末，瓷瓶收贮。视肿块大小取药粉，调凡士林摊于纱布上，贴敷肿块部位，用胶布固定，1日1换。

【功　效】软坚散结，止痛。用治肝癌。

方 19 化症丹治肝癌

【方　剂】制马钱子25克，五灵脂、明矾、莪术、广郁金各30克，干漆12克，火硝26克，枳壳60克，仙鹤草9克，公丁香、地鳖虫各50克，蜘蛛80克。

【用　法】上药共研为细末，和匀，贮瓶中密封，勿泄气。每服3克，1日2次，温开水送下。

【功　效】消瘀散结，消肿止痛，祛毒强心。用治肝癌。

方 20 退黄消胀汤治肝癌

【方　剂】石见穿、白花蛇舌草、半支莲各30克，丹参、八月札、平地木、小金钱草各15克，广郁金9克。

【治用法】水煎服，每日1剂。

【功　效】退黄消胀。用治肝癌出现黄疸，肝区胀痛。

方 21 党参茯苓车前子治肝癌

【方　剂】党参、神曲、焦山楂、降香各15克，白术、乌药各9克，茯苓、车前子、地枯萝、八月札各30克，麦芽、沉香曲各12克。

【用　法】水煎服，每日1剂。

【功　效】健脾理气消导，消热燥湿。用治肝癌。

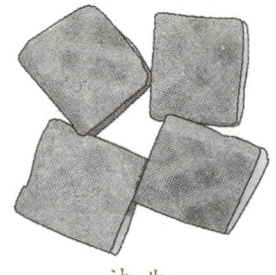

神曲

方 22 醋柴胡治早期肝癌

【方　剂】醋柴胡6克，当归、茯苓、板蓝根各15克，白芍5克，白术、陈皮、黄芩、香附、郁金、八月札各10克，焦六曲20克，半支莲30克。

【用　法】水煎服。

【功　效】疏肝理气，和胃解毒。治两胁胀满，口苦腹胀，性急纳差，或肝脏肿胀而无明显肝区疼痛者，舌苔薄黄，脉弦数。此类病人多属早期肝癌。

六、鼻咽癌

鼻咽癌临床主要症状有鼻塞、鼻腔出血，常以颈部淋巴结转移而就诊。本病的发生与遗传、病毒、环境等因素有关。中医学认为，七情损伤、正气不足是患鼻咽癌的内因，正虚之体，再遇风邪毒的侵袭，沉积于鼻腔，气血运行受阻，瘀积而成肿块，临床常用的偏方、验方主要如下。

方1 葱白皂角治鼻咽癌

【方　剂】葱白、皂角各3个，鲜鹅不食草6~9克，麝香0.15~0.2克。

【用　法】将葱白、皂角、鲜鹅不食草捣烂绞汁，加入麝香，以棉花蘸药汁塞耳，亦可将药汁滴耳用。

【功　效】聪耳开窍。适用于鼻咽癌。

方2 龙葵白茅根治鼻咽癌

【方　剂】龙葵、白茅根、麦门冬各30克，北沙参、白花蛇舌草、野菊花、生地黄、赤芍药、藕节各15克，石斛、玉竹、海藻、苍耳子、玄参各12克，辛夷、焦栀子、浙贝母各10克，桃仁6克。

【用　法】加水煎沸15分钟，过滤取液，渣再加水煎20分钟，滤过去渣，2次滤液对匀，分早、晚两次服，每日1剂。

麦门

【功　效】治鼻咽癌。

方3 瘦猪肉山楂治鼻咽癌

【方　剂】瘦猪肉、山楂、面上柏各50克。

【用　法】加水1500毫升，煮熟后吃肉喝汤，每日1剂，连用7天，为1

疗程，休息3天后再用，可服用10疗程。

【功　效】扶正抗癌。适用于鼻咽癌。

方 ④ 马勃治鼻咽癌

【方　剂】马勃9克（包煎），射干15克，开金锁、七叶一枝花各30克。

【用　法】水煎服，每日1剂。

【功　效】解毒，利咽，抗癌。适用于鼻咽癌。

方 ⑤ 板蓝根半支莲治鼻咽癌

【方　剂】板蓝根、半支莲、白花蛇舌草各30克，茜草15克，辛夷、山豆根各12克，苍耳子、薄荷、白芷、荆芥、防风各10克。

【用　法】加水煎服法同上，每日1剂。

【功　效】治鼻咽癌。病变初期，鼻塞流涕，鼻涕中偶带血丝，舌苔薄白，脉浮。

方 ⑥ 北沙参芦根治鼻咽癌

【方　剂】北沙参、生石膏、芦根各30克，天花粉20克，麦门冬15克，知母、玄参、金银花、连翘各12克。

【用　法】加水煎，服法同上，每日1剂。

【功　效】治鼻咽癌热毒伤阴或放射治疗后出现鼻咽部干燥，饮多不解渴，大便干，舌红无津，苔厚腻，脉细数。

方 ⑦ 养阴利咽汤治鼻咽癌

【方　剂】玄参、北沙参各30克，麦冬、黄芪、女贞子、苍耳子、辛夷、菟丝子各15克，知母12克，石斛、党参、白术各25克，紫草20克。卷柏、山豆根、白芷、石菖蒲各10克。

【用　法】每日1剂，水煎3次服。

【功　效】滋阴清热，益气利咽，健肾固肾。用治鼻咽癌。

方 8　半支莲黄芪治鼻咽癌

【方　剂】半支莲、白花蛇舌草、肿节风、黄芪各30克，山慈姑15克，苍耳子12克，全蝎6克，蜈蚣2条。

【用　法】加水煎服同上，每日1剂。

【功　效】治鼻咽癌。

方 9　人参金银花治鼻咽癌

【方　剂】人参3克，金银花、白花蛇舌草（或夏枯草）各20~30克。

【用　法】水煎服，人参单煎服，服人参当天不服其他3种中药，另3种中药水煎服，每周2次。

【功　效】益气扶正，清热解毒。适用于鼻咽癌放疗期。

方 10　蛇泡勒治鼻咽癌

【方　剂】蛇泡勒、丹参、钩藤、走马胎各30克，老鼠刺、铁包金、入地金牛、茜草根、刺蒺藜、穿破石、山慈姑、细叶七星剑各15克，大枣60克。

【用　法】水煎服，每日1剂。

【功　效】攻瘀抗癌，清热解毒。适用于鼻咽癌。

方 11　青皮陈皮治鼻咽癌

【方　剂】青皮、陈皮、杏仁、胆南星、钩藤、辛夷各10克，黄芩12克，栝楼、制半夏各20克，猪苓、土茯苓、土贝母、小蓟、石上柏各30克。

【用　法】水煎服，每日1剂。

【功　效】清热化痰，解毒抗癌。适用于痰热型鼻咽癌。

方 12　玄参北沙参治鼻咽癌

【方　剂】玄参、北沙参各30克，麦冬、黄芪、女贞子、卷柏、苍耳子、辛夷、菟丝子各15克，知母12克，石斛、党参、白术各25克，山豆根、白芷、山药、石菖蒲各10克。

【用　法】水煎服，每日1剂，煎3次，分3次服。

【功　效】益气养阴，解毒消肿。适用于鼻咽癌。

方13　生地石上柏治鼻咽癌

【方　剂】生地、钩藤、夏枯草各15克，丹皮、山豆根、丝瓜络、苍耳子各10克，石上柏、虎杖、鸡血藤各30克，全蝎6克，僵蚕1克。

【用　法】水煎服，每日1剂。

【功　效】清热解毒。适用于鼻咽癌合并有颅神经损害者。

方14　五倍子粉治鼻咽癌

【方　剂】五倍子粉、冰片粉、田三七粉、枯矾粉各等份。

【用　法】共研为细末，以凡士林纱条或花生油纱条蘸药粉，塞入出血鼻孔内。

【功　效】抗癌止血。适用于鼻咽癌出血。

七、乳腺癌

乳腺癌是多发于绝经期前后妇女乳腺部位的恶性肿瘤，尤以独身，婚后未生育，或生育后未哺乳者较多见，也可由乳房的良性病变转化而成。临床以乳房部结块，质地坚硬，高低不平，病久肿块溃烂，脓血污秽恶臭，疼痛日增为主要表现。中医称本病为"乳岩"，其病机主要因情志内伤，冲任失调，气滞痰瘀互结而成。

方1　河豚鱼卵子猪殃殃治乳腺癌

【方　剂】河豚鱼卵子适量，猪殃殃30克。

【用　法】将河豚鱼卵子捣烂，另将猪殃殃煎煮，取汁去渣。将捣碎的河豚鱼卵子外敷乳房患处（切勿内服，有剧毒）。另配合内服猪殃殃煎汁。

【功　效】解毒，消肿，镇痛，散结。治疗乳腺癌。

方2　板子蟹壳散治乳腺癌

【方　剂】板子蟹适量。

【用　法】将蟹壳焙焦研末。每次6克，1日2次，黄酒冲服，不可间断。孕妇忌用。

【功　效】清热解毒，破瘀消积，通络止痛。治疗乳腺癌。

方3　海马治乳腺癌

【方　剂】大海马1只，蜈蚣6只，炮山甲45克。

【用　法】将上药焙干研为细末。每次1克，每日3次，黄酒冲服。

【功　效】散结消肿，通络活血。治疗乳腺癌。

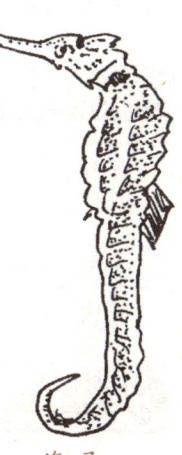

海马

方4　蜂房汤治乳腺癌

【方　剂】蜂房12克，留引子、水线草各30克，穿山甲15克。

【用　法】水煎服。每日1剂。

【功　效】用治乳腺癌。

方5　石花菜治乳腺癌

【方　剂】石花菜、海带、海藻各15克。

【用　法】将上药加水煎煮，连煎2次，2次药汁混合。每日1剂，分2次服。

【功　效】清热解毒，化痰散结。治疗乳腺癌。

方6　覆盆子根汤治乳腺癌

【方　剂】覆盆子根适量。

【用　　法】酒、水各半煎服。

【功　　效】治乳腺癌。

方7　香砂六君子汤治乳腺癌

【方　　剂】广木香、砂仁各5克，清半夏、陈皮、茯苓、白术各10克，生牡蛎、夏枯草各15克，党参、生薏米各30克。

【用　　法】水煎服。

【功　　效】健脾化痰，软坚散结。治乳腺癌。

方8　蜂穿不留汤治乳腺癌

【方　　剂】露蜂房、穿山甲各9克，石见穿、王不留行、莪术、黄芪、当归各15克，三七粉（分2次吞服）3克。

【用　　法】水煎服，每日1剂。

【功　　效】破血逐瘀，扶正祛邪，解毒活络，软坚散结。用治乳腺癌。

方9　调神攻坚汤治乳癌

【方　　剂】柴胡、黄芩各15克，苏子、党参、夏枯草、王不留行、牡蛎、栝楼、石膏、陈皮、白芍各30克，川椒5克，甘草6克，大枣10枚。

【用　　法】水煎服，每日1剂。

【功　　效】调神攻坚。用治乳癌。

方10　土牛膝叶汤治乳房结块

【方　　剂】土牛膝叶7片。

【用　　法】炖黄酒120克，服后，将渣贴患部。

【功　　效】治乳房结块。

方11　全栝楼治乳腺癌

【方　　剂】全栝楼、蒲公英各30克，生白芍、青皮、漏芦、生地、浙贝母、慈姑、炮甲珠各10克，当归、夏枯草、香附各12克。

【用　法】水煎服。

【功　效】治乳腺癌，肿块坚硬疼痛。

方12 银甲蚕鳖汤治乳腺癌

【方　剂】银花30克，山甲珠、僵蚕各9克，木鳖子（整个）、大枫子各3个，整个用。

【用　法】用烧酒500克，均2次用炭火煎之顿服。

【功　效】治乳腺癌。

方13 龙葵蛇果草汤治乳腺癌

【方　剂】龙葵、白英、蒲公英各50克，蛇果草25克。

【用　法】每日1剂，水煎分早、晚2次服。

【功　效】治乳腺癌。

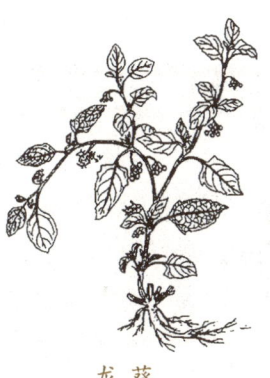

龙葵

方14 槐花散治疗乳腺癌

【方　剂】槐花90克。

【用　法】将槐花炒黄，研末。每日2次，每次9克，用黄酒50毫升送服，连服10天为1疗程。

【功　效】适用于乳腺癌硬结未溃。

方15 蒲公英栝楼治乳腺癌

【方　剂】蒲公英、紫花地丁、远志、官桂各9克，炮甲珠、花粉、赤芍、甘草各6克，栝楼60克，金银花、黄芪、白芷、桔梗、薤白各15克，当归30克。

【用　法】水煎服，分3次早、中、晚饭前2小时服用。

【功　效】治乳腺癌。

方 16 花椒蛤蟆膏治疗乳腺癌

【方　剂】癞蛤蟆1只,花椒200克,醋1000毫升。

【用　法】将3味共熬成膏,取膏敷于患处,中间留出乳头。

【功　效】止痛消肿,解毒开窍。适用于乳腺癌。

方 17 青橘核汤治乳腺癌

【方　剂】青橘核20克。

【用　法】将青橘核打烂,用水1碗半,煎至1碗,每日1次,或以温酒送下。

【功　效】削坚破滞。用治乳腺癌初起。

方 18 螃蟹散治疗乳腺癌

【方　剂】螃蟹500克。

【用　法】洗净,捣破,焙干,研成细末。每日服3次,每次15~20克,用黄酒冲服。

【功　效】适用于乳腺癌。

八、宫颈癌

宫颈癌是女性生殖器官最常见的恶性肿瘤,病理上有糜烂型、结节型、菜花型、空洞型的不同。临床以阴道分泌物增多、出血、疼痛为主要特征。本病中医归属于"癥瘕"范畴,其病机可能与早婚、早育、慢性宫颈疾病、病毒感染等致胞脉及冲任脉等部位气滞血瘀或痰湿阻滞而使腹中结块,日久恶变而成。

方 1 蜈蚣全蝎治宫颈癌

【方　剂】蜈蚣3条,全蝎6克,昆布、海藻、当归、续断、半支莲、白花蛇舌草各24克,白芍、香附、茯苓各15克,柴胡9克。

【用　法】水煎服，每日1剂。
【功　效】消胀祛痛，活血止带。用治宫颈癌。

方2 醋调乌头粉治疗宫颈癌

【方　剂】乌头30克，醋适量。
【用　法】乌头研细末，用醋调成糊状，敷于两足涌泉穴。
【功　效】温经止痛。适用于子宫颈癌腹痛者。

方3 醋制莪术三棱汤治疗宫颈癌

【方　剂】醋制莪术、醋制三棱各15克。
【用　法】将2味加水300毫升，煎成200毫升，去渣取汁。每日服1剂，早饭前、晚饭后各服100毫升。
【功　效】抗癌。适用于子宫颈癌。

方4 鱼鳞治子宫癌及乳房癌

【方　剂】鲫鱼鳞、鲤鱼鳞、黄酒各适量。
【用　法】将两种鱼鳞用文火稍加水熬成鱼鳞胶。每服30克，温酒对水化服。
【功　效】用治子宫癌、乳房癌、血友病。

方5 酸石榴汁治疗宫颈癌

【方　剂】酸石榴半个。
【用　法】捣汁，顿服。每日服2次，连服7～10天。
【功　效】适用于宫颈癌阴道出血，心烦口渴。

方6 全当归阿胶珠治老年妇女子宫癌

【方　剂】全当归、阿胶珠各30克，冬瓜仁、红花各24克。
【用　法】水煎服，每日1剂。
【功　效】活血止血，散瘀消肿。用治老年妇女子宫癌。

方 7　土茯苓苦参治晚期宫颈癌

【方　剂】土茯苓、苦参、白花蛇舌草各30克，贯众、生地榆、苡仁、生黄芪、女贞子、白茅根、昆布、海藻各20克，川牛膝、枸杞、莪术、当归、白蚤休、山慈姑各15克，栀子、黄柏、枳壳各10克。

【用　法】水煎服，每日1剂。

【功　效】消瘀，软坚，散结。用治晚期宫颈癌或术后，放疗后局部复发转移者。

方 8　杜仲白茅根治宫颈癌出血不止

【方　剂】杜仲10克，川芎、山萸、龟胶、煅龙骨、煅牡蛎、炒蒲黄、五灵脂、焦栀、酒黄芩、焦地榆各10克，棕炭、酒杭芍各12克，木通、炙甘草各6克，白茅根、白鸡冠花各15克，升麻、汉三七（冲）各3克。

【用　法】水煎服，每日1剂。

【功　效】用治宫颈癌出血不止。

方 9　丹参蒲公草治子宫颈癌

【方　剂】丹参、黄芪各15克，海螵蛸粉、南沙参、紫花地丁、蒲公英、楮实子、制龟板、东阿胶（另化分冲）各30克，粉甘草、制白芨、制乳香、皂角刺各10克，白花蛇舌草60克。

【用　法】除东阿胶外，余药加水6磅煎至2磅，去渣，加蜜60克熬和，阿胶烊化，分2日6次服，以30剂为1疗程。

【功　效】败毒去腐，托里排脓，养血滋阴，抗癌。用治子宫颈癌。

九、膀胱癌

膀胱癌系膀胱移行上皮细胞的恶性肿瘤，多生于膀胱底部或侧壁，经常无病尿血、尿频，以至血块堵塞，剧痛难忍，此症多见于40～60岁的中、老年人，男性多于女性，病因不明。可由乳头状瘤恶变而来。此病初起时小便血尿轻微，间歇性，多发生于小便终了时，以后血量增加成全血尿。用X线膀胱造影、膀胱镜、超声显像有助于诊断。确诊后应立即进行手术切除或放疗、化疗，并用中草药巩固康复。

方1 元胡荽治膀胱癌

【方　剂】元胡荽、扁蓄各12克。
【用　法】捣烂取汁对白糖服。
【功　效】止痛止血。适用于膀胱癌尿血，痛疼。

方2 木通治膀胱癌尿血

【方　剂】木通、牛膝、生地、天门冬、麦门冬、五味子、黄柏、甘草各3克。
【用　法】每日1剂，水煎服。
【功　效】清热，利湿，止血。适用于膀胱癌尿血。

方3 无花果治膀胱癌

【方　剂】无花果30克，木通15克。
【用　法】每日1剂，水煎服。
【功　效】解毒利湿。适用于膀胱癌。

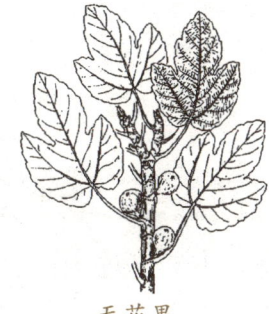
无花果

方4 千金藤治膀胱癌

【方　剂】千金藤（鲜品每次25克、干品10克），车前子（包）15克。
【用　法】水煎服，每日2次。
【功　效】清热解毒。可用于膀胱癌。

方5 生地知母治膀胱癌

【方　剂】生地、知母、黄柏、蒲黄炭、大蓟、小蓟各12克，木馒头15克，半支莲、蒲公英、车前子各30克，七味一枝花39克。

【用　法】水煎服，每日1剂。

【功　效】滋阴清热，解毒止血。用治膀胱癌。

方 6　知柏银蓟治膀胱癌

【方　剂】知母、大蓟、小蓟、蒲黄炭、泽泻、银花各9克，黄柏6克，生地12克，山萸肉3克，琥珀末（吞服）1.5克。

【用　法】水煎服，每日1剂。

【功　效】滋阴解毒，清热利湿。用治膀胱癌。

方 7　半支莲治膀胱癌

【方　剂】半支莲、大蓟、小蓟、六一散（包）、车前子（包）各30克，五苓散、蒲黄炭、藕节炭、贯众炭、槐花各15克，知母、黄柏各9克，生地12克。

【用　法】每日1剂，水煎服。

【功　效】清热利水，凉血止血。适用于膀胱癌。

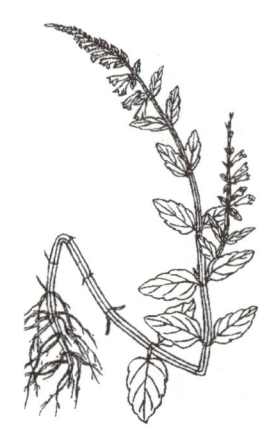

半支莲

方 8　石韦治膀胱癌

【方　剂】石韦25克，赤茯苓、冰糖各30克，绿茶3克。

【用　法】前2味药以水500毫升煎5分钟，再入后2味药浸泡3分钟，每日2次，分服。

【功　效】治膀胱癌、尿频、血尿、舌质红、苔黄、脉沉数者，有清热解毒、利湿通淋之功，缓解与巩固疗效皆可服。

方 9　白花蛇舌草治膀胱癌尿血

【方　剂】白花蛇舌草、蛇莓、蛇六谷、土茯苓、龙葵、白英、土大黄各30克。

【用　法】水煎服，每日1剂。

【功　效】清热解毒，利湿消肿。适用于膀胱癌尿血。

方⑩ 苦参败酱草治膀胱癌

【方　剂】苦参、赤芍、元胡、炮山甲各15克,威灵仙、猪苓、王不留行、小蓟、败酱草各30克。

【用　法】水煎服。

【功　效】治湿热下注,尿痛血尿,尿频口苦咽干,脉洪大,苔黄腻者之膀胱癌。

方⑪ 黄芪白术治膀胱癌

【方　剂】黄芪、菌灵芝、白英、白花蛇舌草、薏苡仁各30克,白术、茯苓、土茯苓各24克,莪术、龙葵、蛇莓各15克。

【用　法】水煎服,每日1剂。

【功　效】益气扶正,活血化瘀。适用于气虚血瘀所致的膀胱癌。

方⑫ 白英薏苡仁治膀胱癌

【方　剂】白英、半支莲、肿节风、猪苓各30克,龙葵、蛇莓各15克,薏苡仁60克,汉防己12克。

【用　法】水煎服,每日1剂。

【功　效】抗癌利尿。对膀胱癌有效。

十、白血病

白血病应视为血液的恶性肿瘤,其特点是白细胞某一系统的过度增生,并浸润到体内的各种组织和脏器,尤其是肝、脾和淋巴结,且周围血液中经常出现各种幼稚的白细胞,白细胞的总数经常增多,常有严重的贫血与明显的出血倾向,并可危及病人的生命。

本病的发生多与环境因素及机体的遗传、代谢、免疫等有关。中医认为多因七情有过，肝脾损伤而成虚劳，日久气滞血瘀结成痰核而为本虚标实之证。急性白血病以儿童为多见，其发病急，病程短，发热，口腔溃烂，有严重贫血、普遍出血现象，而慢性白血病发病缓慢，起初多无特殊不适，后期表现亦较复杂，多为疲乏无力，饮食减少，消瘦，头晕，头痛，面色苍白无华，或发热出汗，或腹胀腹疼，或颈腋、腹股沟等部位出现包块等，临床常用的偏方、验方主要如下。

方 1 荠菜粳米治白血病

【方　剂】荠菜、粳米各90克。
【用　法】将荠菜洗净切碎后同粳米煮粥，每日1剂，常服。
【功　效】治白血病。

方 2 阿胶马齿苋治疗白血病

【方　剂】鲜马齿苋100克，阿胶20克。
【用　法】马齿苋洗净切段，水600毫升，煎至300毫升，去渣取汁。用阿胶分2次烊化，趁热对服。
【功　效】适用于急、慢性白血病，肠道感染低热。

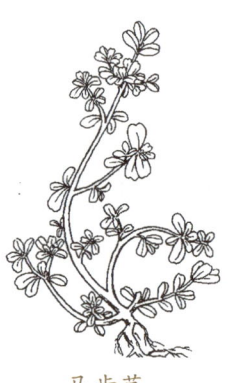

马齿苋

方 3 白莲藕治白血病

【方　剂】白莲藕500克（洗净，切片），红糖120克。
【用　法】拌食。
【功　效】治白血病。

方 4 西瓜瓤番茄治白血病

【方　剂】西瓜瓤适量，去子；番茄适量，去皮、去子。
【用　法】一起挤汁，代茶随意饮用。
【功　效】治白血病。

注 发热时选用。

方 5　鲜芦根治白血病

【方　剂】鲜芦根、鲜藕去皮、梨去皮、荸荠去皮、鲜麦冬各适量。
【用　法】洗切碎、捣汁，冷饮或温饮，不拘量。
【功　效】治白血病。

方 6　川芎猪殃殃治白血病

【方　剂】川芎、板蓝根、铁扁担各 15 克，猪殃殃 48 克，罂粟壳 6 克。
【用　法】水煎服。或制成浸膏压片服用，日服 4 次。
【功　效】治白血病。

方 7　野苜蓿治白血病

【方　剂】野苜蓿 5 钱。
【用　法】水煎，1 日分 2 次服。
【功　效】治白血病。

野苜蓿

方 8　乌梅治白血病

【方　剂】乌梅 3 个。
【用　法】水煎服。
【功　效】治白血病。

方 9　当归治急性白血病

【方　剂】当归、丹参、赤芍、沙参各 20 克，川芎 10 克，麦冬 15 克，板蓝根、山慈姑各 50 克，山豆根 30 克。
【用　法】水煎服，每日 1 剂。
【功　效】养血活血，清热解毒。适用于急性白血病。

方 10　犀角治白血病

【方　剂】犀角 4 克（或水牛角 10 克），生地、丹皮、女贞子、血余炭、地榆炭、大青叶各20克，旱莲草、大小蓟、仙鹤草、羊蹄根、生黄芪、藕节各30克，杭白芍15克，露蜂房10克。

【用　法】水煎服，每日1剂。

【功　效】清热解毒，凉血止血。适用于阴虚血热、迫血妄行型白血病。

方⑪ 玄参治热结痰核型白血病

【方　剂】玄参、浙贝、清半夏、生南星（先煎二小时）12克，牡蛎、夏枯草、昆布、海藻、半支莲、白花蛇舌草各30克，甲珠、栝楼、黄药子各15克，山慈姑、蚤休各20克。

【用　法】水煎服，每日1剂。

【功　效】清热解毒，软坚散结。适用于热结痰核型白血病。

方⑫ 黄芪党参治阴虚型白血病

【方　剂】黄芪15～30克，肉桂3～10克，党参10～15克，当归、白术、白芍、鹿角各10克，熟地15克，茯苓12克，陈皮6克，红枣5枚，甘草3克。

【用　法】水煎服，每日1剂。

【功　效】健脾补肾，益气壮阳。适用于阴虚型白血病。

方⑬ 藕粉糯米粉治白血病

【方　剂】藕粉、糯米粉各250克，白糖适量。

【用　法】加水搅拌成团，蒸熟，分顿随意煮食。

【功　效】治白血病。

注 有呕吐、便血时选用。

方⑭ 益气养阴解毒汤治急性白血病

【方　剂】黄芪、白花蛇舌草、半支莲、蒲公英各30克，太子参、生地、麦冬各20克，黄精、天冬、女贞子、小蓟各15克，白术、云苓各10克，旱莲草 18 克，甘草 5 克。

【用　法】水煎服，每日 1 剂。

【功　效】益气养阴，清热解毒。用治急性白血病。

方 ⑮ 蜂乳灵芝汤治疗白血病

【方　剂】灵芝 50 克，蜂乳 50 毫升。

【用　法】将灵芝洗净切碎，水煎 2 次，每次用水 250 毫升，煎半小时，2 次混合。每日分 3 次服完，每次用蜂乳 50 毫升调匀服。连服 30 天为 1 疗程。

【功　效】适用于白血病。

方 ⑯ 鳗鱼酒治疗白血病

【方　剂】鳗鱼 500 克，黄酒 500 毫升，食醋适量。

【用　法】将鳗鱼剖腹去内脏，洗净置锅中，加入黄酒和醋，用文火炖至熟烂，加盐少许，每日食用。

【功　效】补虚损，活血止血。适用于白血病，便血兼消瘦低热等。

方 ⑰ 生黄芪马兰根治白血病

【方　剂】生黄芪、马兰根、猪殃殃、大青叶、党参各 30 克，当归、生地、麦冬、茯苓各 12 克，白术、红花各 9 克，姜半夏 6 克。

【用　法】水煎服，每日 1 剂。

【功　效】益气养阴。用治急性淋巴细胞白血病、急性粒细胞白血病，与化疗同时应用。

方 ⑱ 消白散治慢性白血病

【方　剂】壁虎、蜈蚣、汉三七各 30 克，朱砂、雄黄、皂角各 15 克，僵蚕、青黛、枯矾各 20 克。

【用　法】上药共为细面，每次服 1.5 克，每日 2 次口服。

【功　效】清热解毒，软坚止血。用治慢性粒细胞性白血病。

方 19 益气健脾解毒汤治白血病

【方　剂】黄芪、太子参、炒白术、茯苓各15克，蒲公英、半支莲、白花蛇舌草、生薏米各30克，青黛（另包冲服）10克，甘草3克。

【用　法】水煎服，每日1剂。

【功　效】益气，健脾，解毒。用治慢性粒细胞性白血病。

方 20 马兰根大青叶治白血病

【方　剂】马兰根、大青叶、黄芪各30克，胡黄连、党参各15克，干蟾皮、红花各9克，生马钱子1克，生地、当归各12克，生甘草6克。

【用　法】水煎服，每日1剂。

【功　效】清热解毒，活血祛瘀，扶正补益。用治急性粒细胞性白血病，急性单核细胞性白血病。

方 21 穿山甲鳖甲治白血病

【方　剂】穿山甲15克，土鳖虫10克，昆布、海藻、鳖甲各30克。

【用　法】水煎服，每日1剂。

【功　效】本方适用于白血病。

方 22 太子参治急性白血病

【方　剂】太子参、麦冬各15克，五味子、半夏、茯苓、陈皮、杏仁各10克。

【用　法】水煎服，每日1剂。

【功　效】益气养阴，健脾化痰。适用于急性非淋巴细胞性白血病。

方 23 马钱子治急性白血病

【方　剂】马钱子0.9克，大黄、猪殃殃、半支莲、蛇六合、白花蛇舌草各30克。

【用　法】水煎服，每日1剂。

【功　效】清热，解毒，抗癌。适用于急性白血病。